Carl-Auer

Martin Bökmann

Systemtheoretische Grundlagen der Psychosomatik und Psychotherapie

2008

Umschlaggestaltung: Goebel/Riemer
Satz: Josef Hegele, Heiligkreuzsteinach
Printed in the Netherlands
Druck und Bindung: Koninklijke Wöhrmann, Zutphen

Erste Auflage, 2008
ISBN: 978-3-89670-647-8

Eine frühere Ausgabe erschien unter gleichem Titel
im Springer Verlag Berlin Heidelberg New York, 2000

Bibliografische Information der Deutschen Nationalbibliothek
Die Deutsche Nationalbibliothek verzeichnet diese Publikation in der
Deutschen Nationalbibliografie; detaillierte bibliografische Daten sind im
Internet über http://dnb.d-nb.de abrufbar.

Carl-Auer Verlag
Häusserstraße 14
69115 Heidelberg
Tel. 0 62 21-64 38 0
Fax 0 62 21-64 38 22
E-Mail: info@carl-auer.de

Inhalt

Geleitwort

Es gibt Bücher, die man gerne selbst geschrieben hätte, und es gibt Bücher, die man gerne besitzt, sei es, dass man sie sich selbst kauft oder schenken lässt, und es gibt Bücher, die man mehr als einmal lesen sollte. Das Buch von Martin Bökmann hat von jedem etwas. Ich hätte es gerne selbst geschrieben, ich möchte es besitzen – nicht zuletzt, um das eine oder andere Kapitel ein zweites oder auch ein drittes Mal zu lesen. Was ist der Grund?

Vieles, was wir in der klinischen Psychosomatik – in ihren allgemeinen und speziellen Anteilen – in den letzten 30 Jahren versucht, erprobt, entwickelt und überprüft haben, vieles, was in unzähligen interdisziplinären Arbeitsgruppen in dieser Zeit zutage gefördert wurde, hat den Ruf nach einer einfachen, klaren und doch umfassenden Theorieübersicht laut und lauter werden lassen.

Martin Bökmann hat ihn gehört. Sicher kam ihm dabei seine Doppelbegabung und Ausbildung als Arzt und Soziologe zugute. Es gelang ihm, die Spreu vom Weizen zu trennen und in zehn übersichtlichen Kapiteln die systemischen Grundlagen der Psychosomatik und Psychotherapie so darzustellen, dass sie auch dem allgemein gebildeten und interessierten Leser (ich wünschte, viele Ärzte gehörten dazu) verständlich werden können. Zum Verständnis unserer heutigen wissenschaftlich sicher etwas überdeterminierten Welt ist eine derartige Übersicht von unbezahlbarem Wert.

Martin Bökmann ist als Arzt vertraut mit dem *biomedizinischen Modell* unseres Gesundheitssystems. Als Kliniker und verantwortlicher Oberarzt kennt er dieses Modell und leidet an ihm – wie die schweigende Mehrheit der aktiven Ärzteschaft in unserem Lande und wahrscheinlich weltweit. Aber er leidet nicht nur, sondern er handelt auch wie jeder Arzt, der einer scheinbar »unmöglichen Aufgabe« gegenübersteht. Aktiv hat er dieses Modell im echten von-Weizsäckerschen Sinn, einem anthropologisch-medizinischen Sinn, von einem »Ja, aber nicht so« zu einem »Wenn nicht so, dann anders« weiterentwickelt und legt hier nun als Ergebnis die systemtheoretischen Grundlagen des *biopsychosozialen Modells* vor.

Das ist in dieser verständlichen Form neu.

Im Gegensatz zu vielen anderen, auch in Ergänzung der eben erwähnten anthropologischen Medizin, die Viktor von Weizsäcker immer auch als eine antithetische dachte, gelingt es Bökmann dank seiner fundierten Kenntnis der Theorie komplexer Systeme, beide Modelle, das biomedizinische und das biopsychosoziale, in ihrem Ergänzungsverhältnis zu denken und darzustellen.

Wie gelingt ihm das? Das herauszufinden ist nicht schwer. Sie werden das Buch durchblättern, und Sie werden sofort Kontakt haben mit der Methode oder mit den Methoden, die Martin Bökmann einsetzt: Bild und Schrift, Ernst, Witz und Humor. Nicht von ungefähr überwiegen in der bildlichen Darstellung die runden Elemente die kantigen. Umgekehrt ist in der Schrift die Anzahl der geraden Buchstaben den *kursiven* überlegen.

Also: Martin Bökmann setzt sehr bewusst schon in der formalen Gestaltung dieses Buches das ein, was er inhaltlich z. B. über Bewusstseinssysteme (Kap. 4) mitzuteilen hat, also über das, was wir darüber wissen, wie unser Hirn für uns denkt.

Erlauben Sie mir zum Schluss noch eine persönliche Bemerkung. Als wir (Friedebert Kröger und der Unterzeichnende) im Frühjahr 1999 in Aachen einen Kongress zu »Selbstorganisation und Ordnungswandel in der Psychosomatik« ausrichteten, träumten wir von der »eigentümlichen Nachträglichkeit der strukturellen Kopplung«.

Was sagt uns das? Es sagt, dass wir Menschen träumen können und leben lernen – z. B., wenn wir uns einem Experiment aussetzen (beispielsweise dem Aachener Experiment der Psychosomatischen Medizin), das klären hilft, ob und wie etwas funktioniert, oder wenn wir innehalten und uns besinnen (wie das in guten Balintgruppen geschieht) und uns fragen, was wir denn eigentlich tun. Nur im Rückblick können wir uns erinnern und Sinn entdecken. Wir sprechen von einer Rückkopplung an das, was hinter uns liegt.

Einer Erläuterung bedarf auch die Rückkopplung an die Collaborative Health Care Coalition von Susan McDaniel (Kap. 9), die ihren Ursprung in Rochester hat, wo seinerzeit der inzwischen verstorbene George Engel erstmalig das biopsychosoziale Modell auf den Punkt brachte. Dieses Modell steht für Mitte, Maß und Möglichkeit, z. B. des Menschen zu wachsen, zu reifen und sich selbst zugunsten nachfolgender Generationen zu begrenzen.

Als Besitzer dieses Buches haben Sie ab sofort einen Vorteil. Die »eigentümliche Nachträglichkeit der strukturellen Kopplung« ist Erinnerung oder ist die Übersetzung des von-Weizsäckerschen »Also so ist das« (V. v. Weizsäcker [1987]: Gesammelte Schriften Band VII, S. 355–365).

Ich möchte mich bei Martin Bökmann dafür bedanken, dass er dieses Buch geschrieben hat, und wünsche ihm viele aufgeschlossene Leser.

Ernst R. Petzold
Aachen im April 2000

Vorwort

Versucht man als Sozialwissenschaftler und Arzt den Phänomenbereich des Menschen in der Gesellschaft und seine Erkrankungen zu erfassen, so kann man interessiert seine Umwelt beobachten. Man kann außerdem auf die Beobachtungen anderer zurückgreifen, die in Form von Gesprächen, Literatur und anderem vermittelt werden. Versucht man, sich einen wissenschaftlichen Überblick über den Phänomenbereich Mensch, Gesellschaft und Medizin zu verschaffen, so ist die Verwirrung perfekt. Sowohl in den Sozialwissenschaften als auch in der Psychotherapie hat man die Qual der Wahl. Viele Theorien sind ansprechend, die Überlegungen plausibel ausgearbeitet. Jede Theorie hat ihre Defizite, ihre blinden Flecken, die man zu erkennen versucht, um daraus seine Schlüsse über die Leistungsfähigkeit der Theorie zu ziehen und anhand des blinden Flecks den besonderen Fokus der Theorie ausfindig zu machen. In der Medizin ist alles viel einfacher. Hier herrscht Gleichklang unter den Vertretern der Wissenschaft. Die Pathogenese verschiedener Krankheiten ist gut nachvollziehbar, und das Krankheitsgeschehen ist auch therapeutisch beeinflussbar. Es gibt auch blinde Flecken, aber sie werden nur als Forschungsdefizit beschrieben. Weitere Forschungen bringen Licht ins Dunkel.

Die Medizin als pragmatische Wissenschaft beeindruckt durch ihre Erfolge und erhöht die Ansprüche, erfolgreich zu sein, wo sie es nicht sein kann oder noch nicht ist. Für den Arzt, der sich auf Körper spezialisiert hat, ist es eine Freude, anhand der klinischen Symptome, der Laborwerte, der technischen Diagnostik die Diagnose zu stellen und entsprechende Maßnahmen zur Therapie einzuleiten. Kausal angreifende wie symptomatische Therapien führen häufig zum Erfolg. Viele Patienten können geheilt oder ihr Zustand zumindest gebessert werden. Viele sind mit der Therapie zufrieden.

Schwieriger für Arzt und Patient ist der Umgang mit chronischen Krankheiten (wie degenerativen Gelenkerkrankungen, Diabetes mellitus) mit irreversiblen körperlichen oder gesundheitlichen Schäden (wie Schlaganfall), der Umgang mit Organtransplantaten oder bösartigen Tumoren. Mit den körperlichen Leiden treten häufig Probleme der psychischen Verarbeitung auf. Es treten psychische Veränderungen auf, die einen zusätzlichen negativen Effekt auf die ursprüngliche körperliche Erkrankung haben und weitere Erkrankungen auslösen. In der Medizin werden diese Erkrankungen als somatopsychische Krankheiten zusammengefasst. Die sozialen Implikationen erfasst die Wortschöpfung nicht, sie sind aber immer zu berücksichtigen.

Die moderne Medizin ist darüber hinaus mit zahlreichen Patienten konfrontiert, die psychisch auffällig sind. Nach heutigem Wissensstand sind psychische Krankheiten multifaktoriell bedingt. Sie sind zum einen Resultat biologischer Ursachen, zum anderen kann durch die Rekonstruktion der Lebensgeschichte des Einzelnen gezeigt werden, wie die individuelle Sozialisation psychisch verarbeitet wird und wie sie das Auftreten einer psychischen Erkrankung bedingen kann. Psychische Krankheit kann Resultat einer Einbindung in eine Gemeinschaft sein, die eigenwillige Vorstellungen der Achtung und Missachtung anderer Personen pflegt. Psychische Krankheit kann auch Folge einer Verweigerung sozialer Kontakte sein, z. B. durch Ausschluss von Arbeitseinkommen oder Folge von Verlust naher Angehöriger, berufliche Unter- als auch Überforderung oder Mobbing etc.

Psychische Krankheiten, psychische Überforderungen, Stressreaktionen im Beruf und privat, schwere Traumata wie Unfälle oder sexuelle Übergriffe wirken sich bei vielen Menschen auf den Körper aus und führen zu eigenständigen Krankheiten oder verschlechtern vorbestehende Erkrankungen. Diese Krankheiten werden in der Medizin als psychosomatische Krankheiten aufgefasst.

Patienten erkranken eigentlich nie ausschließlich psychisch oder ausschließlich körperlich, sondern körperlich und psychisch. Psychische und soziale Umstände führen nicht nur zu einer psychischen Auffälligkeit oder Erkrankung, sondern auch zu einer körperlichen Krankheit. Umgekehrt haben körperliche Erkrankungen zahlreiche psychische und soziale Implikationen, auch wenn ein Arzt nicht beide Seiten diagnostiziert und behandelt.

Körperliche und psychische Krankheiten wirken sich im erheblichen Umfang auf die Angehörigen aus. Sie müssen häufig plötzlich ganz neue Aufgaben erledigen, auf die sie nicht vorbereitet sind. Bewährte soziale Beziehungen geraten ins Wanken. Die Berufstätigkeit der Patienten und der Lebensstandard können beeinträchtigt werden. Zusätzlich können beim Patienten und den Angehörigen Existenzängste ausgelöst werden. Die Anforderung an den Patienten und an die Angehörigen sind heute deutlich größer als noch vor zehn oder zwanzig Jahren. Andererseits nimmt der Anteil der Alleinlebenden in den Metropolen der westlichen Gesellschaft stetig zu, sodass im Krankheitsfall die Ressourcen der Angehörigen gar nicht zur Verfügung stehen. Der Kranke muss sich von fremden Leuten, die in ihrem Bereich Fachleute sind, aber unvertraut, versorgen lassen. Er muss sich mit all seinen existenziellen Einschränkungen offenbaren.

Das moderne Medizinsystem ist also mehr denn je gezwungen, besondere Qualifikationen vorzuhalten – so Susan McDaniel (1992) –, um die Zumutungen des Medizinsystems für Patienten und Angehörige zu kompensieren, die z. B. entstehen durch Chemotherapieprotokolle, durch das Management bei chronischen Krankheiten, durch In-vitro-Inseminationen, durch Brutkästen, durch das Überleben z. B. hirnverletzter Kinder, die die finanziellen und emotionalen Ressourcen der Familien erschöpfen, oder durch die Zunahme der Krankheiten des Lebensstils, z. B. durch Alkohol, Nikotin und ungesunde Ernährung.

Besondere Qualifikationen sind erforderlich, weil die Kenntnisse der Psychologie und Entwicklungspsychologie zugenommen haben, weil kulturelle und interkulturelle Kenntnisse sich vermehrt haben. So wissen wir beispielsweise heute sehr viel mehr über verschiedene Ethnien, Subkulturen und gesellschaftliche Schichtung.

Besondere Sichtweisen zur Integration sind erforderlich geworden, nicht nur weil die Medizin in unterschiedlichen Institutionen erbracht wird, sondern auch weil medizinisches Fachwissen in immer mehr Fächer zersplittert. In Deutschland gibt es mittlerweile ca. 40 Facharztbezeichnungen und 60 weitere Subspezialitäten.

Eine integrierte Sicht ist erforderlich, weil Patienten nicht nur mit ihren Körpern zum Arzt kommen, sondern mit Ideen und Gefühlen, mit Interaktionsmustern und Glaubenssystemen. Es gibt keine biologischen Probleme ohne psychosoziale Implikationen, keine psychosozialen Probleme ohne biologische Implikationen. Ärzte haben mit psychosozialen Problemen zu tun, Psychologen und Psychiater mit biologischen Problemen, ob sie es mögen oder nicht.

Eine integrierte Sichtweise ist dringend erforderlich. Das hier vorliegende Buch will einen Beitrag zur Entwicklung dieser integrierenden Sichtweise leisten.

In den Naturwissenschaftten, der Medizin, der Gesellschaftswissenschaft, der Psychologie und Psychiatrie, der Philosophie und der

Psychotherapie gibt es Überlegungen, Hypothesen und Theorien, die sich als Alltagswissen bewährt haben oder die wissenschaftlich ausgearbeitet wurden. Im Bereich der Medizin hat die Psychosomatik seit Jahren den Charakter eines integrierenden Faches und hat methodisch viel geleistet. Eine umfassende Theorie der Psychosomatik ist jedoch nicht erkennbar. Der vorliegende Ansatz will diese Lücke schließen.

Eine Theorie der Psychosomatik, die einen integrierenden Ansatz verfolgt, muss sich klar machen, dass sich die Welt nicht selbst in biologische, psychische und soziale Aspekte aufteilt, sondern dass diese Teilbereiche Folgen von Unterscheidungen sind. Es liegt daher nahe, einen Theorieansatz zur Entwicklung einer Psychosomatik zu wählen, der die Unterscheidungen der verschiedenen Phänomenbereiche theoretisch integrieren kann und zugleich die Differenzierung der Phänomenbereiche auf hohem Niveau berücksichtigt.

Diese integrierende Theorie legte Niklas Luhmann als systemische Theorie selbstreferenzieller Systeme vor. Eine Anwendung dieser Theorie im Bereich der Medizin wurde von Luhmann allerdings nur in wenigen Ansätzen publiziert. Insofern wird hier Neuland betreten und ein Entwurf erarbeitet.

Zum Verständnis ist es wichtig zu wissen, dass eine Theorie der systemischen biopsychosozialen Medizin und systemischen Psychotherapie andere erkenntnistheoretische Voraussetzungen hat als z. B. die psychoanalytische oder die verhaltenstherapeutische Theorie. Die systemische Theorie nimmt für sich in Anspruch, sich selbst zu begründen und nicht auf andere Theorien zurückzugreifen. Entscheidende Theoriebausteine dazu sind von George Spencer-Brown, von Heinz von Foerster und von Niklas Luhmann entworfen, die im Folgenden expliziert werden.

Diese Arbeit lehnt sich insbesondere an das Werk Niklas Luhmanns an. Viele seiner Gedanken sind hier übernommen. Die einzelnen Kapitel sind nicht einfach zu lesen, da die Theorie sehr komplex gebaut ist. Ich habe mich bemüht, mit möglichst einfachen Formulierungen die Sachverhalte zu schildern, um so das Werk einem breiteren Publikum zu erschließen.

Das größte Verständnisproblem rührt meiner Ansicht nach daher, dass das gewohnte Denken des Alltags nicht ausreicht, um systemisches Denken zu denken. Die erkenntnistheoretischen Bausteine finden sich auch nicht mehr in der Tradition der Philosophie, wenngleich zum besseren Verständnis Begriffe der alteuropäischen Tradition zum Vergleich herangezogen werden, sondern in der Kybernetik und der Computerwissenschaft. Anders als die Tradition, die versucht, die Welt von allem Ursprung her zu erklären, schlägt Luhmann vor, mit dem Beobachter zu beginnen, der dies so sagen kann. Erst ein Beobachter kommt auf die Idee, die Welt erklären zu wollen. Sein Beobachten ist schon an so viele Voraussetzungen gebunden, dass es nicht mehr möglich ist, die Welt von Anfang an zu beschreiben.

Vor dem Entwurf einer Theorie der systemischen biopsychosozialen Medizin und systemischen Psychotherapie steht also die Erkenntnistheorie des Beobachters, der eine Theorie entwirft, die sein Beobachten ebenfalls erklären kann. Es soll also eine Theorie sein, in der der Beobachter selbst vorkommt. Dies ist kompliziert, aber nach heutigem Erkenntnisstand nicht mehr anders zu denken. So fordern jüngst auch Friedrich Schmahl und Carl Friedrich von Weizsäcker im Deutschen Ärzteblatt (4/2000) eine Überwindung des Subjekt-Objekt-Dualismus. Im nächsten Kapitel wird eine allgemeine Theorie selbstreferenzieller Systeme vorgestellt, die dann für Phänomenbereiche wie soziale Systeme und Bewusstseinssysteme spezifiziert wird. Es schließen sich Überlegungen zur Kopplung biologischer, psychischer und sozialer Systeme an. Danach wird eine Theorie der Veränderung der Systeme als Evolutionstheorie vorgestellt. Abschließend werden Grundzüge der systemischen Therapie als Versuch, die Evolution planerisch zu beeinflussen, dargestellt.

Vor jedem Kapitel findet sich eine Einleitung, die den Stellenwert des jeweiligen Kapitels im Gesamt der Theorie erläutert.

Martin B. F. Bökmann
Hamburg, im Frühjahr 2000

Vorwort zur erneuten Auflage

Der Carl-Auer Verlag hat sich freundlicherweise entschlossen, dieses Buch, das im Jahre 2000 beim Springer Verlag Heidelberg erschienen ist, erneut herauszubringen. Das Buch fand eine interessierte Leserschaft. So diente es als Grundlage für ein Curriculum im Bereich Gesundheitsberufe, das im Jahr 2003 als Kernmodul an der Hochschule Magdeburg-Stendal unter der Leitung von Professor Dr. Eberhard Göpel durchgeführt wurde. Es wurde außerdem als wesentlicher Bestandteil der Habilitation an der Fakultät für Soziologie in Bielefeld anerkannt.

Da sich die theoretischen Grundlagen der systemischen Psychosomatik und Therapie in der Zwischenzeit kaum verändert haben, wurden nur einige kleinere Aktualisierungen eingearbeitet.

Ich wünsche dem Leser viel Freude an der Lektüre, und vielleicht hilft das Buch, die inzwischen unübersichtlich gewordene Vielfalt systemischen Denkens und Therapierens klar zu strukturieren.

Martin B. F. Bökmann
Hamburg, im Frühjahr 2008

1 Die Theorie des Beobachtens

1.1 Einleitung

Die Theorie der Beobachtung ist für die folgenden Ausführungen die erkenntnisleitende Theorie. Die Beobachtungstheorie kann grundsätzlich auf alle Phänomenbereiche angewandt werden, ist aber hier besonders für die Systemtheorie ausgearbeitet worden. Viele Formulierungen klingen möglicherweise banal, weil selbstverständlich. Sie erhalten aber ihre Brisanz durch die konsequente Anwendung und den Vergleich mit der klassischen Erkenntnistheorie. Das Kapitel wurde so gehalten, dass auch der in der Erkenntnistheorie ungeübte Leser nicht zu sehr erschrickt und sich dennoch einige Einsichten erarbeiten kann.

Dieses Kapitel steht zu Anfang, weil in der deutschen Tradition gern von der reinen Erkenntnis zur Empirie deduziert wird. Es kann durchaus überschlagen und zu einem späteren Zeitpunkt gelesen werden.

1.2 Beobachten als Operation

Beobachten als unterscheidende und bezeichnende Operation
Das Beobachten unterscheidet Dinge, Menschen, Sachverhalte, Symptome und anderes. Die Welt stellt sich beim Beobachten auf den ersten Blick so dar, wie sie ist. Betrachtet man den Prozess des Beobachtens genauer, so ist Beobachten das Handhaben einer Unterscheidung zur Bezeichnung der einen und nicht der anderen Seite. Es werden z. B. Prellungen von Schürfwunden unterschieden und als solche bezeichnet. Das Diagnostizieren von Prellungen ist eine Beobachtung, die die Prellungen aus einem bis dahin nicht bezeichneten Universum, dem »unmarked space«, dem unmarkierten Raum, abgrenzt und bezeichnet. Mit der Bezeichnung Prellung hat der Beobachter gleichzeitig eine Unterscheidung getroffen. Er hat sich entschieden, Prellungen und nicht Schürfwunden zu beobachten. Diese grundlegende Unterscheidung geht auf George Spencer-Brown (1979) zurück (Abb. 1). Die Beobachtung darf immer nur die eine oder die andere Seite bezeichnen, denn die gleichzeitige Bezeichnung beider Seiten würde jede Unterscheidung aufheben und keinen Sinn erge-

ben. Durch das Bezeichnen wird automatisch eine Unterscheidung getroffen, die im Moment der Bezeichnung nicht beobachtet, nicht bezeichnet, nicht reflektiert wird. Heinz von Foerster (1985) identifiziert daher die Unterscheidung als den blinden Fleck der Beobachtung. Die zentrale Aussage der Theorie des Beobachtens besteht darin, dass die Unterscheidung im Moment ihrer Verwendung nicht bezeichnet wird. Die der Unterscheidung zugrunde liegende Einheit wird invisibilisiert.

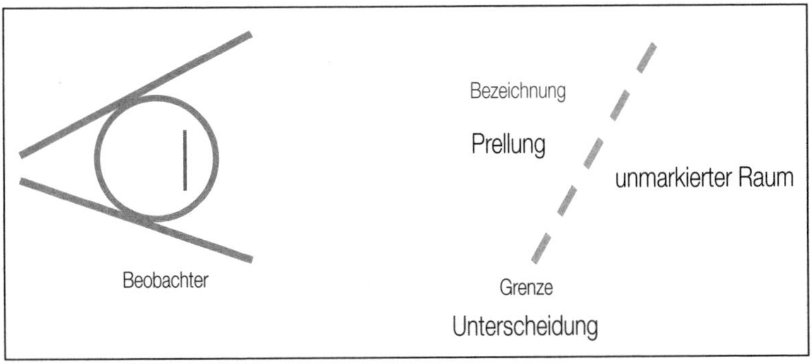

Abb. 1: Operation des Beobachtens

Zwischen den Begriffen der Operation und der Beobachtung besteht ein Komplementaritätsverhältnis. Sie lassen sich nicht trennen, aber es besteht kein Kausalitätsverhältnis. Die Operation ist nicht Ursache und die Beobachtung nicht deren Wirkung (vgl. Luhmann 1990, S. 77).

Beobachtung erster Ordnung und zweiter Ordnung

Werden mehrere Operationen verknüpft, so entsteht eine Verkettung von Beobachtungen, die als System aufgefasst werden können. Soziale Systeme wie auch psychische Systeme können die Operation des unterscheidenden Beobachtens ausführen und können daher als Beobachter bezeichnet werden. Die eingangs gewählte Formulierung der Beobachtung wird nun auf Systeme bezogen: psychische und soziale Systeme beobachten. Damit ist die priviligierte Stellung des Subjekts, des Individuums, beseitigt. Soziale Systeme können ebenfalls sich selbst, die Umwelt und andere Systeme in der Umwelt beobachten. Wie machen sie das? Wenn Vorstände von Krankenhäusern das Marktgeschehen beobachten und ihre Entscheidungen treffen, so sind dies keine Entscheidungen, die einzelnen Vorstandsmitgliedern zugeschrieben werden können. Es gibt Abstimmungen, und danach wird gehandelt. Marktbeobachtungen können zwar von einzelnen Mitarbeitern durchgeführt werden, aber es interessiert nicht, was der Einzelne am Markt für beachtenswert hält, sondern was das Unternehmen für relevant hält. Solange er für das Unternehmen arbeitet, soll er nach dessen Kriterien beobachten. Die Beobachtungen des Einzelnen sind durch Vorgaben des sozialen Systems gefiltert. Insofern kann man von der Beobachtung sozialer Systeme sprechen.

Beobachtet ein zweites beobachtendes System das erste, so führt es Beobachtungen wie das erste System aus. Es kann auf das Bezeichnete des ersten Systems achten, aber es kann auch auf die Unterscheidungen des ersten Systems fokussieren. Abstrahiert man vom Systembegriff und spricht nur vom Beobachter, so kann man formulieren, dass der zweite Beobachter etwas beobachten kann, was der erste Beobachter im Vollzug der Operation nicht beobachten kann, nämlich den blinden Fleck seiner Beobachtung, seine Unterscheidung. Er sieht, dass der erste Beobachter mechanische Verletzungen beobachtet und nicht Weltschmerz oder Wassertropfen. Der zweite Beobachter fokussiert auf die Unterscheidung des ersten Beobachters und sieht dadurch etwas anderes. Er beobachtet etwas, das der erste Beobachter beim Diagnostizieren von Prellungen nicht beobachtet, nämlich dass er Prellungen von Schürfwunden unterscheidet oder Symptome von Nichtsymptomen. Fokussierte der zweite Beobachter wie der erste auf Symptome, so wäre er ebenfalls ein erster Beobachter. Der zweite Beobachter beobachtet nicht besser oder klüger oder hierarchisch darüberstehend. Denn der zweite Beobachter kann auch nur die gleiche Operation durchführen: unterscheidendes Beobachten. Die Kriterien für die Art seiner Unterscheidung sind in dem Moment der Beobachtung unsichtbar. Der Beobachtungsgegenstand des zweiten Beobachters ist – und das ist der qualifizierende Unterschied – die Unterscheidung des ersten Beobachters. Der zweite Beobachter beobachtet anderes. Er beobachtet etwas, das dem ersten Beobachter im Moment der Operation des Beobachtens nicht zugänglich ist (Abb. 2).

Der erste Beobachter führt die Operation des unterscheidenden Bezeichnens zuerst aus (Beobachtung erster Ordnung). Erst danach in einem zweiten zeitlichen Schritt führt der zweite Beobachter seine Operation aus. Seine Operation bezieht sich (rekurriert) auf die erste.

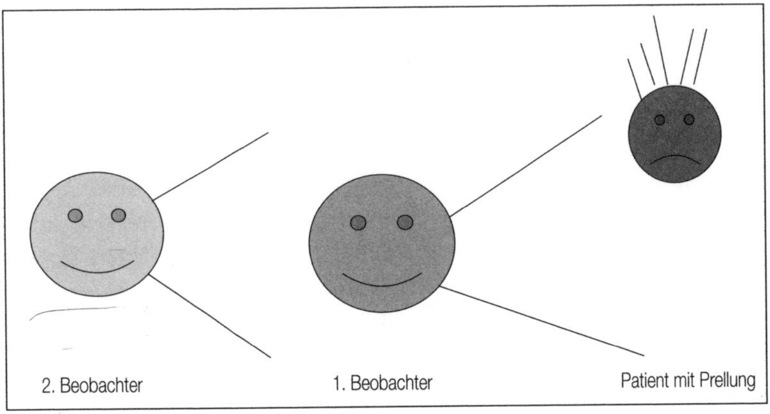

Abb. 2: Beobachtung der Beobachtung

Diese rekursive Operation wird Beobachtung zweiter Ordnung genannt. Die Beobachtung erster Ordnung wird auch Kybernetik erster Ordnung genannt, weil hier ein einfacher Regelkreis zwischen Unterscheiden und Bezeichnen besteht. Die Beobachtung der Beobachtung wird auch Kybernetik zweiter Ordnung genannt (vgl. Heinz v. Foerster 1985; schön ausgeführt bei Gripp-Hagelstange 1995 und neu zusammengefasst bei Simon 2006).

Selbstbeobachter

Der erste Beobachter kann eine Bezeichnung vornehmen, z. B. Prellungen diagnostizieren und in einem weiteren Schritt sich selbst fragen, warum er diese Unterscheidung getroffen hat. Er kann sich fragen, ob es sinnvoll ist, Prellungen von anderen Symptomen zu unterscheiden, oder ob er überhaupt Symptome bezeichnen sollte. In diesem Moment wird der erste Beobachter zum zweiten Beobachter. Er beobachtet sich selbst. Er reflektiert seine Kriterien. Der Selbstbeobachter kann natürlich ganz schnell seine Position wechseln und zum Beobachter erster Ordnung werden.

Der Wechsel vom Beobachter erster Ordnung zum Beobachter zweiter Ordnung erfordert Zeit oder einen anderen Standort in der Welt, einen anderen Beobachter oder einen Selbstbeobachter.

Der Beobachter erster Ordnung beobachtet mit der Frage: Was geschieht? Er beobachtet etwas Beobachtbares.

Der Beobachter zweiter Ordnung beobachtet mit der Frage: Wie ist diese Beobachtung möglich? Er beobachtet etwas Unbeobachtbares.

Durch das Wechseln der Beobachterperspektive entsteht ein auf sich selbst bezogenes Netzwerk gegenseitiger Beobachtungen.

Reentry

Werden viele Beobachtungen miteinander rekursiv verknüpft, sodass ein System von Beobachtungen entsteht, werden in diesem System Beobachtungen möglich, die dieses System von der Umwelt unterscheiden. Das System kann sich selbst aber nicht nur als ein System sehen, das sich von einer Umwelt unterscheidet, sondern es kann auch selbst sehen, wie es diese Unterscheidung durchführt. Die Unterscheidung tritt dann in das Unterschiedene ein. George Spencer-Brown bezeichnet das als »Reentry« (Abb. 3).

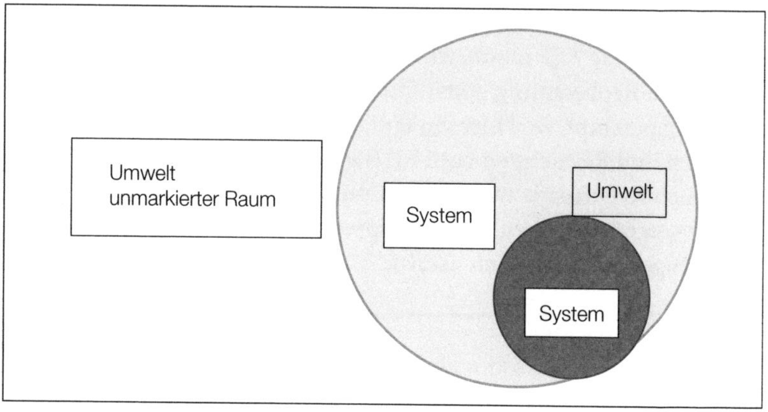

Abb. 3: Reentry

Die Unterscheidungen des Systems, die sich nicht auf die Unterscheidung von System und Umwelt richten, handhabt das System ohne diesen selbstreflexiven Bezug. Die Unterscheidungen, die die Unterscheidung von System und Umwelt durchführen, haben für das System einen besonderen Orientierungswert. Hier kann sich das System mit seinen rekursiven Beobachtungen, mit seinen in der Zeit versetzten bezeichnenden Unterscheidungen auf sich selbst beziehen und so interne Anschlussfähigkeit gewinnen. Das System kann sich dann auch selbst als Einheit bezeichnen und aus der Umwelt ausnehmen. Diese Art der Selbstbeobachtung heißt Reflexion.

Der Realitätsbegriff wird durch den rekursiven Vollzug der Operation des Beobachtens definiert

Die Beobachtung als Operation bezieht sich auf (referiert) das Bezeichnete (vgl. Luhmann 1990, S. 75 ff.). Das Bezeichnete (Referenz) muss von der Operation unterschieden werden. Hierbei handelt es sich aber nur um eine Unterscheidung der Funktion. Es ist damit nicht gesagt, dass hier die Unterscheidung und dort die Welt ist. Es ist kein ontologisches Wissenschaftsverständnis gemeint, das die Welt in Sein und Nichtsein oder in Denken und Sein unterscheidet. Die Operation referiert lediglich das Bezeichnete. Die Operation ist ein empirisch konditionierter Vorgang, für den die Bedingungen biologischer, psychischer und sozialer Beobachtung angegeben werden können. Von außen ist keine Beobachtung möglich. Kein Beobachter steht außerhalb der Welt.

Es ist wichtig, zwischen der Beobachtung einer Operation (Beobachtung erster Ordnung) und der Beobachtung der Operation als Beobachtung zu unterscheiden, denn Letzteres ist eine Beobachtung zweiter Ordnung. So fällt es leichter, zwischen Realität und Objektivität zu unterscheiden. Real ist der Vollzug der Operation, und beobachtende biologische, psychische und soziale Systeme sind insofern reale Systeme (Luhmann 1990, S. 78). Beobachtende Systeme beobachten nun aber nicht eine von ihnen unabhängig existierende Welt, sondern nur eine von ihnen beobachtete Welt. Auch wenn mehrere Beobachter ihre Beobachtungen der Welt zusammenführen, resultiert daraus nicht mehr Realitätsgewissheit, sondern nur die Tatsache, dass gemeinsam über die Welt kommuniziert wird. Der Beobachter referiert entweder auf das System (auch sein eigenes) oder auf dessen Umwelt. Die Unterscheidung subjektiv/objektiv kann dann nicht mehr aufrechterhalten werden. Referiert er auf sein eigenes System, betreibt er Selbstreferenz, referiert er auf andere Systeme oder auf die Umwelt, betreibt er Fremdreferenz.

Wenn der Beobachter sich täuscht, täuscht er sich real. Täuschen hat nichts mit dem Realvollzug seiner Beobachtung zu tun, sondern ist ein Beobachtungsschema eines anderen Beobachters oder seiner Selbstbeobachtung.

Der Realitätsbezug der Beobachtung liegt in der Einheit der Unterscheidung. Die Einheit ist die bezeichnende Unterscheidung. Diese Einheit kann nicht beobachtet werden. Es können die Bezeichnungen beobachtet werden, aber nicht der Grund ihrer Auswahl aus einer Vielzahl von Bezeichnungsmöglichkeiten. Auswahl und Bezeichnung, die die Einheit darstellen, können daher nicht beobachtet werden. Der Realitätsbezug der Theorie des Beobachtens verlagert sich deshalb auf die rekursive Beobachtung von Beobachtungen, auf die Beobachtung zweiter Ordnung. Auf dieser Ebene wird die Unterscheidung ins Visier genommen. Auf dieser Ebene wird der blinde Fleck, das Unbeobachtbare der ersten Ebene beobachtet. Die Welt kann nicht mehr mit einer Gegenstände fixierenden Logik erfasst werden, weil die Unterscheidung nicht erfasst wird, sondern nur durch eine zweite Beobachtung. Dazu ist Zeit erforderlich. Zeit wird benötigt, um verschiedene Beobachtungen zu ermöglichen, oszillierende Beobachterperspektiven zu generieren. Der unmarkierte Raum, in dem nichts bezeichnet wird, ist der Beobachtung unzugänglich (vgl. Luhmann 1990, S. 93).

Beispiel
Ein extremes Beispiel zeigt der psychiatrische Alltag: Die halluzinatorische Wahrnehmung wird normalerweise nicht vom Patienten, sondern von anderen Beobachtern erkannt. In manchen Fällen gelingt es allerdings während des Wahns, die Möglichkeit einer Wahnvorstellung mit dem Patienten zu erörtern, sodass einige Patienten ihre Realitätskonstruktion relativieren oder aufgeben. Hat der Patient Erfahrung mit Täuschung aufgebaut, ist ihm diese Relativierung seiner Konstruktion eher möglich.

Wahr und unwahr

Die Beobachtung beobachtet nur. Die Beobachtung kann auch nicht zwischen wahr und unwahr unterscheiden. Erst eine weitere Beobachtung strukturiert nach wahr und unwahr. Die eigene Unterscheidung des Beobachtens wirkt wie ein blinder Fleck. Er kann nicht sehen, was er nicht sieht. Die einfache Beobachtung ist referenzunkritisch. Es gibt auch keine Reflexivitätshierarchie, mit der sich die Beobachtung von ihrem Gegenstand entfernen kann. Sie kann auch nicht zwischen Realität und Beobachtung vermitteln. Nur durch die Anwendung verschiedener Unterscheidungsverhältnisse lassen sich komplexere Architekturen entwickeln. Nur durch eine andere Unterscheidung entsteht der zweite Beobachter. Daher liegt auch in der Anwendung des Schemas wahr/unwahr keine Überlegenheit, kein Anspruch auf Beherrschung und Kontrolle, sondern nur eine Interessenswahrnehmung.

Die Einheit der Operation ist paradox konstruiert

Luhmann (1990, S. 79f.), sich auf Spencer Brown beziehend, analysiert die Einheit der Operation der Unterscheidung. Die Unterscheidung markiert eine Grenze, sodass eine Form mit zwei Seiten entsteht. Der Formbegriff unterscheidet immer zwei Seiten. Die Unterscheidung ist eine Einheit und gleichzeitig eine Zweiheit; sie ist also paradox konstruiert. Sie ist Einheit in dem Sinne, dass eine Bezeichnung durch gleichzeitige Unterscheidung zustande kommt. Sie ist Zweiheit, weil diese Einheit von der Einheit des unmarkierten Raums unterschieden wird. Will man von einer Seite auf die andere, so muss eine Grenze überschritten werden. Die Art, wie die Grenze überschritten wird, kann konditioniert werden. Obwohl beide Seiten gleichzeitig vorhanden sind, kann man nicht auf beiden Seiten zugleich anschließen, sondern muss sich entscheiden. Hat man sich für eine Seite festgelegt (z. B. Prellung), so erfordert das Überschreiten der Grenze (»crossing«) Zeit (unmarkierter Raum, alle anderen Bezeichnungen wie z. B. Schürfwunde). So entsteht eine Vorher-/Nachher-Differenz. Zeit ist das Schema, mit dem die Paradoxie des unterscheidenden Bezeichnens entparadoxiert werden kann. Das Paradox wird in kleine Schritte zerlegt. Erst die eine Seite, dann die andere Seite. Erst die Prellung, dann die Schürfwunde. Das Schema kann auch für die grundlegende Unterscheidung von Selbstreferenz und Fremdreferenz angelegt werden (vgl. auch sehr detailliert Simon 1993).

Komplexität und Selektion

Unterscheiden und Bezeichnen ist bei anderer Betrachtung eine Art Überschussproduktion, die Komplexität aufbaut und Destabilisierung erzeugen kann. Da das Unterscheiden immer mehr Möglichkeiten schafft als Bezeichnungen benannt werden können, wird automatisch eine Selektion (Inhibition, Repression von Möglichkeiten) durchgeführt (Luhmann 1990, S. 81). Die Anwendung dieses Verfahrens führt zu einer internen Überschussproduktion, für die es keine Korrelate in der Umwelt gibt. Das System, das das Verfahren der Überschussproduktion und Selektion praktiziert, schließt sich automatisch selbst von der Umwelt aus. Die auf dieser Grundlage praktizierten eigenen Operationen können auch nicht in die Umwelt verlagert werden. So entstehen operational geschlossene empirische Systeme. Durch Beobachtung kommt man nicht zu einer außerhalb liegenden Realität. Real ist nur unterscheidendes Bezeichnen. Dadurch geschieht etwas im Unterschied zum Nichtgeschehen. Die Operation geschieht, das, was beobachtet wird, geschieht nicht.

Unterscheiden bezeichnet aktives Geschehen; Bezeichnen beinhaltet passives Nichtgeschehen.

Wird die Operation der Beobachtung rekursiv fortgesetzt, entsteht eine Systemgrenze, die das, was beobachtet werden kann, einschränkt. Es entsteht das beobachtende System des Beobachters. Es ist abhängig von seinen Unterscheidungen, aber unabhängig von der Seite, an der es anschließen kann.

Latenzbegriff

Die selbstreferenzielle Systemtheorie unterscheidet eine strukturelle von einer operativen Latenz. Die strukturelle Latenz bezeichnet die Latenz auf der Ebene der Beobachtung erster Ordnung. Sie ist das, was der Beobachter nicht sieht, weil er seine Unterscheidung nicht sieht. Was nicht bezeichnet wird, bleibt latent, unmarkiert. Diese Latenz kann dazu führen, dass der Beobachter mehr über seinen Gegenstand wissen möchte, z. B. die Akkumulation medizinischen Wissens, ohne dass er die Kriterien seines Wissenserwerbs reflektiert.

Die operative Latenz bezieht sich auf die Ebene der Beobachtung zweiter Ordnung. Sie bezieht sich auf den blinden Fleck des ersten Beobachters, auf seine Operationen. Der Beobachter zweiter Ordnung sieht nicht mehr oder weniger als der Beobachter erster Ordnung, aber er fokussiert den blinden Fleck des ersten Beobachters, der nun sichtbar wird. Der Beobachter zweiter Ordnung hat natürlich auch seinen eigenen blinden Fleck, den dann ein weiterer Beobachter fokussieren könnte. Der weitere Beobachter kann auch der erste Beobachter sein.

Beispiel

Ein Schauspieler wird eines Abends schreiend, unruhig und widerwillig, gelegentlich auf die Transportpfleger einschlagend in die Notaufnahme gebracht. Schon bei Ankunft gibt es erste Diagnosen: Der ist verrückt, der braucht nicht auf die internistische Aufnahme, gleich weitertransportieren! Der hat gesoffen! Achtet mal auf seinen Blick, wenn der nicht die Tollwut hat. Wahrscheinlich ein Junkie! Blut wird abgenommen und nach kurzer Zeit wird das Laborergebnis durchgegeben. Es handelt sich um eine Unterzuckerung. Der Patient erhält eine Glukoseinfusion. Nach ein paar Minuten wird er deutlich ruhiger, sein

Bewusstsein klart langsam auf. Er schaut sich um und wundert sich, dass er im Krankenhaus ist. Ihm wird berichtet, was geschehen ist. Er entschuldigt sich, betont, dass er sich an nichts erinnere. Er sei Diabetiker, morgens habe er sein Insulin gespritzt und habe noch etwas essen wollen, dann sei aber das Taxi schneller als erwartet gekommen, um ihn zum Flughafen zu bringen. Das Frühstück habe er dann im Flughafen zu sich nehmen wollen, was aber nicht geglückt sei. Schließlich habe er sich etwas unwohl gefühlt, habe dem aber keine große Bedeutung beigemessen, dann wisse er nicht mehr so genau, was geschehen sei.

Betrachtet man dieses Beispiel aus der Perspektive des Beobachters zweiter Ordnung, so lassen sich die Latenzen der verschiedenen Beobachter erster Ordnung erkennen. Aus der Perspektive zweiter Ordnung entsteht eine gewisse Unsicherheit bzgl. der verschiedenen Konstruktionen. Der Beobachter erster Ordnung beobachtet einen Patienten mit Transportpflegern, ein auffälliges Verhalten und einen Blutzuckerwert. Welche Unterscheidungen führt der Beobachter zusammen? Ein soziales System, ein psychisches System und ein biologisches System werden zu einer Beobachtungseinheit zusammengezogen. Das Ereignis des Zuckerschocks wird als Einheit fokussiert. Der Beobachter hat die Fähigkeit, verschiedene Dimensionen, verschiedene Systeme zu einer Einheit zusammenzuziehen. Seine Konstrukte gelten nur für ihn. Das Beispiel zeigt auch, dass andere Konstrukte anderer Beobachter erster Ordnung möglich sind. Die Beobachter können ganz verschiedene Systeme zusammenführen und unabhängig von der Geschichte der jeweiligen Systeme beobachten.

Ein weiterer wichtiger Aspekt ist zu beachten: Der Beobachter beobachtet mit seiner eigenen Zeit und konstruiert so eine eigene temporale Realität. Dazu braucht er selbst Zeit. So hat ein Beobachter die Möglichkeit, etwas zu beobachten und zu beschreiben, was andere nicht beobachten können. Was anderen verborgen ist, latent ist, kann er bezeichnen. Das Bezeichnen und Zusammenziehen von mehreren Systemen erfordert ebenfalls Zeit.

Der Latenzbegriff ist der blinde Fleck des unterscheidenden Beobachtens und der zeitpunktorientierten Einheitsbildung von Mehrsystemzugehörigkeit. Was früher latent war, kann jetzt mit einer anderen Beobachtung bzw. mit einem anderen Beobachtungsschema gesehen werden. Die Theorie der Beobachtung erklärt, dass es nicht mehr einfach um das Wissen des Nichtwissens geht, sondern um die soziale Produktion von Wissen, das nur in der Zeit entstehen kann.

Der Beobachter zweiter Ordnung erkennt System-/Umwelt-Unterscheidungen, die so oder auch anders ausfallen können. Er beobachtet die Unterscheidungen anderer Beobachter und nichts anderes. Der zweite Beobachter sieht, dass die Beschreibungen des ersten Beobachters nicht naturnotwendig, sondern künstlich geschaffen, konstruiert, so oder auch anders möglich sind.

Der erste Beobachter klassifiziert die Welt ontologisch: er beschreibt, was ist und was nicht ist. Der Beobachter zweiter Ordnung muss auf eine logisch-ontologische Beschreibung verzichten. Er erkennt, dass die Welt verschiedene Beschreibungen toleriert und dass das Ergebnis verschiedener Beobachtungen nicht unbedingt ein Irrtum der einen oder der anderen Perspektive sein muss, sondern nur Resultat unterschiedlicher Unterscheidungen. Dies Wissen muss er auch auf sich anwenden, wodurch er sicherlich erheblich verunsichert wird, wenn er dieses Reflexionsniveau durchhält.

Worin unterscheidet sich die Kybernetik zweiter Ordnung so entschieden vom alteuropäischen Denken?

Wird das Beobachten als Operation vollzogen, so kann der empirische Vollzug beobachtet werden. Auf der Ebene der Beobachtung zweiter Ordnung wird die Beobachtung paradox. Man beobachtet, wie jemand beobachtet. Daher ist keine definitive Erkenntnis zu gewinnen. Man kann sich nur noch im rekursiven Prozess des gegenseitigen Beobachtens stützen. Dazu sind in der Evolution Formen wie sprachliche Begriffe, die dem rekursiven Beobachtersystem eine Art stabile Eigenzustände vermitteln, entwickelt worden.

Es geht nicht um die differenzierte Wahrnehmung der Welt mithilfe anderer Beobachter, die auf dieses oder jenes aufmerksam machen. Es geht auch nicht darum, jemanden zu haben, der sagt, wie man sich in bestimmten Situationen zu benehmen hat. Es geht nicht darum, mithilfe fremder Augen eigene Interessen besser wahrnehmen zu können. Es geht nicht um einen Tennisspieler, der gute Schläge ausführt und noch bessere dank des Unterrichts durch den Coach. Es geht eben nicht darum, den Tennisspieler zu beobachten, sondern das Tennisspiel. Es geht um die Beobachtung beider Spieler, deren Returns durch Returns bestimmt sind. Es geht um die gegenseitige Beobachtung im Kontext, im Stand zum Ball auf dem Platz.

Der eigene mangelhafte Return kann einen sehr guten Return des Gegners zur Folge haben, der nur noch mit einem exzellenten eigenen Return kompensiert werden kann.

Es geht um rekursive Beobachtungsverhältnisse. Alle Beobachter gewinnen nur durch gegenseitige Beobachtung Realitätsbezug.

Luhmann (1990, S. 98): »Es gibt keinen privilegierten Standpunkt mit einem nur von hier aus möglichen Blick nach draußen. Das System konstruiert die Welt durch die Operation des Beobachtens von Beobachtungen und findet die Validierung seiner Kognition darin, dass dies auch bei zunehmender Künstlichkeit, Unwahrscheinlichkeit, Komplexität der eigenen Annahmen immer noch gilt.«

Die Beobachtung zweiter Ordnung bleibt als Operation eine Beobachtung erster Ordnung. Sie fokussiert aber auf die Unterscheidung, nicht auf die Bezeichnung. Sie arbeitet mit Wie-Fragen, nicht mit Was-Fragen. Das Fokussieren auf die Beobachtung als Einheit, die eine Zweiheit (Unterscheiden und Bezeichnen) beinhaltet, wird paradox. Diese Paradoxie kann nur in der Zeit, nur durch andere Beobachtung in der Zeit aufgelöst werden. Die Auflösung besteht im zeitlichen Nacheinander von Problem (Paradoxie) und Lösung (Entparadoxierung). Entparadoxierung geht nur durch die Umstellung von Wie- auf Was-Fragen, wobei gleichzeitig die Paradoxie wieder unsichtbar gemacht wird. Dadurch hat der erste Beobachter kein Problem mit der Welt. Sie ist ihm gegeben. Er sieht das, was er sieht. Das was er nicht sieht, sieht er nicht.

1.3 Der Zeitaspekt einer Theorie des Beobachtens

Auf der Ebene des Beobachtens geschieht Beobachtung nur als ein Ereignis, das nach der Beobachtung verschwindet, und eine weitere Beobachtung schließt sich an. Was nicht beobachtet wird, geschieht auch nicht und hat keine Aktualität. Das Gleiche gilt für den Beobachter, der dies beobachtet und sagt. Für rekursive Systeme dieser Art entsteht Gleichzeitigkeit auf dem Boden ihrer aktuellen Operationen. Gleichzeitiges lässt sich jedoch nicht kausal beeinflussen. Die Unbeeinflussbarkeit der Welt auf der einen Seite erzeugt auf der anderen Seite eine Vorstellung von Zeit als etwas Inaktuellem. Sich selbst beobachtende Systeme unterscheiden dann ihre Operationen als Gegenwartsereignisse von Nichtgegenwart. Aus der Sicht dieser Systeme gibt es dann nur noch eine ereignisabhängige Beständigkeit durch gegeneinander versetzte und dadurch vernetzte Unterscheidungen. Wenn dann Dinge und Sachverhalte erkannt werden sollen, so folgert Luhmann (1990, S. 105), muss »alle Objektpermanenz (...) auf der Basis von Zeitunterschieden konstruiert werden, und dies kann operativ immer nur in jeweils aktuellen Beobachtungen geschehen, die im Entstehen schon wieder verschwinden«.

Verglichen mit der alteuropäischen Denktradition kommt so eine große Unruhe in die Welt. Jedes Ereignis ist in ein inaktuelles Vorher und in ein inaktuelles Nachher eingebettet, das Objekt ist nur noch Konstruktion in der Zeit. Da wir die Welt aber als Doppelform von Gleichzeitigkeit und Konstanz erleben, muss diese Konstanz ebenfalls als Konstruktion eines Beobachters erklärt werden. Luhmann beschreibt nun die Beobachtung der Gleichzeitigkeit als Tat eines Beobachters erster Ordnung. Erst die Beobachtung zweiter Ordnung, die Selbstbeobachtung einschließt, lässt Beobachtung als aktuelle Beobachtung erkennen und von einem Vorher und Nachher unterscheiden. Dies bezeichnet Luhmann als evolutionäre Errungenschaft. Auf der Ebene der zweiten Beobachtung kann man die Welt desimultaneisieren. Man begreift die Welt nicht mehr als Veranstaltung in der Gleichzeitigkeit, sondern unterscheidet Aktuelles von Möglichem. Vergangenheit und Zukunft sind inaktuell, hätten sein können oder können noch sein. Inaktuelles ist Vergangenheit bzw. Zukunft der Gegenwart. Dieser paradoxe Sachverhalt des aktuellen Inaktuellen wird durch die Unterscheidung Vergangenheit und Zukunft operativ handhabbar gemacht und damit gleichzeitig als Paradoxie unsichtbar. Für Systeme ist dann nur noch die Frage interessant, ob sie etwas beeinflussen können oder nicht.

Wissen ist dann immer aktuelles Wissen und immer nur durch Beobachten von Beobachtern möglich. Konstanzunterstellung ist dann eine praktische Hilfe der Kommunikation. Wissen kann man dann nicht mehr »haben« und »behalten«. Es bleibt nur noch die Frage, wer was wann unter welchen Bedingungen aktualisiert. Die Frage »Was ist?« wird ersetzt durch die Frage »Wie wird selegiert?« (Luhmann 1990, S. 107). Wissen wird so der evolutionären Selektion ausgesetzt und kann sich bewähren oder auch nicht.

Zeit und Kausalität

Zeit als laufende Reproduktion einer Differenz von Vergangenheit und Zukunft distanziert von der Vorstellung einer kausalen Determination. Die Beobachtung mit dem Schema der Kausalität zieht sich deshalb auch mit ihren Aussagen zurück und modelliert wissenschaftliche »Erklärungen«. »Erklärungsmodelle sind jedoch nie vollständig. Je mehr Variable sie einbeziehen, umso mehr muss mit ›Schätzungen‹ ihrer empirischen Ausprägung gearbeitet werden. Sie bieten letztlich nichts anderes als Programme für künftige Arbeit an Erklärungen. Ferner ist heute klar, dass Kausalität Zurechnungsentscheidungen erfordert, da nie alle Ursachen auf alle Wirkungen bezogen werden können. Die Selektion von zu berücksichtigenden und nicht zu berücksichtigenden Kausalfaktoren obliegt also den Beobachtern, die das Kausalschema verwenden. Folglich muss man diese Beobachter beobachten, will man feststellen, welche Ursachen welche Wirkungen bewirken, und keine ›Natur‹ wird heute garantieren, dass darüber Einigkeit herrscht. Kausalurteile sind ›politische‹ Urteile« (Luhmann 1997, S. 1011).

1.4 Eigenwerte

Wie können sich nun rekursiv geschlossene Systeme orientieren? Die Welt der Dinge ist für sie nicht so gegeben, dass sie sich darauf verlassen können. Die Welt der Dinge muss als redundant erst erkennbar werden, wobei sich die rekursiv geschlossenen Systeme nur auf sich selbst verlassen können. Biologische Systeme haben nur ihre elektrochemischen Einheiten zur Errechnung ihres Systemzustands zur Verfügung. Psychische Systeme können sich nur auf ihre Beobachtungen ihrer Vorstellungen beziehen und soziale Systeme können nur auf ihre Kommunikationen über ihre Beobachtungen zur Orientierung zurückgreifen. Schwierig wird die Kommunikation dann, wenn über Latenzen kommuniziert werden soll. Wie sollen sich die Kommunikationsteilnehmer dann noch orientieren können?

Um hier selbst konstruierte Sicherheiten zu erstellen, greift Luhmann auf den von Heinz von Foerster (1985) aus der mathematischen Logik (bei David Hilbert) aufgegriffenen Begriff der »Eigenwerte« zurück, der je nach Anwendungsfall als »Eigenstrukturen«, »Eigenverhalten« oder »Eigenformen« bezeichnet werden kann. »Eigenwerte« sind eine Art systemimmanente Selbstvergewisserung zur Erleichterung der Orientierung.

Ein Eigenverhalten ergibt sich in biologischen Systemen z. B. dann, wenn sensorisch-motorische Interaktionen zirkulär organisiert sind. Diese rekursiven Prozesse treten dann auf, wenn Sinneswahrnehmungen durch Bewegungen verändert werden und die Bewegungen durch die Sinneswahrnehmungen. So entstehen »rekursive Ausdrücke«. Sie legen »die Zustände (Bewegungen, Sinneswahrnehmungen) des Systems (des Lebewesens) durch eben diese Zustände selbst« fest (von Foerster 1985, S. 207).

Durch rekursiv vernetztes Beobachten kann man unterscheiden, was und wie andere beobachten. Die immer wiederholenden Operationen lassen Sinnmarken (ungenau gesagt »Zeichen« oder »token«) entstehen, auf die man sich im weiteren rekursiven Beobachten beziehen kann. Die Sinnmarken können auch aus unterschiedlichen Perspektiven benutzt werden. Entstehen sie nicht, zerfällt das rekursive Beobachtungssystem. Sprache ist ein Beispiel, Spielregeln ein anderes.

Das Beobachtungssystem beschreibt dann das Sozialsystem mit Blick auf Verständigung durch Sinnmarken. So werden Ich und die Anderen unterschieden und ebenso Konsens und Dissens. Im Grunde geht es um rekursives Beobachten, im Grunde geht es um die Aufrechterhaltung gegenseitigen Beobachtens in der Zeit, weil Unterscheiden Zeit braucht und dadurch schon ein System entstehen muss. Die Lösung des Problems der Anschlussfähigkeit und der Autopoiesis der Kommunikation wird dann im Alltagsverständnis fälschlicherweise auf Personen übertragen und so dargestellt, als ob es sich um psychisch verankerte Meinungsunterschiede handle. Luhmann (1990, S. 114) meint, dass diese Art »self-doping« die Kommunikation entlaste und sich mithilfe dieser Sinnmarken/Eigenwerte (z. B. Personbegriff) selbst steuere. Auch wenn man das einsehe, funktioniere es genau so weiter. Das Bewusstsein operiere auf die gleiche Weise. Auch wenn es weiß, dass es alles, was es sieht, im Gehirn konstruiert, sieht es doch »draußen«, weil es den Realzusammenhang der eigenen Operationen und die damit erzeugten Illusionen nicht unterscheiden kann.

»Eigenwerte« sind schwer zu erkennen, zumal es auch immer andere geben kann. Geht man z. B. vom Begriff des »Nutzens« aus, so hat er je nach Beobachterinteresse verschiedene Aspekte. Verschiedene Beobachter fokussieren auf verschiedene Nutznießer und lassen andere Nutznießer außer Acht. »Eigenwerte« entstehen möglicherweise dort, wo die Kommunikation fortgesetzt werden soll, obwohl auf eine »einhellige Erfassung des Objekts verzichtet werden muss und folglich gerade dieser Verzicht zu reflektieren« ist. Luhmann vermutet, dass »die ›Eigenwerte‹ der modernen Gesellschaft letztlich in diesen Funktionsangaben liegen, und dass Selbstbeschreibungen sich folglich an der Funktion der Selbstbeschreibung orientieren« und so der Seitenblick auf andere Möglichkeiten stets eingebaut sei (Luhmann 1997, S. 1126). Man brauche also begrifflich präzise Beschreibungskonzepte, die es erlauben, sich über Probleme, über funktionale Äquivalente und Meinungsverschiedenheiten zu unterhalten, ohne dem Belieben die Tür zu öffnen.

1.5 Ontologie

Um die Andersartigkeit der Theorie selbstreferenzieller Systeme zu verdeutlichen, ist es hilfreich, einen Ausflug in die klassische Erkenntnistheorie, die ontologische Erkenntnistheorie zu unternehmen. Die folgenden Ausführungen folgen weitgehend Luhmann (1997, S. 893 ff.), der sich u. a. auf Gotthard Günther (1976–1980) und Jacques Derrida (1972) bezieht.

Das ontologische Schema unterscheidet Sein und Nichtsein. Das Schema ist einleuchtend: das Sein ist, das Nichtsein ist nicht. Dasselbe gilt für das Denken. In der Logik gibt es etwas ausgeschlossenes Drittes nicht. Was in der Zukunft liegt, kann noch nicht sein und wird dann als »noch nicht entschieden vs. schon entschieden« behandelt. Das ontologische Denken wird problematisch, wenn es auf der Ebene des Seienden/Nichtseienden zu Verwechslungen kommt. Täuschungen können entstehen, wenn etwas als etwas bezeichnet wird, das es nicht ist oder möglicherweise nicht ist. Was sind denn Frauen, Männer, faule Arbeitnehmer, Psychotherapien? Um Gefahren der Fehlzuordnung oder der Aufdeckung von Fehlzuordnungen einzudämmen, müssen normative Ordnungen her. Die alte Gesellschaft hatte hier die Religion, die neue Gesellschaft hat die Expertenkommission. Sie legen fest, dass das Seiende nicht das ist, was es nicht ist, es sei denn als Wunder oder als Ausnahme. In der Sachdimension ist das Seiende als »Ding« erkannt. In der Zeitdimension wird dann zwischen veränderlichen und unveränderlichen Dingen unterschieden.

»Dass Unveränderliches ist, entspannt gleichsam den Beobachter«, konstatiert Luhmann (1997, S. 900).

Das ontologische Denken

- schließt das Nichts aus dem Sein aus,
- schließt weiterhin all das aus, was mit der Unterscheidung von Sein und Nichtsein nicht erfasst wird,
- deklassiert Relationen metaphysisch,
- erfasst weder den Beobachter noch die Rekursivität des Beobachtens,
- schließt aus Sicht der operativen Systemtheorie die Beobachtung der Gegenwart aus, die allein in der Beobachtungsoperation aktualisiert wird.

Zeit wird in der Theorie des rekursiven Beobachtens dagegen als Unterscheidung von Vergangenheit und Zukunft beobachtet, wobei die Gegenwart als Grenze dient und somit als unbeobachtbare Einheit der Differenz. Zeiterfahrung ist dann die Differenz der jeweils inaktuellen Zeithorizonte und wird so in der Beobachtung detemporalisiert, so als ob sie immer vorhanden sei.

Die hier vorgestellte Erkenntnistheorie argumentiert nicht ontologisch, nicht mit dem zweiwertigen Schema Sein/Nichtsein, sondern sie knüpft an Unterscheidungen und Markierungen eines Beobachters an, die in der Zeit beobachtet werden. Daher ist es erforderlich, ein System vorauszusetzen, das sich selbst aus der Umwelt differenziert und über einen Zeitraum existiert und beobachten kann.

Irritierende Erfahrung in der Ontologie des Seins/Nichtseins und in der Logik

Die klassische Unterscheidung der Ontologie in Sein und Nichtsein hat den Vorteil, dass man das Nichtsein vergessen kann und nur noch das Sein betrachten muss. In die Form des Seins kopiert man wieder Sein und Nichtsein, vergisst das Nichtsein und erhält auf der Seite des Seins Einteilungen im Sinne von Klassifikationen und Gattungen.

Luhmann (1997, S. 903) sieht hier eine Harmonie der gesellschaftlichen Ordnung reflektiert, als noch jeder seinen Platz in der gesellschaftlichen Rangordnung hatte. Der Adelige konnte vom Bauern unterschieden werden, aber nur im Sein. Es war so schwerlich ein Nichtsein des Adels zu denken.

Die Zeit wird dann auch als Streckenbegriff von Vergangenheit über Gegenwart zur Zukunft aufgefasst und nicht als eine in der Gegenwart praktizierte Unterscheidung von Vergangenheit und Zukunft.

Dadurch, dass man Aussagen auf etwas bezieht, das ist, kann es in der Gesellschaft verschiedene Aussagen geben. Ein und dasselbe Verhalten kann z. B. als freigiebig oder verschwenderisch beurteilt werden. Aber über dasselbe dürfte es nach der ontologischen Lehre nur eine Meinung geben. Es wurde dann zwischen strengem Wissen (Mathematik) und Meinungswissen unterschieden. Es wurde beides als gegeben gesetzt. Luhmann (1997, S. 905) argumentiert weiter, dass das Kommunikationsproblem aber so noch nicht ganz gelöst war. Es gab immer noch Leute, die abweichender Meinung waren. Es entstand dann eine Logik aus der Debattenkultur des alten Griechenland, die wahr und unwahr unterscheidet. Während das Seinsschema asymmetrisch gebaut ist und nur einen Wert mit Bezeichnungsfunktion besitzt, eben das Sein (das Nichtsein wird vergessen), arbeitet die Logik mit einem symmetrischen zweiwertigen Schema, das wahr und unwahr unterscheidet. Die zweiwertige Logik steht im Dienste der Erkenntnis des einwertigen Seins. Die Freiheit des Beobachtens beinhaltet die Möglichkeit, sich zu irren und diesen Irrtum zu korrigieren.

Nun muss man aber das Beobachten als unterscheidendes Bezeichnen von der zweiwertigen Logik getrennt halten. Die Logik verfügt über einen positiven und einen negativen Wert, der eine Bezeichnung als wahr und falsch kennzeichnet. Demselben Gegenstand, der einwertig gegeben ist, also nur sein kann, dürfen folglich auch keine widersprechenden Prädikate zugeordnet werden. Beim Bezeichneten könnte auch noch anderes bezeichnet werden, aber das Ausgeschlossene ist vergessen, Weiteres wird nicht fokussiert, weil sonst keine Identität geschaffen werden kann. Die Identität, die das Sein vom Nichtsein bestätigt, lässt die ausbleibende Bestätigung allenfalls als Irrtum zu. Das Sein umfasst und unterscheidet Denken und Sein und formuliert dann die klassischen Prämissen der Logik: den Satz von der Identität, das Verbot von Widersprüchen und den Ausschluss von allem Dritten.

Dieses Vorgehen reduziert den Beobachter auf jemanden, der nur noch unterscheiden darf, ob es etwas gibt oder nicht gibt, und auf einem differenzierteren Niveau kann er allenfalls Dinge unterscheiden, die er sieht und die er nicht sieht. Sein Aussagen werden reduziert auf wahr und falsch. Diese Art der Weltsicht war vorherrschend. Luhmann konstatiert immer wieder Versuche seit der Antike, eine Beobachtung zweiter Ordnung einzuführen (z. B. Dialektik im Anschluss an Platon oder das europäische Formdenken), die sich aber nicht durchgesetzt haben.

Bis in die Frühmoderne wurde jeder, der sich einbildete, ein anderer zu sein, als wahnsinnig angesehen. Erst Mitte des 17. Jahrhunderts wurde dies mit dem aktualisierten Personbegriff denkbar. Eine Person ist seitdem eine klug kontrollierte Erscheinung, die nicht mehr ein Sein repräsentiert, sondern ein Selbst präsentiert und sich für Zwecke des gesellschaftlichen Umgangs festlegt. Die Person wurde Seiendes mit Gedächtnis (Luhmann 1997, S. 907, sich auf Peter Fuchs beziehend). Die Auswahl der Aspekte, die das Individuum selbst präsentiert (Selbstselektion) und die Auswahl anderer, die das Individuum zu dem machen, als das sie es sehen wollen (Fremdselektion), führt dazu, dass das Bewusstseinssystem Selbstreferenz und Fremdreferenz unterscheiden kann. Weil Selbstselektion und Fremdselektion zusammentreffen, treten Selbstreferenz und Fremdreferenz auseinander.

Die neue Gesellschaft scheint einen anderen Umgang mit Unterscheidungen zu fordern und zu ermöglichen. Die intellektuelle Selbstgenügsamkeit, Unterscheidungen lediglich in Form von Klassifikationen zuzulassen, reicht nicht mehr aus. Unterscheidungen müssen jetzt mehr leisten. Sie bekommen die Funktion, die Beliebigkeit im Übergang von einer Unterscheidung zu anderen einzuschränken. Unterscheidungen regulieren Kontingenzen. Unterscheidungen ersetzen das artenreiche und schöne Nebeneinander durch eine Nichtbeliebigkeit in der Abfolge, also eine Vorstellung von geregelter Sukzession, und schränken damit eine Reversibilität und Korrigierbarkeit ein.

Das Denken in Arten und Gattungen und sein Generalisierungsstil erlaubt auch den Gebrauch von Analogien mit den typisch konservativen, weltbewahrenden Unterstellungen. Der Naturbegriff deckt dann auch alles ab, was nicht handwerklich oder technisch herstellbar ist. Zur Natur gehören dementsprechend der Mensch und die soziale Ordnung.

Ontologischer Zeitbegriff gebunden an Ständegesellschaft

Das »moderne« Zeitschema der funktional differenzierten Gesellschaft (Wirtschaft, Politik, Kunst, Recht, Medizin, Wissenschaft, Erziehung) bringt einen viel größeren Spielraum in die Kombination von Redundanz und Variabilität, als es das Seinsschema erlaubte. Das Seinsschema konnte Zeit nur anhand von Bewegungen wahrnehmen. Das »moderne« Zeitschema reagiert auf die immense Steigerung der Irritabilität der gesellschaftlichen Kommunikation durch die Funktionssysteme. Die Zeitmetapher des Seinsschemas als Bewegung von einem Ort zum anderen ist viel mehr in der Ständegesellschaft lokalisiert, in der es um die Verteidigung von Territorien ging, als das Zeitschema der funktional differenzierten Gesellschaft. Soziale Positionen werden heute nicht durch Verteidigung des eigenen Platzes erkämpft, sondern durch den Kampf von Vorankommen und Zurückbleiben (vgl. Luhmann 1997, S. 1013 f.).

Ersetzen der Leitdifferenz Sein/Nichtsein durch innen und außen oder Selbstreferenz und Fremdreferenz

Das Konzept des unterscheidenden Beobachtens als einheitliche Operation führt in eine andere Welt. In dieser Welt ist es freigestellt, wovon das Bezeichnete unterschieden wird. Das Konstituierende dieser anderen Welt liegt in der Ermöglichung, die Unterscheidung zu wechseln. Es entsteht ein laufendes »recutting the world« (Richard N. Adams 1975, S. 281). Das »recutting the world«, das Zurechtschneiden der Weltsicht ermöglicht die Zwei-Seiten-Form des Seins. Man muss dann nur fragen: Wer kontrolliert die Unterscheidung und wie wird sie eingeführt? Dann ist man aber schon wieder in einer Welt, die Kommunikation voraussetzt.

Luhmann (1997, S. 911 f.) schlägt nun vor, die Leitdifferenz der Unterscheidung Sein/Nichtsein zu ersetzen durch die Unterscheidung von innen und außen oder Selbstreferenz und Fremdreferenz des Beobachters. Dieser Ersatz ist aus ontologischer Sicht unplausibel. Luhmanns Argument, es dennoch zu tun, lautet: Erst muss ein Beobachter erzeugt sein, bevor er zwischen Sein und Nichtsein unterscheiden kann. Für die Wahl der Ausgangsunterscheidung gibt es keine Regel, nur gesellschaftsgeschichtliche Plausibilitäten. Er konstatiert in der Neuzeit ein Interesse an Deontologisierung der Welt. Dahinter steckende Interessen würden schwerlich zu finden sein. Bei all den Perlen der Philosophie frage man sich als Soziologe auch nicht, welche ursprüngliche Verschmutzung sie erzeugt haben mag. Luhmann geht hier von sozialstrukturellen Gegebenheiten und damit verbundenen Erkenntniserfordernissen aus, wie Zentrum-/Peripherieeinteilungen oder hierarchische Ordnungen. Die funktionale Differenzierung der Gesellschaft bringe eine neue Sozialstruktur, eine neue Semantik und so auch neue Ausgangsunterscheidungen mit sich.

1.6 Landkarte und Territorium

Selbstbeschreibungen und Selbstbeobachtungen sind Operationen eines Systems, die durch rekursives Beobachten entstehen. Sie beziehen sich immer auf etwas, das schon existiert. Sie sind nicht konstitutiv, sondern sind nachträgliche Operationen, die auf einem hochselektiven Gedächtnis gründen (vgl. Luhmann 1997, S. 883). Die Selbstbeschreibungen und Selbstbeobachtungen sind ein Teil dessen, was sie beschreiben, und während sie beschreiben, können sie beobachtet werden und verändern die Beschreibungen. Auf operativer Ebene ist das System nie seine eigene Einheit. Daraus folgt, dass das System, das aus Einzeloperationen besteht, sich selbst unzugänglich ist. Es ist für sich selbst genauso intransparent wie die Umwelt. Selbsterkenntnis führt auch nicht zu der eigenen wahren Natur. Weder Bewusstseinssysteme noch soziale Systeme können sich selbst erkennen, wie sie wirklich sind, sondern stoßen nur auf neue unendliche Horizonte, deren Erforschung unmöglich ist. Zum einen ist die Wirklichkeit durch die Selbstimplikation (Reentry) des Gegenstands nicht zu fassen, da die Beobachtung die Beobachtung in ihre Beobachtung einbezieht und so wegläuft, und zum anderen fehlt die Zeit, um alle Unterscheidungen zu unterscheiden. Beobachtungen digitalisieren die Wahrnehmung, weil sie immer nur Bestimmtes notgedrungen zeitpunktorientiert aus dem unendlichen Horizont des Möglichen herausgreifen. Die Systeme selbst und deren Umwelten entwickeln sich unaufhaltsam sozusagen analog weiter.

Somit ist jede Selbstbeschreibung des Systems eine Konstruktion.

Selbstbeschreibungen und Selbstbeobachtungen haben einen Informationswert, weil das System für sich selbst intransparent ist und sich somit mit sich selbst überraschen kann (Luhmann 1997,

S. 885 ff.). Wie immer wir es anstellen mögen, wir bekommen nur die Landkarte, nicht das Territorium zu sehen.

Aber das durch jede Entscheidung ausgeschlossene Dritte kann von anderen beobachtet werden. Jedoch sind auch diese weiteren Beobachtungen aufgrund ihrer ihnen unzugänglichen Unterscheidung blind.

»Keiner der gewählten Anschnitte kann Letztgültigkeit oder richterliche Funktion über alle anderen beanspruchen. Jeder operiert, was ihn selbst betrifft, blind. Aber zugleich gibt es nichts, was sich prinzipiell der Unterscheidung und Bezeichnung entzöge, nichts, was aus Gründen seines ›Wesens‹ geheim bleiben müsste. Alles wird (...) zur Geschichte. Und alles, was darüber gesagt wird, kann nur unter der Bedingung gesagt werden, dass es auch für es selber zutrifft« (Luhmann 1997, S. 1095).

Wie ist dann Erkennen möglich?

Erkennen ist dadurch möglich, dass die Theoriemittel deutlich mit ihren Möglichkeiten und Beschränkungen dargelegt werden. Theoriemittel sind Begriffe, und Begriffe sind natürlich Unterscheidungen. Unterscheidungen zeichnen sich dadurch aus, dass sie Anleitungen geben, die Grenze von der einen zur anderen Seite zu überschreiten. Mit ihren Unterscheidungen präsentiert jede Theorie ihre blinden Flecke. Jede Theorie zeigt das für sie Unsichtbare, mit dem sie sehen und zeigen kann. Die Unterscheidungen der Theorie verdeutlichen ihre Konstruktionen und legen Sensibilitäten frei. Dies kann sowohl Kritik erleichtern als auch erschweren, weil die Unterscheidungen des Kritikers genauso offen liegen (vgl. Luhmann 1997, S. 1095).

2 Allgemeine Theorie selbstreferenzieller Systeme

2.1 Einführung

Die Formulierung einer allgemeinen Systemtheorie, die selbstreferenzielle Systeme beschreiben will, löst sich vom alteuropäischen Denken und nimmt für sich in Anspruch, einen Paradigmenwechsel zu vollziehen. Der Paradigmenwechsel besteht nun nicht in der Beschreibung von Systemen, sondern in der Anwendung der Theorie der Beobachtung auf Systeme. Die Theorie der Beobachtung beruht auf dem von George Spencer-Brown (1979) entwickelten und auch vielfach von Bateson (1984, S. 118 f.) verwandten Differenzbegriff. Erkennen wird danach grundsätzlich als das Bilden einer Differenz aufgefasst. »Willst du erkennen, triff eine Unterscheidung.« Alles, was bezeichnet wird, wird von etwas unterschieden. Die Identität des Bezeichneten ist ohne das, von dem es sich unterscheidet, nicht vorstellbar. Alles Erkennen benutzt eine Differenz: die Differenz zwischen dem Bezeichneten und dem, von dem es sich unterscheidet. Alles, was erkannt wird, unterscheidet das Bezeichnete von seinem Kontext. Der Kontext ist das, was nicht bezeichnet wird. Die Anwendung dieser erkenntnisleitenden Differenz auf die Systemtheorie führt zu einer Theorie der Differenz von Identität und Differenz. Selbstreferenzielle Systeme können sich nur dadurch reproduzieren, dass sie sich selbst identifizieren und gegen ihnen nicht Zugehöriges absetzen, sich also different setzen. Indem sie sich reproduzieren, verwirklichen sie schon diese Differenz (Luhmann 1984, S. 26).

Selbstreferenzielle Systeme können sich auf sich selbst beziehen (referieren) und auf anderes. Sie unterscheiden sich dadurch von Systemen, die sich nur auf Fremdes beziehen können und stellen daher eine Steigerungsform der Systembildung dar. Die allgemeine Theorie selbstreferenzieller Systeme versteht sich als eine Systemtheorie, die Selbstbezüglichkeit und Fremdbezüglichkeit, Selbstreferenz und Fremdreferenz reflektiert. Während fremdreferenzielle Systeme bezüglich der Umwelt als offen aufgefasst werden, sind selbstreferenzielle Systeme bzgl. der Umwelt geschlossen. Ein offenes System ist zum Beispiel ein Motor, der entsprechend einer bestimmten Menge Benzins eine entsprechende Leistung produziert. Ein geschlossenes

System ist z. B. das Nervensystem, das Umweltreize nach eigenen Gesetzmäßigkeiten des momentanen Systemzustandes in Nervenimpulse umsetzt und ein eigenes Resultat produziert. Offen sind Systeme dann, wenn auf ihre Operationsweise, Unterscheidungen und Bezeichnungen durchzuführen, von außen, also nicht vom System selbst, Einfluss genommen werden kann. Geschlossen sind Systeme dann, wenn ihre Operationsweise von ihnen selbst durchgeführt wird und gerade nicht von außen gesteuert werden kann, außer durch Zerstörung. Offenheit und Geschlossenheit beziehen sich auf die Operationsweise und nicht auf die Materialität der Systeme. Auch geschlossene Systeme sind an ihre Umwelt durch strukturelle Kopplungen gebunden, die festlegen, was im System möglich ist. Auf dieser Grundlage entstehen dann die Freiheitsgrade einer geschlossenen Operationsweise.

Selbstreferenzielle Systeme werden zusätzlich als autopoietische Systeme beschrieben, um darauf hinzuweisen, dass die Systeme ihre Bestandteile, aus denen sie bestehen, selbst herstellen. Biologische Systeme wie die Zelle produzieren ihre Bauelemente selbst. Psychische Systeme erzeugen ihre Gedanken selbst. Die sozialen Systeme erzeugen ihre Kommunikationen selbst.

Luhmann unterscheidet eine allgemeine Systemtheorie, in der allgemeine Problemstellungen, die Systeme zu bewältigen haben, formuliert werden, von konkreten Systemen. Konkrete Anwendungsgebiete der Systemtheorie beziehen sich auf Maschinen, Organismen, Bewusstseinssysteme und soziale Systeme.

Die Methode, mit der man so verschiedene Systemtypen vergleichen kann, ist die funktionale Analyse. In Systemen werden bestimmte zentrale Funktionen analysiert und verallgemeinert. Aber allgemeine Funktionsmechanismen eines Systems können nicht ohne Weiteres auf ein anderes System übertragen werden. Organismen z. B. zeichnen sich dadurch aus, dass sie leben, und ihre Organisation ist darauf ausgelegt, die notwendigen Elemente wie Eiweiße, Organellen, Membranen etc. herzustellen. Der Organismus kann sich darauf verlassen und lebt. Anderenfalls würde er sterben. Wird von der konkreten Reproduktion des organischen Systems abstrahiert, so bleibt das Prinzip, dass nur solche Elemente produziert werden können, auf die sich weitere Elemente beziehen können. Wäre es anders, verlören die nachfolgenden Elemente ihre Anschlussfähigkeit. Auf der Ebene der allgemeinen Systemtheorie lässt sich so das

Problem der Anschlussfähigkeit von Elementen abstrahieren. Ist die Anschlussfähigkeit von Elementen als fundamentales Prinzip herausgearbeitet, als Funktionsmechanismus erkannt, so untersucht man andere Systeme nach Elementen, die ebenfalls anschlussfähig sind. Als anschlussfähige Elemente in psychischen Systemen identifiziert Luhmann Gedanken und Vorstellungen, die sich an Gedanken und Vorstellungen anschließen und das Bewusstsein charakterisieren. In sozialen Systemen fungieren als Elemente Einzelkommunikationen, die an Einzelkommunikationen angeschlossen werden. Kann an den Einzelkommunikationen nicht angeschlossen werden, d. h., können sich die Personen eines sozialen Systems nicht einander verständlich machen, so zerfällt dieses soziale System. Gelingt das Anschließen, so entsteht ein handlungsfähiges soziales System. Kurz: Die Abstraktion der allgemeinen Theorie wird für die jeweiligen Systembereiche respezifiziert.

Die Theoriearchitektur ermöglicht auf diese Art Vergleiche unterschiedlicher Systeme und vermeidet eine verkürzte Übertragung von z. B. biologischen Tatsachen auf soziale Bereiche (Abb. 4).

Systeme:	Maschinen	Organismen	psychische Systeme	soziale Systeme
Einheiten:	feste Bauteile	anschlussfähige Zellbausteine	Vorstellungen	Kommunkationen
Ergebnis:	Input-Output	Leben	Bewusstsein	Gesellschaft

Abb. 4: Allgemeine Systemtheorie

2.2 Die Differenz von System und Umwelt

Im Vordergrund der Systemtheorie stehen nicht Systeme, auch wenn von ihnen immer wieder gesprochen wird, sondern das Verhältnis von System und Umwelt. Der Letztbezug der Analyse ist die Differenz von System und Umwelt (vgl. Luhmann 1984, S. 242). Systeme sind strukturell an ihre Umwelt gekoppelt und nicht nur vorübergehend. Systeme nehmen sich aus der Umwelt heraus und bilden Grenzen zur Umwelt, die es ermöglichen, die Differenz zu regulieren und zu verstetigen. Systeme nehmen sich jeweils hinsichtlich spezifischer Umwelten heraus und entwickeln dazu passende Strukturen. Die Grenzerhaltung wirkt als Systemerhaltung. Die Grenzen markieren aber keinen Abbruch von Zusammenhängen, sondern grenzüberschreitende Prozesse wie z. B. Informationen werden vom System unter andere Bedingungen der Verwertbarkeit gestellt (vgl. Luhmann 1984, S. 35).

Die Grenzen organischer Systeme wie bei Zellen sind als Membranen deutlich zu sehen. In sozialen Systemen müssen die Grenzen von den Teilnehmern des sozialen Systems definiert werden, um sich selbst und anderen zu verdeutlichen, wer als Person zu dem sozialen System dazugehört oder welche Kommunikationen zugelassen sind. Bei der Mitteilung der Diagnose kann nicht jeder zuhören, und man spricht auch nicht über Fußball.

Das Umweltverhältnis dient dem System als Energie- und Informationsressource. Unter dem Gesichtspunkt des Bedarfs des Systems gibt es mehrere Umweltlagen. Der Mensch braucht Luft und Wasser und Kommunikationen. Möglicherweise sind Umweltlagen miteinander austauschbar. Braucht man einen Mitarbeiter mit bestimmten Qualifikationen oder möglicherweise zwei Mitarbeiter mit anderen Qualifikationen? Unter bestimmten Bedingungen dient dem System die eine Ressource so gut wie eine andere. Ressourcen werden so hinsichtlich ihrer Funktion für das System vergleichbar gemacht. Die funktionale Analyse kann dann funktional äquivalente Ressourcen für ein System entdecken.

Mit der Einführung des Verhältnisses von System und Umwelt als Differenz verbindet Luhmann eine »De-Ontologisierung« des Gegenstandsbegriffs: Denn alles, was vorkommt, kann so gesehen werden, dass es zugleich zu einem System und zur Umwelt anderer Systeme gehört. Damit ist es nicht mehr möglich, einfach nur das Sein von Gegenständen zu postulieren, sondern jede Beobachtung muss auch die Systemzugehörigkeit, die Systemreferenz für einen jeden Gegenstand oder für jede Kommunikation angeben. Ein auffälliger Krankheitsbefund kann sowohl im Kontext von Forschungsbemühungen gesehen werden, als auch im Kontext der Beschwerden eines Patienten. Er kann auch im Zusammenhang des therapeutischen Vorgehens beurteilt werden. Dasselbe Ereignis löst in verschiedenen Systemen, für die es Ereignis ist, unterschiedliche Reaktionen aus. Biologische Systeme schließen auf ihre Weise an veränderte biologische Ereignisse an. Der Forscher schließt anders am krankhaften Befund als der Arzt an. Und der Patient hat wiederum seine eigene Art, mit krankhaften Befunden umzugehen. In Alltagskommunikationen ergibt sich die Systemreferenz häufig durch den Kontext der

Interaktion oder des Themas. Werden unterschiedliche Kontexte zugrunde gelegt, entstehen leicht Missverständnisse.

System- und Umweltbezüge werden letztlich von Beobachtern attribuiert. Durch die unterschiedliche Attribuierung entstehen z. B. in der Wissenschaft erhebliche Probleme bei der Zuordnung von Items, sodass man zu der Auffassung kommen kann, dass wissenschaftliche Schulen letztlich durch Konsensgemeinden der System-/Umweltzuordnung gebildet werden.

Beispiel
Der Psychoanalytiker ist sich sicher, dass er die verdrängten Gefühle seines Patienten spürt, der Systemiker ist sich sicher, dass nur der Patient seine Gefühle spürt, und dass er, der Systemiker, nur seine eigenen Gefühle spürt.

Umwelt ist ein systemrelativer Sachverhalt. Jedes System hat seine eigene Umwelt. Die Einheit der Umwelt wird durch das System konstruiert.

Die Umwelt zeichnet sich dadurch aus, dass sie keine operationsfähige Einheit ist, d. h., sie kann das System nicht wahrnehmen, nicht behandeln oder beeinflussen. Die Umwelt hat keine Grenzen. Was zur Umwelt gehört, bestimmt das System selbst, aber die Umwelt hängt nicht vom System ab. Das System kann auch über die Umwelt nicht beliebig disponieren. Zur Umwelt eines Systems gehören auch andere Systeme. Über andere Systeme und Umweltbeziehungen kann ein System nur dann ganz verfügen, wenn es in der Lage ist, sie zu zerstören (vgl. Luhmann 1984, S. 36 f.).

2.3 Die Differenz von Element und Relation

Die Differenz von Element und Relation unterscheidet sich von der Differenz von System und Umwelt. Wie System und Umwelt als Differenz eine nicht zu trennende Einheit konstituieren, so lässt sich der Elementbegriff nicht unabhängig von seiner Beziehung zu einem oder mehreren Elementen denken. Elemente sind das, was sie sind, nur in spezifischen Relationen, und ebenso existieren Relationen nicht ohne Elemente. Luhmann bezeichnet die Differenz von Element und Relation als Einheit, die aber nur als Differenz wirkt. Respezifiziert man diesen Sachverhalt für soziale Systeme, so können Kommunikationen, die sich auf Kommunikationen beziehen, als Elemente des sozialen Systems definiert werden. Erst der Bezug auf eine Folgekommunikation spezifiziert den Sinn der Erstkommunikation.

Beispiel
Der Ehemann kommt nach Hause. Die Ehefrau erbricht sich. Das Erbrechen lässt die Ankunft des Ehemanns in einem anderen Licht erscheinen als z. B. ein Kuss der Gattin. Die Ankunft erhält so nachträglich eine Spezifizierung des Sinns.

Die Einheit eines Elementes ist nicht ontisch vorgegeben, ist kein Geschenk des Himmels, ist nicht einfach gegeben. Die traditionelle Sichtweise qualifiziert Elemente als Atome, Zellen oder in der soziologischen Tradition als Handlungen. Die Theorie selbstreferenzieller Systeme betrachtet Elemente als hoch komplexe Sachverhalte. Elemente werden nur dadurch zu einer Einheit eines Systems, weil der Beobachter oder das beobachtende System ihnen eine bestimmte Funktion zuweist. Der Beobachter und/oder das System haben keine Vorteile, die Einheit weiter zu dekomponieren. Was ein Element ist, bestimmt das System selbst. Das System konstituiert seine Elemente für seine Operationen und für seine Relationierungserfordernisse. Elemente sind deshalb für Systeme nicht weiter auflösbare Einheiten/Eigenwerte. Systeme konstituieren und ändern sich durch die Änderung der Relationen ihrer Elemente, nicht durch die Auflösung und Reorganisation der Elemente. Zerlegt man die Einheit, so befindet man sich im Referenzbereich eines anderen Systems.

Beispiel
Das Nervensystem operiert mit unterschiedlichen Zuständen neuronaler Aktivität. Die Nervenzelle ist zwar Träger dieser Aktivität, interessiert aber in diesem Referenzzusammenhang nicht als Zelle mit all ihren Stoffwechselereignissen (Abb. 5).

Mit der Einführung der Differenz von Element und Relation und der Differenz von System und Umwelt lässt sich nun ein System in zweierlei Hinsicht dekomponieren:

1. Die Differenz von System und Umwelt lässt sich auf das System selbst anwenden, sodass Teilsysteme oder Subsysteme entstehen, deren Umwelt dann die anderen Subsysteme des Systems bilden. Diese Dekomposition führt zu einer Theorie der Systemdifferenzierung im Sinne einer Innendifferenzie-

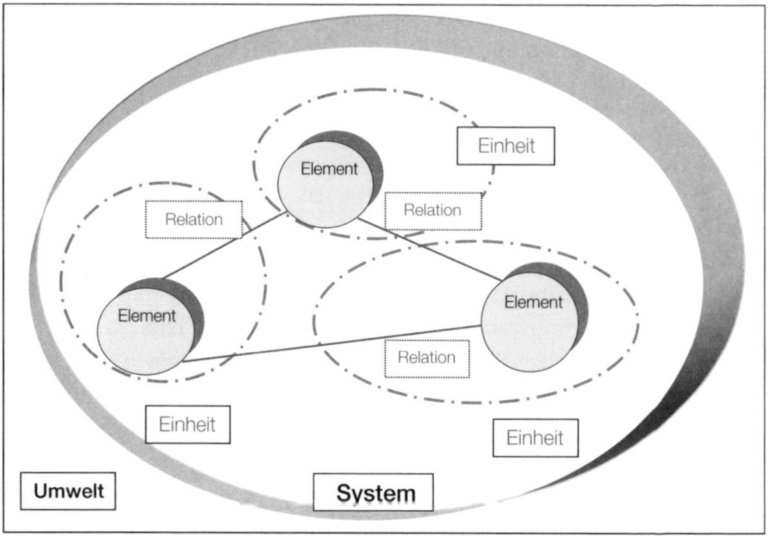

Abb. 5: Einheit als Differenz von Element und Relation

rung. Bildlich gesprochen sind die Zimmer eines Hauses gemeint.

2. Die Differenz von Element und Relation dekomponiert ein System in seine Einzelbestandteile. In Bezug auf das Haus sind die Steine, Balken und Nägel gemeint. Diese Systemdekomposition führt zu einer Theorie der Systemkomplexität (vgl. Luhmann 1984, S. 42). Mit der Zunahme der Elemente nehmen die Relationen exponentiell zu. Die Komplexität des Systems erhöht sich.

Beispiel
Zwei Elemente bilden eine Relation, drei Elemente bilden drei Relationen, vier Elemente sechs Relationen, fünf Elemente können schon zehn Relationen bilden. Zwei bis zehn Milliarden (die Schätzungen differieren) Hirnzellen mit bis zu 25.000 Synapsen bilden dann wie viele Relationen?

Der Zusammenhang von Systemdifferenzierung (1.) und Systemkomplexität (2.) darf aber nicht als kontinuierlicher unilinearer Steigerungszusammenhang gesehen werden, sondern die Komplexität des Systems beeinflusst vielmehr die Form der Differenzierung (vgl. Luhmann 1980, S. 34).

2.4 Systemkomplexität und Umweltkomplexität

Ein System ist dann komplex, wenn es nicht mehr jedes Element jederzeit mit jedem anderen Element verknüpfen kann. Diese Beschränkung der Relationierungskapazität führt dazu, dass nur bestimmte Elemente verknüpft werden. Das System muss selegieren. Es gibt folglich mehrere Selektionsmöglichkeiten, d. h., eine Relationierung ist so, aber auch anders möglich, sie ist kontingent.

Kontingenz impliziert immer das Risiko, dass für bestimmte Erfordernisse nicht adäquat relationiert wurde. Systemtheoretisch gedacht, lässt sich nun fragen, welche Bedingungen welche Relationierungen bevorzugen. Wenn also alle Relationen gleich wahrscheinlich sind, welches sind dann die Bedingungen, dass bestimmte Relationierungen unwahrscheinlicher sind? »Gibt es Muster, die verbinden?«, fragt Bateson (1982).

Regeln, die bestimmte Relationen eher ermöglichen, bezeichnet Luhmann als Konditionierungen und führt weiter aus: »Erfolgreiche Konditionierungen, mit denen erreicht wird, dass das, was durch sie möglich ist, auch entsteht, wirken als Einschränkungen (›constraints‹). Man kann auf sie, obwohl sie kontingent eingeführt sind, nicht verzichten, ohne dass das, was durch sie möglich wurde, entfällt« (Luhmann 1984, S. 45). Maturana (1982, S. 240 f.) spricht hier von der Organisation eines Systems. Relationen können sich auch wechselseitig konditionieren, sodass nur bestimmte Relationen vorkommen, wenn gleichzeitig bestimmte andere vorhanden sind.

Die Umwelt eines Systems ist immer komplexer als das System selbst. Durch jedes neue System, das sich bildet, wird die Umwelt der anderen Systeme ebenfalls reichhaltiger. Die Beziehung zwischen System und Umwelt ist daher notwendigerweise asymmetrisch. Diese Komplexitätsdifferenz beinhaltet ein Komplexitätsgefälle und erhält gleichzeitig eine wichtige Funktion: Sie erzwingt wichtige Formen der Behandlung und der Reduktion von Komplexität je nach Umwelt- oder Systemgesichtspunkten (vgl. Luhmann 1981b, S. 18).

Das System entwickelt unterschiedliche Strategien zur Komplexitätsreduktion. Es ist eine systemeigene Leistung, hier konsequent Umweltereignisse auszuwählen, die als Information im System zugelassen werden. Die Wahl verleiht dem System Identität. Der Zwang zur Wahl rührt von der Komplexitätsproblematik her. Daher gib es auch keine Punkt-zu-Punkt-Zuordnung der Umwelt im System, sondern eine Verselbständigungsmöglichkeit des Systems gegenüber der Umwelt.

Die Reduktion von Komplexität auf der Ebene der Relationierungen ermöglicht, durch organisierte Selektivität die Komplexitätsunterlegenheit des Systems gegenüber der Umwelt zu kompensieren. Die Relationierung der Relationen, die Konditionierungen, sollen dann Strukturen des Systems genannt werden, wenn eine zeitstabile Form der Konditionierung erreicht wird. Zeitstabile Form meint, dass eine Wiederholung der Konditionierung möglich ist, aber nur, so lange es System- und Umweltbedingungen erfordern.

Komplexitätsreduktion führt aber auch zu einem Mangel an Information und dadurch zu Unbestimmtheiten des Systems. Es kann weder die Umwelt noch sich selbst vollständig erfassen, muss aber auf das, was auf seiner Bildfläche erscheint, reagieren (vgl. Luhmann 1984, S. 51; Watzlawick 1981, S. 14 f.; von Foerster 1981, 1985).

Das Komplexitätsgefälle in der Zeitdimension führt zu einer weiteren systemeigenen Ausdifferenzierung. Es entsteht eine systemeigene Zeit, die natürlich an die Weltzeit angepasst sein muss. Das System bildet mit dem Differenzpunkt Gegenwart eine Verknüpfung zur Vergangenheit und zu zukünftigen Ereignissen. Es bildet eigene Regeln zur Verknüpfung künftiger und vergangener Ereignisse in Bezug auf sich selbst und die Umwelt. Die Zeitautonomie gibt dem System aber auch die Möglichkeit, sich vom unmittelbaren Reaktionsdruck zu distanzieren (vgl. Luhmann 1984, S. 254 f.).

2.5 Systemgrenzen

Systemgrenzen verbinden und trennen System und Umwelt. Das System verteilt Elemente entweder auf sich oder auf seine Umwelt. Relationen können dagegen zwischen Umwelt und System erhalten bleiben. Daher besteht der Unterschied zwischen offenen und geschlossenen Systemen nicht in einem Typengegensatz, sondern in einem Steigerungsverhältnis. Grenzen erlauben Systemen, sich zu schließen und zu öffnen und interne Abhängigkeiten mit externen Abhängigkeiten, die sich aus der Umweltkopplung ergeben, aufeinander zu beziehen. Beide Verhältnisse stehen nicht beliebig zueinander. Grenzen können vom System als besondere Einrichtungen ausdifferenziert werden. Sie organisieren bestimmte Auswahlleistungen.

Die Eigenselektivität der Grenzeinrichtungen reduziert externe und interne Komplexität, d. h. auch, »dass ein über Grenzen vermittelter Kontakt keinem System die volle Komplexität des anderen vermitteln kann« (Luhmann 1984, S. 53). Somit werden Systeme einander unbestimmbar und neue Systeme zur Regulierung dieser Unbestimmbarkeit entstehen. In biologischen Systemen werden z. B. Hormone als Vermittler zwischen Systemen entwickelt. In sozialen Systemen entstehen z. B. Sprachen als Vermittlungsmedium.

Die Undurchsichtigkeit des anderen Systems macht die Beobachterproblematik sowohl in den Natur- als auch in den Sozialwissenschaften aus. Man kann nur das beobachten, wozu man Relationen und Interaktionen herstellen kann. Die Grenzen erlauben dem System, das Kontinuieren von Prozessen zu unterbrechen. Die erzeugten Diskontinuitäten (Digitalisierung) können für ein System geordnet erscheinen oder als hinreichende Information verarbeitet werden, auch wenn dies einem Beobachter verborgen bleibt. Das kann unter anderem zur Folge haben, dass der Beobachter möglicherweise andere Systemgrenzen konstituiert als das System selbst.

2.6 Selbstreferenz und Autopoiesis

»Der Begriff der Selbstreferenz bezeichnet die Einheit, die ein Element, ein Prozess, ein System für sich selbst ist. ›Für sich selbst‹ – das heißt: unabhängig vom Zuschnitt der Beobachtung durch andere« (Luhmann 1984, S. 58; vgl. auch Luhmann 1981a, S. 29 ff.). Diese Sichtweise impliziert mehr als die Selbstorganisation von Systemstrukturen. Sie behauptet erstens, dass die Bildung einer Einheit durch eine relationierende Operation durch das System oder durch einen Beobachter konstruiert wird und nicht einfach als Substanz, Idee oder Individuum gegeben ist. Konstruktion der Einheit im System erfolgt durch eine Selbstbeobachtung des Systems. Selbstreferenz findet nicht nur im Bewusstsein des Menschen statt, sondern alle Vorgänge, die Einheiten für ihre Zwecke bilden, sind selbstreferenziell. Dies gilt für biologische, psychische und soziale Systeme.

Der Begriff Selbstreferenz verweist selbst schon auf eine Paradoxie. Er hat zwei Teile: Selbst und Referenz. Der Begriff referiert auf etwas hin, also von sich weg und dann wieder auf sich zurück. So bezieht er sich auf sich selbst und ist damit entweder überflüssig oder widersprüchlich. In der philosophischen Tradition wurde nur dem menschlichen Bewusstsein diese Fähigkeit zugesprochen, von sich weg und wieder zu sich zurück zu denken, sich selbst zu objektivieren. Die Analyse des Widerspruchs zeigt, dass nicht die Welt widersprüchlich ist, sondern unsere Konstruktion der Welt. Die Konstruktion wird widersprüchlich durch unsere Fähigkeit, Negationen, Verneinungen auch in die Einheitsbildung einzubauen. Negiert sich dann das Selbst oder wird der Prozess, auf den sich das Selbst mit seiner Operation bezieht, negiert, so wird der Prozess blockiert. Die Operation oder das Selbst ist nicht mehr bestimmbar. Weitere Operationen können nicht angeschlossen werden.

Beispiel
Ein Mann möchte mit seiner Partnerin in die Ferien fahren. Sie lehnt dieses Ansinnen ab. Was passiert nun? Fährt er allein? Wird die Beziehung fortgesetzt oder nicht? Die Kontinuität des sozialen System kann durch dieses Nichtanschließen unsicher werden.

Anschlussfähigkeit kann erst gefunden werden, wenn die Blockade aufgehoben wird, das Paradox gelöst, also entparadoxiert wird. Eine Entparadoxierung gelingt erst durch Zusatzvorkehrungen. Wie soll im Falle eines Neins gehandelt werden? Der Wiederaufbau der Anschlussfähigkeit bezieht neue Elemente ein und verweist auf Systembildung. Das, was die Anschlussfähigkeit erzeugt, gehört zum System. Ohne Anschlussfähigkeit zerfällt es.

Beispiel
Bei starkem Blutverlust müssen Blutkonserven transfundiert werden. Dazu ist jeder Arzt verpflichtet. Die ausdrückliche und schriftliche Einwilligung des Patienten ist lange Zeit überflüssig gewesen. Mittlerweile ist eine schriftliche Einwilligung vorgeschrieben. Lehnten früher Patienten, die der Glaubensgemeinschaft Jehovas Zeugen angehörten, die Blutübertragung ab und gingen bewusst das Risiko der Verblutung ein, verstörten sie ganze Krankenhausteams. Das soziale System im Krankenhaus konstruierte eine Werthaltung, die nicht für alle galt. Die Verneinung führte zum Handlungsabbruch, Irritation entstand und neues Anschlusshandeln musste erst gefunden werden. Um diesen Sachverhalt, – zunächst blockiertes – Anschlusshandeln wieder zu ermöglichen, sind heute neue funktional äquivalente soziale System entstanden. Zunächst werden Plasmaexpander infundiert. Reicht das nicht aus, wird dem Patienten eine Bluttransfusion nahegelegt. Lehnt er es ab, wird sein Geisteszustand durch ein psychiatrisches und gerichtliches Gutachten geklärt. Ist er zurechnungsfähig, kann er ster-

ben. Das Stationsteam bedauert, dass es nicht helfen darf, aber die Verstörung früherer Jahre lässt sich nicht mehr ausmachen. Jehovas Zeugen haben mittlerweile einen Sonderstatus und gelten gleich als zurechnungsfähig, da die wiederholten psychiatrischen und richterlichen Gutachten dies immer wieder so feststellten. Die Ärzte bemühen sich um ihre Rechtssicherheit. Sie fixieren schriftlich, dass der Patient die tödliche Gefahr erkannt hat und das Risiko der Verblutung eingehen will.

Der Systembegriff ist keine Ersatzmetapher, kein argumentativer Trick: Der Systembegriff bezeichnet die Operationsweise, Einheiten zu unterscheiden und zu bezeichnen, die so konstituiert sind, dass die nachfolgenden sich auf die vorgehenden beziehen und sie bestimmen.

Da selbstreferenzielle Systeme nur selbst die Einheitsbildung vornehmen können – nur sie selbst können bestimmen, was die Anschlussfähigkeit ermöglicht – vermögen sie auch nur im Selbstkontakt zu operieren. Wie komplex auch immer die Einheiten gebaut sind und ihre Komponenten aus zahlreichen Umweltmaterialien beschaffen sind, das selbstreferenzielle System kann sich nur auf die Einheit, die es konstruiert, beziehen und hat daher keinen anderen Umweltkontakt als den Selbstkontakt. Auf dieser Ebene sind selbstreferenzielle Systeme geschlossene Systeme.

Geschlossene Systeme brauchen auf Umweltkontakt nicht zu verzichten. Sie können hochdifferenzierte Einheiten bilden, weil sie sie selbst bilden, und so einen differenzierten Umweltkontakt ermöglichen. Der Umweltkontakt wird dadurch ermöglicht, dass das System Einrichtungen vorhält, die bestimmtes Umweltrauschen in Informationen für das System umsetzt.

Beispiel
Die Nervenzellen des Auges, die auf einen bestimmten Frequenzbereich ansprechen.

Die Selbstreferenz meint nicht nur die Ebene der Selbstorganisation von Strukturbildung und Strukturänderung, sondern auch die Ebene der Konstitution von Elementen. Diese Konstitution wird auch als basale Selbstreferenz bezeichnet.

Um die Selbstkonstitution beider Ebenen hervorzuheben, wurde von Maturana und Varela der Begriff Autopoiesis vorgeschlagen, der von Luhmann aufgegriffen wurde und mittlerweile für diesen gemeinten Aspekt in die Systemtheorie eingeführt wurde.

Geschlossene Systeme entstehen durch den Selbstkontakt und die Selbstkonstitution der Elemente. Die Umwelt ist durch die Elemente stets eingebaut, sie ist vorausgesetzt. Auf sie wird sich aber nicht bezogen, sie interessiert nicht in diesem Zusammenhang.

Beispiel
Hier schreibend am Computer ist mir meine Nervenzelle nicht wichtig in ihrem Aufbau, sondern nur, dass sie funktioniert und ich einigermaßen meine Gedanken formulieren kann, um sie auf dem Bildschirm zu sehen.

Die Konsequenz aus der Einsicht in die selbstreferenzielle Bauweise ergibt für die Erkenntnistheorie verschiedene wesentliche Aspekte:

- Erstens: Es gibt keine basale Gemeinsamkeit von Systemen, da sie ihre Elemente, aus denen sie bestehen, selbst konstituieren.
- Zweitens: Was immer als Element und als Element in Relation, also als Einheit vom System benutzt wird, lässt sich von außen nur erschließen. Die Beobachtung muss selbst ein Differenzschema entwickeln, um Einheiten anderer Systeme zu beobachten. Aber es bleibt die Einheitsbildung des Beobachters.
- Drittens: Beobachtet das System sich selbst, betreibt es Selbstbeobachtung und muss auch wiederum Differenzschemata bezüglich seiner eigenen Einheiten bilden. Selbstbeobachtung führt die Unterscheidung von System und Umwelt in das System ein. Die Erkenntnis seiner selbst, die Erkenntnis anderer und von anderem findet daher auch keinen letzten Halt mehr!
- Viertens: Das Grundproblem des selbstreferenziellen oder genauer des autopoietischen Systems besteht darin, von einem Element zum nächsten zu kommen. Falls das nicht möglich ist, zerfällt das System. Die Elemente müssen nicht dieselben sein, aber sie müssen so beschaffen sein, dass das System an ihnen ansetzen und so weiterexistieren kann. Auf der Ebene der allgemeinen Systemtheorie heißt das, dass Anschlussfähigkeit der Elemente vorhanden sein muss. Die Konsequenz für die Strukturbildung des Systems besteht darin, dass es nur solche Strukturen und nur solche Strukturänderungen zulassen kann, die

anschlussfähige Elemente reproduzieren. Es muss seine Elemente daher vom gleichen Typus reproduzieren.

- Fünftens: Die Einheit eines Systems besteht aus Elementen in Relationen. Nur die Relation einer Einheit qualifiziert das Element. Die Relation besteht zu einem anderen Element, das seinerseits aus dieser Relation zur Einheit des Systems qualifiziert wird. Daraus resultiert als weitere Einsicht für die Erkenntnistheorie, dass die Einheiten, aus denen das System besteht, keine einseitige Kontrolle ausüben können, ohne selbst kontrolliert zu werden. Asymmetrische Strukturen, Einflussdifferenzen oder Hierarchien können dann nur durch besondere Vorkehrungen aufrechterhalten werden.

2.7 Zeit und System

Durch die Einführung der Zeit in die Systemtheorie wird das bisher Ausgeführte komplexer. Systeme sind natürlich an die chronologische Zeit gebunden, aber sie haben auch die Chance, eine eigene Systemzeit zu entwickeln (z. B. zirkadiane Rhythmik von Hormonen, wöchentliche Treffen einer Gruppe) und sich dadurch zu verselbständigen. Die Punkt-zu-Punkt-Zuordnung von System und Umwelt entfällt auch in der Zeitdimension. Gleichwohl können Systeme punktuell Kontakt aufnehmen und Informationen erhalten. Je komplexer Systeme strukturiert sind, desto eher können sie ihr Zeitproblem lösen. Nur sie können Strukturen bilden, die ihnen erlauben, interne Abhängigkeiten zu begrenzen und Selektions- und Reflexionsprozesse zu initiieren, die es ermöglichen, eine eigene Systemzeit zu generieren. Sie entlasten sich so vom unmittelbaren Reaktionsdruck, ohne gleich zu zerfallen.

Die Anwendung der Zeit auf den Elementbegriff verleiht den Elementen eine Zeitdauer. Verkürzt sich die Zeitdauer, so erscheinen Elemente als Ereignisse im System. Ereignisse verschwinden schon im Entstehen. Dadurch wird das System in die Lage versetzt, die Irreversibilität der Zeit nachzuvollziehen. Es wird dadurch gezwungen, ständig neue Elemente zu produzieren, um existieren zu können. Es wird dadurch erheblich flexibler.

In Bezug auf die Strukturbildung kann das System nun nur noch solche Strukturen zulassen, die entstehende und vergehende Elemente/Ereignisse relationieren können. Die Zeitlänge der Ereignisse bestimmt das System. In sozialen Systemen gelten als Elementarereignis die kleinsten negierbaren Kommunikationen, in psychischen Systemen sind Gedanken diese zeitpunktbezogenen Einheiten (vgl. Luhmann 1984, S. 77, 212).

Strukturen wurden früher als zeitlos, statisch und konstant angesehen. Das Gegenteil waren Prozesse. Betrachtet man den Zeithorizont auf der Ebene der Ereignisse, so kann man das Auftreten und Nichtauftreten derselben Ereignisse unterscheiden. Das Wiederauftreten bestimmter Ereignisse erscheint dann als Struktur. Luhmann beschreibt den Unterschied von Strukturen und Prozessen in Bezug auf Ereignisse als die Differenz von Reversibilität und Irreversibilität auf dem Hintergrund eines irreversiblen Zeithorizonts (vgl. Luhmann 1980, S. 235 ff., und 1984, S. 73 f.).

Trotz dieser erheblichen Unruhe, die die Ereignishaftigkeit der Elemente mit sich bringt, können sich relativ stabile Systeme aufbauen. Diese Stabilität ist dynamisch, aber nicht statisch oder homöostatisch, wie viele Pioniere der Systemtheorie und der systemischen Familientherapie anfänglich glaubten (vgl. Jantsch 1979, S. 79; Dell 1982, S. 31; Hoffman 1982; Minuchin et al. 1981).

Die Dynamik ergibt sich zum einen aus der Temporalisierung der Elemente, zum anderen durch das Problem des Anschlusses kompatibler Elemente, wobei in sozialen Systemen noch die Möglichkeit der Negation zusätzlich Unsicherheit und Unruhe schafft. Man kann nicht davon ausgehen, dass sich temporalisierte Systeme von vornherein im Gleichgewicht befinden und nur vorübergehend von Störungen destabilisiert werden. Gleichwohl kann Gleichgewicht sich vorübergehend oder länger einstellen (vgl. von Foerster 1985, 1993). Systeme mit temporalisierter Komplexität kombinieren in der Zeitdimension Stabilität und Instabilität, in der Sachdimension Bestimmtheit und Unbestimmtheit, d. h., jedes Element ist durch seine momentane Aktualität bestimmt und gleichzeitig durch seinen nicht bekannten Anschlusswert unbestimmt. Dieses komplizierte Arrangement können nur hochkomplexe selbstreferenzielle Systeme gewährleisten. Deshalb sind sie in erhöhtem Umfang von Umweltinformationen abhängig, weil sie ständig anschließen müssen. Ihre innere Instabilität und Unruhe bezieht sich auch auf ihre Selbstreferenz, sodass das System über seine eigene Unruhe beunruhigt ist. Das kann zur Destabilisierung führen, und die Frage ist dann, ob es Schranken gibt, die das verhindern können. Dieser Gesichtspunkt verweist auf die Umwelt und auf andere Systeme in der Umwelt (vgl. Luhmann 1984, S. 80 f.).

Hier ist z. B. an die stationäre Behandlung zu denken, die einem unruhigen sozialen oder psychischen System einen stabilen Rahmen gibt.

3 Soziale Systeme

3.1 Einleitung

Wurden in der allgemeinen Systemtheorie die Gemeinsamkeiten verschiedener autopoietischer Systeme herausgearbeitet, so sollen nun die Besonderheiten sozialer Systeme dargestellt werden. Wie können soziale Systeme überhaupt entstehen? Worin liegt der Nutzen, soziale Systeme als eigenständige und als autopoietische Systeme zu beschreiben? Was sind die Strukturen sozialer Systeme? Diese und weitere Fragen werden im folgenden Kapitel geklärt.

Zunächst geht es jedoch um die Frage, wie ein soziales System überhaupt zustande kommt. Hier handelt es sich um den Kern des Soziologischen, nämlich: Wie entsteht Sozialität? An diesem Punkt haben zahlreiche Soziologen gearbeitet, diesen Punkt überspringen aber auch viele Theorien. Zunächst soll mit Parsons das Hauptproblem der sozialen Situation aufgezeigt werden.

3.2 Doppelte Kontingenz – Bedingung der Möglichkeit des sozialen Systems

Problem der Anschlussunfähigkeit

Der Begriff der doppelten Kontingenz stammt von dem großen amerikanischen Soziologen Talcott Parsons (vgl. Parsons u. Shils 1951) und bezeichnet folgenden Sachverhalt: Die Befriedigung der Bedürfnisse einer Person (Ego) ist abhängig (kontingent) von seiner Wahl unter möglichen Alternativen, und ebenso ist die Reaktion einer anderen Person (Alter) abhängig (kontingent) von Egos Wahl. Für Alter besteht natürlich die gleiche Situation. Wie soll man also handeln, wenn das Handeln sich auf jemand anderen bezieht, von dem man nicht weiß, wie er zu handeln gedenkt, weil er nicht weiß, wie der Andere handeln wird, weil auch er so oder anders handeln könnte? Dies klingt nach einem typisch soziologischen Problem, aber es ist auch der ärztliche und psychotherapeutische Alltag. Der Arzt weiß durch sein Lehrbuchwissen, durch seine Erfahrung und durch die Rechtsprechung, was bei einer bestimmten Diagnose getan werden muss, aber er weiß nicht, was ein ihm weitgehend unbekannter Patient von seinen Maßnahmen halten wird. Der Arzt weiß nicht, ob der Patient das diagnostische Prozedere mitmacht. Der Patient weiß nicht, welche Symptome er schildern soll, um seine Beschwerden dem Arzt bestmöglich verständlich zu machen. Wie kommen nun Arzt und Patient zusammen?

Parsons' Definition umreißt schon die Unmöglichkeit von Handlung: Denn wenn Ego sein Verhalten davon abhängig macht, wie Alter handelt, und Alter sein Verhalten an Ego anschließen will, kann kein gemeinsames Handeln zustande kommen. Dieser Zirkel lässt sich so nicht durchbrechen. Parsons versuchte, dieses Paradox der Anschlussunfähigkeit zu lösen, indem er auf gesellschaftliche Normen zurückgriff, an denen sich Personen aktuell orientieren. Gesellschaftliche Normen verlagern das Problem aber nur in die Vergangenheit. Damals musste das Problem der Anschlussunfähigkeit aber auch schon gelöst werden.

Beispiel

Geht heute ein Patient zum Arzt, fühlt sich der Arzt sogleich beauftragt, tätig zu werden. Er unterbreitet dem Patienten dann sein Therapiekonzept. Der Patient stimmt zu oder weist es zurück. Irgendwann ist diese Norm entstanden: Auftrag, Vorschlag, Zustimmung oder Ablehnung. Als in früheren Zeiten der Mediziner seine Universität verließ und das Armenhaus inspizierte, gab es noch keinen Auftrag an ihn. Er handelte aus Forschungsinteressen.

Problemlösung

Wie sieht die Problemlösung aus? Die Lösung des Problems kann in der Sach-, Sozial- und Zeitdimension erfolgen. Zwei Individuen können sich über Gegenstände ihrer Umwelt orientieren. Sie nehmen Dinge der Umwelt als Anlass, sich zu unterhalten oder ihr Verhalten zu koordinieren. Das Problem der Anschlussunfähigkeit wird hier in der Sachdimension gelöst (vgl. Maturana 1982; Maturana u. Varela 1987). Kommunizieren die Beteiligten direkt miteinander, z. B. durch die Frage »Wie geht es dir?«, so kann Anschlussfähigkeit direkt in der Sozialdimension entstehen. Eine weitere Möglichkeit, Bedingungen für gemeinsames Handeln herzustellen, ist zeitlich gegeben (Zeitdimension). Ego kann sich z. B. in seinem Verhalten zuerst festlegen und wartet ab, wie Alter reagiert. Damit ist die Entstehung eines sozialen Systems möglich gemacht. Alter kann aber auch irgendetwas Beliebiges als Egos Selbstfestlegung betrachten und so die Anschlussunfähigkeit überwinden und das Problem entparadoxieren. Dadurch kann ein soziales System durch alle möglichen Zufälle entstehen.

Doppelte Kontingenz weist darüber hinaus auf Wahlmöglichkeiten hin. Ego könnte dieses, aber auch anderes wählen. Der Kontingenzbegriff reflektiert die Möglichkeit des Andersseins in Hinblick auf aktuell Gegebenes.

Sinn

Sinn definiert Luhmann (1997, S. 44 ff.) tautologisch als ein Produkt der Operationen, die Sinn benutzen. Es gibt ihn nur durch die Operationen, die ihn bestimmen, weder vorher noch nachher, noch als Weltqualität. Sinn ist das für das psychische und soziale System selbst sichtbare Produkt des Reentry.

Der Begriff der doppelten Kontingenz hat die Sinnkategorie zur Voraussetzung. Auch Sinnlosigkeit wird als Abwesenheit von Sinn sinnvoll bemerkt. Doppelte Kontingenz ist dann auch nur möglich, wenn zwei mit Sinn operierende psychische System aufeinandertreffen und beide sich »als unendlich offene, in ihrem Grunde dem fremden Zugriff entzogene Möglichkeiten der Sinnbestimmung« (Luhmann 1984, S. 152) erleben und behandeln.

Emergente Ordnung

Die Teilnehmer der doppelt kontingenten Situation operieren als selbstreferenzielle Systeme. Die Umwelt erleben sie als außergewöhnlich komplex. Jeder macht, was er will. Niemand ist steuerbar. Jeder hat unendlich viele Optionen, sich zu verhalten. In den Versuchen, die Umwelt durch Handeln zu beeinflussen, machen sie die Erfahrung, dass andere Systeme in der Umwelt sich ebenfalls selbstreferenziell steuern und sich dem direkten Zugriff außer durch Zerstörung entziehen. Die überwältigende Komplexität kann gar nicht erfasst werden, und auch schon die limitiert zur Verfügung stehende Zeit gebietet, die Komplexität zu reduzieren.

Obwohl und weil die Personen sich nicht voll berechnen und kontrollieren können, sie füreinander letztlich undurchsichtig bleiben, bildet sich eine emergente Ordnung, die soziales System genannt wird. (Anmerkung: Emergenz ist die Lehre einer höheren Seinsstufe, die sich aus darunterliegenden aufbaut. Das Organ ist in Bezug auf die Zellen ein emergentes System.)

Soziale Systeme entstehen nur dadurch, dass die Situation der doppelten Kontingenz zunächst vorhanden ist und des Weiteren gelöst wird, indem sich die Teilnehmer in bestimmter Hinsicht festlegen. Im Geschäftsleben werden mündliche oder schriftliche Verträge geschlossen. Im Bereich der Psychotherapie werden Aufträge ausgehandelt, in denen vereinbart wird, was das Behandlungsziel ist. In diesem Moment ist nicht mehr alles möglich, aber im nächsten Moment ist schon wieder vieles möglich, sodass das System zerbrechen kann, falls keine erneuten Festlegungen folgen. Soziale Systeme haben durch die Lösung des Problems der doppelten Kontingenz nicht automatisch eine Bestandsgarantie.

3.3 Sozialdimension und soziale Systeme

Die Lösung des Problems der doppelten Kontingenz liegt in der Ausdifferenzierung der Sozialdimension und in der Etablierung sozialer Systeme. Der Kontingenzbegriff konzipiert zwei psychische Systeme mit ihren unterschiedlichen Sinnperspektiven und impliziert eine Sozialdimension »als Problem der Gleichsinnigkeit oder Diskrepanz der Auffassungsperspektiven. Es ist zugleich ein besonderer Anlass zur selektiven Akkordierung von Handlungen in Systemen, die sich von ihrer Umwelt unterscheiden können« (Luhmann 1984, S. 153).

Der Begriff der doppelten Kontingenz grenzt sich von so genannten Beziehungsmodellen bewusst ab, weil die Vorstellung einer symmetrischen Verklammerung zwischen Individuen die »Eigenselektivität der Perspektive und die Unerfassbarkeit des Gegenüber« (Luhmann 1984, S. 153 f.) nicht ausreichend wiedergeben. Klassische Beziehungmodelle (Symmetriemodelle) zerbrechen nicht nur an der Komplexität des Gegenübers, sondern ebenso an der systemintern selbstreferenziell gesteuerten Notwendigkeit der Komplexitätsreduktion.

Luhmann hält auch Theorien der Spiegelung von Beziehungen für unzureichend. Während sich wechselseitig spiegelnde Spiegel vergrößern, verkleinern und verzerren können und so eine individuelle Komponente in die Beziehung bringen, so erfasst der Zerrspiegel des einen nicht das Ausmaß der Verzerrung des Spiegels des anderen. Auch die selbstbezügliche Selektion wird nicht erfasst. Luhmann hält es für fragwürdig, Beziehung als Einheit zu denken, wenn eine Mehrheit selbstreferenzieller Systeme in Form von psychischen Systemen zusammengefasst werden soll. Eine Beziehung stellt eine Reduktion von Komplexität dar und sollte daher auch als etwas anderes begriffen werden.

Luhmann lehnt auch den Handlungsbegriff z. B. des symbolischen Interaktionismus ab. Die Handlung von Ego wird danach als kontingent gedacht, und Ego kann auch die Bedeutungen, die sein Gegenüber den Handlungen gibt, antizipieren. Die Theorie ist dann so gebaut, dass Ego Alter unterstellt, dass Alter die gleichen Bedeutungen wie Ego handhabt. Luhmann sieht hier die doppelte Kontingenz halbiert. Soziale Systeme werden vielmehr dadurch gebildet, »dass beide Partner doppelte Kontingenz erfahren und dass die Unbestimmtheit einer solchen Situation für beide Partner jeder Aktivität, die dann stattfindet, strukturbildende Bedeutung gibt« (Luhmann 1984, S. 154, seine Hervorhebungen). Die Partner des sozialen Systems können sich daher wechselseitig nie voll verstehen. Es geht nur noch um die Klärung der Frage, wie viel sie voneinander verstehen können müssen, um miteinander kommunizieren zu können. Das heißt mit dem Typus eines sozialen Systems (z. B. Familie, Therapiesetting, Organisation, Parlament) wechselt auch der Grad wechselseitiger Kenntnis, die dazu notwendig ist, das jeweilige soziale System zu reproduzieren. Das ist auch ein Ergebnis soziokultureller Entwicklung.

Das soziale System wird dadurch möglich, dass ein Teilnehmer sich für den anderen interessiert und sich vergewissern will, ob der andere seine Kommunikation annimmt oder ablehnt. Die Systembildung schränkt Möglichkeiten ein (strukturiert), sich nur im eigenen Verhalten abzusichern. Das Verhalten des anderen kommt immer als Ungewissheit hinzu, und diese Unsicherheit kann durch Systembildung (Strukturierung) kontrollierbarer werden. Im Sozialsystem wird Unsicherheit letztlich durch die Stabilisierung von Erwartungen reduziert. Die Undurchsichtigkeit des Gegenüber erzwingt die Konstitution von Begriffen, die Nichtbeobachtbares bezeichnen können, wie z. B. »Person«, »Intelligenz«, »Lernen«. Diese Begriffe erfassen keine falsche, sondern eine für soziale Systeme zugeschnittene und hantierbare Realität und konstituieren im sozialen System eine Transparenz bei aller Intransparenz der Teilnehmer. Diese letztlich bodenlose Transparenz ist relativ, denn es kann auch anders sein. Die Teilnehmer können sich nicht berechnen, und es wird ihnen »Freiheit« zugestanden. Verhalten ist nicht von Natur aus frei. Nahrungssuche ist erforderlich, will sich der Mensch am Leben erhalten. Verhalten ist nicht an sich unbestimmbar im Sinne von: offen für willkürliche Bestimmung. »Unbestimmbar wird das Verhalten anderer erst in der Situation der doppelten Kontingenz und speziell für den, der es vorauszusagen versucht, um eigene Verhaltensabstimmungen anhängen zu können« (Luhmann 1984, S. 171). Die Ausgestaltung der Freiheitsräume wird als Handlung erlebt.

Der Mensch und das soziale System

Das soziale System existiert nur, wenn die Situation der doppelten Kontingenz gelöst wurde. Schließen die Teilnehmer ihr Handeln nicht an, zerfällt es. Das Entstehen des sozialen Systems kann man analytisch auch so darstellen: Psychische Systeme unterscheiden sich in Systeme, die sie für sich selbst sind und in Systeme, die sie für andere sind. Die Träger sozialer Systeme sind somit nicht mehr als leibhaftige Menschen zu denken, sondern nur der Teil, mit dem sie sich auf andere beziehen, nämlich Kommunikationen, an die andere mit ihren Kommunikationen anschließen können, gehören zum oder bilden das soziale System.

Voraussetzung psychischer und sozialer Systeme sind natürlich Menschen. Psychische Systeme sind ohne Menschen nicht denkbar. Die Abstraktion vom konkreten Menschen hat aber den Vorteil, dass auch vergangene und ortsferne Kommunikationen wie Schrift, Gesetze, Internet, Fernsehen etc. ebenfalls als sozial steuernd berücksichtigt werden können. Die Autonomie der psychischen Systeme wird besonders gewürdigt. Sie werden in ihrer Individualität mehr gewürdigt, wenn sie als autonom handelnde begriffen werden. Sie gehen dann nicht mehr als Menschen in ein Sozialsystem ein, sondern nur mit dem Teil, mit dem sie sich auf andere beziehen.

Funktion von Kommunikation

Bezieht man die Erkenntnisse der allgemeinen Systemtheorie auf die Ausformulierung der Theorie sozialer Systeme, so kann eine Kommunikation als Element bezeichnet werden. Die Einbeziehung der Zeit in den Systembegriff definiert das Element als Ereignis. Die Funktion von Kommunikation besteht dann darin, Kontingenz zu konkretisieren und zu selegieren. Es ist dann nicht mehr jedes Verhalten möglich, sondern nur ein bestimmtes. Die Reduzierung von Kontingenz auf bestimmte Kommunikationen hin eröffnet gleichzeitig die Möglichkeit, weitere bestimmte Kommunikationen anzuschließen. Kommunikation wird somit zu einem Ereignis, das sich auf ein anderes bezieht. Kommunikation in Bezug auf eine andere Kommunikation wird somit zur Einheit. Diese Einheit als »bezogene

Kommunikation« oder als »Kommunikation in Relation« ist der Grundbaustein des sozialen Systems. (Weiter unten werden zwei Aspekte derselben Einheit, Kommunikation und Handlung, genauer vorgestellt.)

Diese Einheit ist instabil und zerfällt, wenn keine Anschlusskommunikation erfolgt. Erst die Anschlusskommunikation bestimmt die Kommunikation als einen Akt im sozialen System. Der Ruf in den Wald kann zwar als Kommunikation gemeint sein, aber wenn keiner zurückruft, entsteht auch kein soziales System.

Beispiel
Ein Radiologe steht allein im Zimmer vor seinem Lichtkasten und betrachtet ein Röntgenbild der Lunge. Ihm fällt eine Verschattung im Unterfeld der rechten Lunge auf. Er stellt laut fest: »Das ist eine Pneumonie!« Diese Handlungssequenz ist nur sein Tun, sie bezieht sich nur auf ihn selbst. Es sind Handlungen, die nicht im sozialen System stattfinden. Es wird erst eine Handlung im sozialen System, wenn andere daran anschließen können. Sie schließen an, indem sie sich auch vor den Lichtkasten stellen, um gemeinsam die Diagnose zu sichern, oder sie stellen sich gerade nicht vor den Lichtkasten, um die Beurteilung des Bildes dem Radiologen zu überlassen, der sich dann mündlich oder schriftlich äußert und seinen Bericht an andere schickt. Daran können andere ihr Handeln früher oder später anschließen. Wandert der Bericht in den Reißwolf, so war das Handeln lediglich privates Handeln.

Die Einheit der Kommunikation in Relation ist durch die Situation der doppelten Kontingenz entstanden. Die Einheit kann daher nicht nur auf den einen oder anderen Teilnehmer bezogen werden. Das Spezifische der sozialen Situation ist nicht ableitbar aus anderen Systemen oder auf eine Person reduzierbar. Das Problem der doppelten Kontingenz lässt sich nicht nur in der Sach- und Zeitdimension lösen, sondern auch in der Sozialdimension. Die Beteiligten setzen voraus, dass Kommunizieren und Handeln in Bezug auf jemand anderen ein anderes Kommunizieren und Handeln ist als privates Tun. Der Zirkel wird durchbrochen, indem das soziale System andere Systeme wie das psychische System des anderen in Anspruch nimmt. Das soziale System entfaltet sich parasitär durch Inanspruchnahme seiner Umwelt. Die Umwelt sozialer Systeme bilden psychische und andere soziale Systeme.

Wichtig: Die Umwelt des sozialen Systems sind weder Gebäude, noch Körper, noch irgendetwas Gegenständliches. Die Umwelt des sozialen Systems sind Kommunikationen und Handlungen anderer psychischer Systeme und anderer sozialer Systeme. Die Sachumwelt wie Gebäude oder Körper wird durch das psychische System wahrgenommen, und diese Wahrnehmung kann kommuniziert werden. Erst das Mitteilen dieser Wahrnehmung qualifiziert die Wahrnehmung von etwas zu einer Einheit des sozialen Systems. Das soziale System hat keinen Griff auf die Dinge außerhalb. Wird in einem sozialen System beschlossen, dass Gebäude abgerissen werden sollen, so muss ein psychisches System dies verstehen und intern so umsetzen, dass sein körperliches System, sein Organismus, ermuntert wird, den Hammer zu schwingen. Die Referenzsysteme müssen immer klar unterschieden werden.

Die Grenzen eines sozialen Systems werden nicht dadurch gebildet, dass bestimmte Teilnehmer dazugehören und bestimmte nicht. Was das Problem der doppelten Kontingenz löst, gehört zum System, alles andere ist Umwelt. Die Lösung des Problems konstituiert eine Systemgeschichte, die die Kommunikation unter den Beteiligten erleichtert. Wenn es darum geht, neue Themen, neue Personen, neue Kontingenzen zuzulassen, um die Grenzen des sozialen Systems zu erweitern, kann die Systemgeschichte das Zugestehen neuer Unsicherheiten erschweren, wobei die Folgen nicht absehbar sind. Ego legt sich fest, und Alter schließt an. Nicht mehr Beliebiges wird verhandelt, sondern Bestimmtes, an das angeschlossen werden kann. So schaffen sich Ego und Alter ihr System, so erzeugen sie ihre Realitäten mit Ansprüchen, Vorstellungen und Erwartungen. Unbestimmtheit und damit die Sicherheit, dass alles auch anders sein könnte, wird durch den Widerspruch in das soziale System geholt. Der Widerspruch dreht die Zeit nicht zurück, sondern lässt unbestimmt, wie die Anschlusskommunikationen aussehen.

Selbstreferenziell bestimmte Kommunikation

Der selbstreferenzielle Sachverhalt der Situation der doppelten Kontingenz und des daraus entstehenden sozialen Systems sieht folgendermaßen aus: Ego erlebt Alter als seinesgleichen, als alter Ego. Aus dieser Perspektive führt Egos Kommunikation/Handlung über Alter auf sich selbst zurück. Egos Kommunikationsbestimmung wird durch seine Antizipation in Bezug auf Alters Reaktion gewählt, schon bevor Alter Reaktionen zeigen kann. Damit bezieht sich die Kommunikation auf sich selbst. »Selbst« wird damit zu einem Kommunikationsarrangement, das seinen Sinn schon festgelegt hat. Als basale Einheit (bezogene Kommunikation) bezieht es sich aber auch auf ein alter Ego und verweist auf das soziale System. Mit der Selbstkontrolle der Kommunikation aus der Perspektive des alter Ego und der damit verbundenen Zuordnung zu einem sozialen System entsteht die Selbstreferenzialität der Kommunikationszusammenhänge, konstituiert sich die Selbstreferenz des sozialen Systems. Die Teilnehmer einer sozialen Situation können zwar dann noch autistisch handeln, jedoch nur noch als Demonstration. »Die Handlung wird selbst in Richtung auf Demonstration deformiert (ob man will oder nicht!)«, formuliert Luhmann (1984, S. 183), und innerhalb des sozialen Systems gewinnt dies einen bestimmten Stellenwert, löst Reaktionen aus, macht Geschichte und lässt den Akt selbst aus der Kontrolle geraten. Das Erlebnis, etwas so nicht gemeint zu haben, wie es von anderen verstanden worden ist, wird jedem Leser sicherlich vertraut sein. Die elementare Selbstreferenz wird Konstitutionsbedingung für die soziale Selbstreferenz und umgekehrt. Sie wird Element nur für das soziale System (Abb. 6).

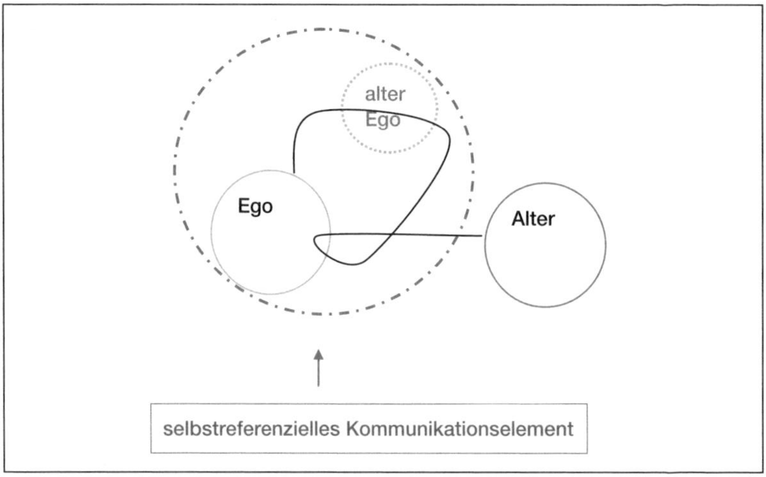

Abb. 6: Selbstreferenzielles Kommunikationselement

Systemdifferenzierung des sozialen Systems

Autopoietische Reproduktion beinhaltet nicht die Reproduktion immer gleicher Elemente, sondern lediglich von Elementen, an die angeschlossen werden kann. Die Reproduktion der Reproduktionsmöglichkeit ist lediglich als Einschränkung mitgedacht. Reproduktionsmöglichkeit im Kontext sozialer Systeme ist die Reproduktion der Situation der doppelten Kontingenz. Die Reproduktion von Anschlussfähigkeit beinhaltet auch die Möglichkeit, anders anzuschließen mit dem Effekt, dass ein neues System mit eigenen System-Umwelt-Differenzen entstehen kann. Wird anders angeschlossen, erhöht sich die Komplexität des Systems. Neue soziale Systeme entstehen durch Ausdifferenzierung. Zunächst werden aufgrund anderer Unterscheidungen andere Kommunikationen angeschlossen, durch diese andere Relationierung der Kommunikationen werden andere Einheiten gebildet. Dieses neu entstandene Unterscheiden und Bezeichnen mit neuen Einheiten kann sich dann als eigenständiges System ausgliedern oder sich als Subsystem im System platzieren. System und Subsystem können sich zeitlich auch neu dimensionieren. Die Systemdifferenzierung wird nicht vom Gesamtsystem gesteuert oder geplant, sie läuft autokatalytisch, selbstselektiv ab. Das Gesamtsystem gliedert sich auch nicht in Teile, es ermöglicht lediglich durch die eigene Ordnung die Selbstselektion des Subsystems. Allerdings muss das Gesamtsystem sich auf sein Subsystem beziehen, denn es entsteht im System für die anderen Subsysteme eine neue Umwelt. Subsystembildung beinhaltet die Etablierung eines Systems im System und eine Umweltdifferenzierung für andere Subsysteme des Systems. Subsystemdifferenzierte Systeme steigern ihre Differenzierungsschemata bzgl. der Umwelt und können so die Umwelt differenzierter beobachten (Beispiele in Bökmann 1987).

Prinzipiell sind viele Innendifferenzierungsformen denkbar, bei längerfristigen Systembildungen stellen sich jedoch immer wieder ähnliche Muster her, so vor allem die Differenzierung in gleiche Einheiten (Segmentierung: Bateson), Zentrum-/Peripherie-Aufteilungen, Differenzierung nach konform und abweichend, hierarchische Differenzierung und funktionale Differenzierung. Luhmann (1984, S. 261, sich auf Magoroh Maruyama 1963 beziehend) merkt dazu an, dass stabilere Differenzierungsformen sich wohl nur dort bilden, wo Systeme Prozesse der Abweichungsverstärkung (positives Feedback) handhaben und Renivellierungen verhindern können. Jede Differenzierungsform hat ihre eigenen Möglichkeiten und Grenzen.

Systemdifferenzierung führt einerseits zur Steigerung von Komplexität, denn das Gesamtsystem multipliziert sich selbst durch das Anschwellen der internen System-/Umwelt-Differenzen. Dies ist letztlich nur möglich, wenn mehr und verschiedenartigere Elemente reproduziert werden, und wenn die Relationierung unter verschärften Bedingungen stattfindet. Andererseits wird die Komplexität des Gesamtsystems reduziert, weil jedes Subsystem eigene Subsystem-/Umwelt-(Innensystemumwelt-)Differenzen handhabt und so das Gesamtsystem reproduziert. Das Subsystem ist auch von wichtigen Maßnahmen der Ressourcenbeschaffungen entlastet, weil sie vom Gesamtsystem durchgeführt werden.

Wird die ganze Gesellschaft als soziales System beschrieben, werden alle anderen gesellschaftlichen Systeme zu Subsystemen. Diese Subsysteme wie Wirtschaft, Politik, Medizin usw. erreichen eine gewisse Eigenständigkeit, sodass man nur noch von Systemen spricht, die ihrerseits wieder Subsysteme differenzieren oder Systeme ausgliedern (weiterführend Bauch 1996).

3.4 Kommunikation und Handlung

Die Konzeptualisierung sozialer Systeme als selbstreferenzielle autopoietische Systeme erfordert Elemente, die von den Systemteilnehmern selbst konstituiert werden. In temporalisierten Systemen erscheinen diese Elemente als Ereignisse, in sozialen Systemen dann als Kommunikationen. Analysiert man Kommunikationen genauer, so zeigen sich zwei Aspekte: Kommunikation und Handlung. Im Folgenden soll zunächst der Kommunikationsaspekt analysiert werden: Eine Kommunikation wird dadurch zu einem Ereignis eines sozialen Systems, wenn die Kommunizierenden bezüglich des Kommunikationsinhaltes den Eindruck gewonnen haben, sich zu verstehen. Zur Konstitution dieses Kommunikationsereignisses gehören – und dies ist ein wesentlicher Bestandteil der Definition – Körperverhalten wie Gesten, Ausdruck von Emotionen, Interpretationen, Sprache und andere sinnhafte Kommunikation, dazu gehören auch Rückfragen, um genau zu verstehen, was der andere meint. Das Kommunikationsereignis soll dann als abgeschlossen gelten, wenn der Adressat den Kommunikationsinhalt, den gemeinten Sinn verstanden hat. Der Adressat ist nun informiert. Er muss sich jetzt entscheiden, ob er die Information glaubt oder nicht glaubt und sie in sein weiteres Verhalten integriert. In gleicher Weise wird nun eine weitere Kommunikation konstituiert und angeschlossen.

Die Kommunikation besteht nach Luhmann genau betrachtet aus drei Selektionen: nämlich aus Information, Mitteilung und Verstehen. Diese drei Selektionen verschmelzen zu einem Akt. Die Information hat für den, der informiert wird, Neuigkeitswert. Nach der Information weiß er etwas, was er vorher nicht wusste. Der Informierende überträgt nichts, denn er gibt nichts ab, er verliert nichts. Die Information bleibt auch bei ihm, sie wird nur verdoppelt. Die zweite Selektion, die Mitteilung, vollzieht die Person, die etwas mitteilt. Der Mitteilende muss sich als jemand definieren, der das Recht hat, etwas mitzuteilen, er muss wagen, sich aufzudrängen, aber es bleibt seine Entscheidung. Er muss nicht mitteilen. Der Adressat muss eine Vorstellung haben, dass ihm etwas von jemanden mitgeteilt wird. Der Mitteilende kann aber auch mitteilen, dass er nichts mitteilt, also schweigt. Der Adressat kann Schweigen auch als eine Mitteilung auffassen. Nachdem der Adressat weiß, wer ihm etwas mitteilt, kommt das Verstehen als dritte Selektion zum Tragen.

Die Basiseinheit der Kommunikation wird somit durch mindestens zwei psychische Systeme aus drei Selektionen konstituiert und erhält dadurch seine emergente Form.

Soll eine Kommunikation dasselbe soziale System fortsetzen, muss sie sich auf die vorherige Kommunikation beziehen. Da nicht eindeutig ist, ob eine Kommunikation verstanden worden ist, ist es notwendig, während der Kommunikation einen Verstehenstest mitlaufen zu lassen. Dieser Test wird am deutlichsten in der Anschlusskommunikation. Weicht sie zu sehr von der erwarteten Anschlusskommunikation ab, so wird die Kommunikation selbst zum Thema im Sinne einer Metakommunikation.

Beispiel
Ich verstehe nicht, was du tust, obwohl wir genau besprochen haben, was zu unternehmen ist.

Spricht man von dem systemkonstituierenden Ereignis als Kommunikation, so wird das schwebende Verfahren betont, in dem die Zeit scheinbar reversibel gebannt ist, bis es zum Verständnis kommt. Wird das kommunikative Ereignis als kommunikative Handlung dargestellt, so zeigt sich der irreversible Zeitverlauf: Jemand hat etwas getan, das unwiderruflich festliegt. Diese Sichtweise ist notwendig, um eine Kommunikation als abgeschlossen zu betrachten und sie anschlussfähig für neue Kommunikationen zu machen. Ein Beobachter kann besser eine Handlung beobachten als die Kommunikation, der Akt ist konkreter als das schwebende Verfahren, das das soziale System konstituiert. Der Beobachter braucht nicht alles zu verstehen, aber er weiß, wer gehandelt hat. Das gilt auch für die Teilnehmer der Kommunikation. Sie kommunizieren nicht nur, sondern sie beobachten sich selbst und können durch Selbstbeobachtung sehen, wer handelt. Sie können durch eigenes kommunikatives Handeln die Kommunikation z. B. als abgeschlossene Handlung qualifizieren und beenden. Kommunikation wird durch den Handlungsaspekt zeitpunktfixiert. Das symmetrische Verhältnis des Kommunikationsprozesses wird durch Handlung asymmetriert und bekommt eine Richtung vom Mitteilenden zum Adressaten, die nun auch umgekehrt werden kann (vgl. Luhmann 1984, S. 227).

Die Differenz von Kommunikation und Handlung kann auch als Differenz der Konstitution der Kommunikationelemente und ihrer Beobachtung beschrieben werden. Der Handlungsaspekt dient der Simplifizierung des sozialen Systems, er reduziert Komplexität. Präzise formuliert heißt das: Soziale Systeme werden nicht aus Handlungen aufgebaut, sondern in Handlungen zerlegt. Diese Reduktion erleichtert das Anschlussverhalten im sozialen System. Was ein Kommunikationsereignis ist, wird erst durch die Relation zum nachfolgenden Kommunikationsereignis spezifiziert. Die Art des folgenden Ereignisses bestimmt das vorangehende. Soziale Systeme schreiten in der Rückschau voran.

Das soziale System wird auf der Ebene der Kommunikationsereignisse konstituiert. Diese Ebene kann nicht unterschritten werden. Natürlich wirken chemische, neurophysiologische und andere Prozesse mit, aber das soziale System bezieht sich nicht auf sie, sondern aggregiert sie und deutet sie für sich als Kommunikation, an die es ansetzen kann. Die physiologischen Prozesse wie z. B. der Sprechakt selbst können nur als Thema der Kommunikation im sozialen System vorkommen.

3.5 Erwartungen als Strukturen sozialer Systeme

Die Relationen der Elemente qualifizieren die Elemente. Werden die Relationen ihrerseits relationiert, erhält das System eine bestimmte innere Organisation, ein bestimmtes Muster, eine eigene Charakteristik. Die Relationierung von Relationen wird auf der Ebene der allgemeinen Systemtheorie Konditionierung genannt. Konditionierungen können so organisiert sein, dass sie das Wiedervorkommenn bestimmter Ereignisse bevorzugt ermöglichen, sodass negative Feedback-Schleifen entstehen, oder sie können solche Muster bilden, die vornehmlich neue Ereignisse im Sinne der Abweichungsverstärkung (positives Feedback) aneinanderketten. Relationierungsarrangements, die es ermöglichen, Ereignisse in der Zeit zu wiederholen, werden Strukturen genannt. Wie reproduziert sich nun ein Sozialsystem mit ständig vergehenden Einzelkommunikationen? Wie kann man ein soziales System als dasselbe wieder erkennen, wenn es möglich ist, dass schon eine neue Handlung eine vergangene in einem anderen Licht erscheinen lässt?

Um dasselbe soziale System in der Zeit zu kontinuieren, müssen die Teilnehmer zumindest ähnliche Kommunikationen und Handlungen konstituieren. Das impliziert, dass sie damit auch nur bestimmte Strukturen zulassen können. Gerade der Charakter der Zeitlichkeit der Kommunikationen birgt aber immer ein Moment der Überraschung und der Unsicherheit in Bezug auf die weiteren zu konstituierenden Kommunikationen in sich. Die Teilnehmer des sozialen Systems müssen ständig über Anschluss und Ausschluss weiterer Kommunikationen entscheiden. Dies bedeutet einerseits mehr Freiheit hinsichtlich der Entwicklung des Systems, andererseits aber Unsicherheit über seine weitere Existenz. Werden nun Strukturen gebildet, sind nicht mehr alle Kommunikationen als systemzugehörig qualifiziert, sondern nur solche, die ein bestimmtes System reproduzieren. Unsicherheiten können so durch Freiheitsabstriche mittels Strukturbildung reduziert werden. Das kann ein soziales System stabilisieren. Werden aber zu viele Kommunikationen und Handlungen durch zu viel Strukturbildung ausgeschlossen, kann das Sozialsystem unter Umständen nicht adäquat auf sich selbst und auf die Umwelt reagieren, Ordnungen werden dann kontraproduktiv und das Sozialsystem gefährdet seine Existenz (vgl. Luhmann 1984, S. 390 f.). In der systemischen Familientherapie werden hier z. B. rigide, überdeterminierte Familienmuster von losgelösten, atomisierten Familienmustern unterschieden.

Was soll nun als Struktur sozialer Systeme bezeichnet werden? Luhmann (1984, S. 362 ff.) identifiziert Erwartungen als Strukturen sozialer Systeme.

Der Erwartungsbegriff wurde in den Sozialwissenschaften durch den Rollenbegriff bekannt. Luhmann beschreibt die Erwartung als die einfachste Form, in der ein soziales System, aber auch ein psychisches System sich seiner Umwelt aussetzen und anfangen kann, Differenzen nach dem Schema zu bilden: Erfüllung oder Enttäuschung der Erwartung. Was erwartet wurde, wird oft erst nach der Nichterfüllung bewusst. Auch die Situation der doppelten Kontingenz kann erst dann zustande kommen, wenn die Partner irgendetwas voneinander erwarten. Erwartungen können gebildet werden, ohne die Welt zu kennen. Sie wird so erfahrbar. Watzlawick würde sagen, man kann nicht nicht erwarten. Der Erwartungsbegriff umfasst alle Begriffe wie Bedürfnis, Trieb, Interesse, Anspruch etc. Psychische Systeme können Erwartungen an sich selbst, aber auch an andere haben. Soziale Systeme können ebenfalls Erwartungen an sich selbst und an andere Systeme stellen. Das Gesundheitssystem kann z. B. selbst eine qualitativ hochwertige Krankenversorgung bereitstellen wollen und von anderen Systemen die Finanzierung, den wissenschaftlichen Fortschritt und einen effektiven Arbeitseinsatz von Mitarbeitern erwarten.

Die Differenzierung der Erwartungshaltung ist geschichtlich und sozial mitbedingt. Je mehr Differenzen gebildet werden, desto komplexer, nuancierter und bestimmter werden Erwartungen. Während Kommunikationen und Handlungen vorübergehende Ereignisse darstellen, zeichnen sich Erwartungen dadurch aus, dass sie über längere Zeit hinweg festgehalten werden können. Strukturen können auch als Resultate vergangener Kommunikationen und Handlungen aufgefasst werden, die wiederholt, konfirmiert und kondensiert wurden, da sie sich im jeweilig vergangenem Kontext bewährt hatten. Soziale Strukturen lassen sich somit als Erwartungsstrukturen beschreiben (zur Organisationstheorie siehe Luhmann 2000 und Simon 2007).

Erwartungsenttäuschungen

Erwartungen schränken Möglichkeitsspielräume ein. Die Erwartung zeigt so einen Verdichtungsgewinn. Abweichungen von der Erwartung zeigen sich als Störung, und man braucht die Gründe der Störung nicht zu kennen. Sie können standardisiert als Erwartungsenttäuschung verbucht werden. Man kann dann auf die Enttäuschung entweder durch Anpassung der Erwartung an die Enttäuschung (Lernen) reagieren, oder man hält an der Erwartung fest und erwartet erwartungsgemäßes Verhalten (Norm) (Luhmann 1984, S. 397). Die Differenz von kognitiv Erwartbarem und normativ Erwartbarem etabliert Wissenschaft (Lernen) und Recht (Norm). Sie spaltet die Beobachter in ein Gruppe, die abweichendes Verhalten verstehen und psycho- und soziotherapieren wollen im Sinne von Lernen, und in eine Gruppe, die abweichendes Verhalten sanktioniert sehen wollen.

Erwartungserwartungen

Erwartungserwartungen bilden sich, wenn Erwartungen ihrerseits erwartet werden können (doppelte Kontingenz der Erwartung). Dann kann Erwartung ein soziales Feld ordnen. Die bloße Erwartung, dass es regnen möge, erzeugt kein soziales System. Durch Erwartungserwartungen entsteht Selbstkontrolle, d. h., die Teilnehmer erwarten von sich selbst, bestimmte Erwartungen an andere zu haben. Erwartungserwartungen sichern den Fortbestand des Systems. Sie schließen Vieles aus, machen Weniges wahrscheinlich und erleichtern so das Anschließen. Gleichzeitig erhöht sich aber auch die Unsicherheit des Fortbestandes, weil möglicherweise das ausgeschlossen wurde, woran die Sozialpartner anschließen wollten. Unsicherheit des Erwartens wird nicht einfach durch Sicherheit ersetzt. Mit höherem Grad an Unwahrscheinlichkeit des Eintretens eines Ereignisses in Form von Kommunikationen wird Bestimmtes möglich, anderes nicht und in Bezug darauf können Erwartungen mehr oder weniger sicher sein. Strukturbildung geht mit der Notwendigkeit einher, sich gleichzeitig auf Sicheres und Unsicheres einzulassen. Schon in die Formulierung der Erwartung gehen Momente der Risikoabwehr ein. Die Erwartungserfüllung wird wahrscheinlicher gemacht, indem die Erwartung nur so weit präzisiert wird, wie es für die Sicherung von Anschlussverhalten unerlässlich ist. Die Unsicherheit des Eintreffens von Erwartungen kann verringert werden, wenn die Erwartungen weniger genau festgelegt werden, eine Ambiguisierung des Erwartens stattfindet. Dies ist eines der zentralen Prinzipien der Psychotherapie. Die Erwartung kann aber auch so aufbereitet werden, dass Anschlussverhalten in Form von Entscheidung, die Erwartung zu erfüllen oder nicht zu erfüllen, also in einfacher Form ermöglicht wird. So zeigt sich die Evolution sozialer Systeme als Einarbeiten von Sicherheiten in Unsicherheiten und von Unsicherheiten in Sicherheiten, das Einbauen genauerer Erwartungen in diffusere Erwartungen und umgekehrt ohne Sicherheit des Gelingens (Luhmann

1984, S. 413 ff.).

Erwartungen flexibilisieren das komplexe soziale System erneut: Durch die Äußerung einer Erwartung wird zwar irreversibel gehandelt, aber eine geäußerte Erwartung ist nur eine vorgezogene Festlegung und kann bis zum erwarteten Ereignis zurückgenommen werden. Somit emanzipieren sich Systeme mit Erwartungsstrukturen in Bezug auf ihre Interaktionen zeitlich von ihrer Umwelt.

Struktursicherungsmittel

Die Unsicherheit des Eintretens von Erwartungen soll durch Struktursicherungsmittel kompensiert werden. Diese Mittel wurden früher in Ding- und Eigenschaftsmetaphern identifiziert, die sich heute als zunehmend unzuverlässig oder als zu ungenau erweisen. Menschliches Verhalten ist vielfältiger und komplexer geworden und an den ganzen Menschen gerichtete Verhaltenserwartungen sind von diesem kaum noch erfüllbar. Daher werden nur noch Teilbereiche menschlicher Verhaltensmöglichkeiten mit dem Versuch erfasst, in ihnen relativ zeitstabile Erwartungshaltungen mit Erfüllungssicherheit zu identifizieren. Diese Teilbereiche werden unterschiedlich abstrakt als Personen, Rollen, (Verhaltens-)Programme und Werte konzipiert.

Personen werden in sozialen Systemen nicht als Menschen oder psychische Systeme gedacht, sondern eine Person ist jemand, die ganz bestimmte nur an sie gerichtete Verhaltenserwartungen erfüllen kann. Eine Person kann mithilfe seines psychischen Systems und seines Körpers bestimmte Erwartungen an sich ziehen und binden. Sie kann diese Erwartungsbindung für sich selbst im Sinne einer Selbsterwartung festlegen. Sie kann sich aber auch so festlegen, um Fremderwartungen an sich zu binden. In sozialen Systemen hat man eben mit Personen als Erwartungskollagen zu tun. Mehr ist nicht möglich, auch wenn ein Beobachter meint, mehr beobachten und erleben zu können. Luhmann weist explizit darauf hin, »dass von der Person keine sicheren Erkenntniswege in die Tiefe des psychischen Systems führen, sondern dass alle Versuche, sich nicht mit der Person zu begnügen, sondern einen anderen wirklich kennen zu lernen, im Bodenlosen des immer auch anders Möglichen versinken« (1984, S. 430).

Der Rollenbegriff ist eine noch abstraktere Fassung des Personbegriffs. Rollen erfassen nur noch einen Ausschnitt an Verhaltensweisen eines Menschen. Diese Verhaltensweisen sind spezifischer, aber auch allgemeiner. Es werden bestimmte Fähigkeiten erwartet, z. B. Psychotherapie als Psychotherapeut zu erbringen oder Krankheiten als Patient zu präsentieren, aber diese Fähigkeiten können von vielen Personen erbracht werden. Die Verhaltenserwartung einer Person als auch einer Rolle stehen in einem Wechselverhältnis: Personen können durch ihre Rolle geprägt sein, z. B. kann eine verständnisvolle Krankenschwester auch für ihre Mieterhöhung viel Verständnis zeigen. Eine konfuse Person kann als Leiter konfus führen. Die Rollenausübung bekommt einen persönlichen Stil. Die Differenz von Person und Rolle ändert die Umwelt der psychischen Systeme. Sie können sich als Person identifizieren und eine Rolle oder verschiedene Rollen ausüben und dabei unter Rollenstress geraten. Differenzerleben kann so zum Diskrepanzerleben führen (vgl. Luhmann 1984, S. 432).

Gibt man die Begrenzung von Verhaltensmöglichkeiten auf, die an einzelne Personen und deren Rollen gebunden sind und fokussiert auf Erwartungsordnungen, so erhält man Verhaltensprogramme. Verhaltensprogramme sind Bedingungskomplexe, die die Richtigkeit eines Verhaltens definieren. Programme kommen zum Zuge, wenn bestimmte Ergebnisse erzielt werden sollen, wobei man sich nicht mehr auf Einzelpersonen und deren Fähigkeiten verlässt. Programme sind vorgegeben, aber auch änderbar. Jeder, der an Programmen teilnimmt, braucht nur noch einen Teilbeitrag zu leisten, der leicht auch durch jemand anderes erbracht werden kann. Programme finden sich in der Medizin z. B. bei chirurgischen Operationen oder bei der so genannten Routinediagnostik (Anamnese, körperliche Untersuchung, Blutabnahme, EKG, Röntgen).

Die abstrakteste Ebene der Erwartungsfestlegung ist die Wertebene. »Werte sind bewusste oder unbewusste Vorstellungen des Gewünschten, die sich in Präferenzen bei der Wahl zwischen Handlungsalternativen niederschlagen« (Friedrichs 1968, S. 113). Auf der Wertebene muss man – so Luhmann (1984, S. 433 f.) – auch noch auf Richtigkeitsfeststellungen für bestimmtes Handeln verzichten. Werte seien allgemeine, einzeln symbolisierte Gesichtspunkte des Vorziehens von Zuständen und Ereignissen. Auch Handeln könne so bewertet werden – zum Beispiel als gerecht oder friedensfördernd, als Ausdruck von Hilfsbereitschaft oder Hass. Da sich alles Handeln unter positiven oder negativen Wertgesichtspunkten einordnen lasse, folge aus der Wertung auch nichts für die Richtigkeit des Handelns. Dazu benötige man eine logische Rangordnung der Werte, wie z. B. dass Friedenserhaltung wichtiger sei als Freiheitserhaltung und diese wichtiger als Kultur und diese wichtiger als Profit, wobei der Profit dann nicht wieder wichtiger als die Freiheit sein könne. Werte dienten dann im Kommunikationsprozess als Sonde, mit der man prüfen könne, ob konkrete Erwartungen erfüllt würden. Wertegemeinschaften bilden sich, um die Wertränge nicht allzu opportunistisch zu handhaben.

Als weiteres Struktursicherungsmittel, die Enttäuschungen auffangen helfen können, dienen Verhaltensinterpretationen, die im kognitiven Bereich angelegt sind. Wird eine Erwartung enttäuscht, so wird diese Enttäuschung als Nichtwissen eingestuft. Wird aber diese Unkenntnis nicht akzeptiert, so erkennt man abweichendes Verhalten.

Ebenso kann Latenz als Struktursicherungsmittel dienen. Der weiter oben dargestellte Latenzbegriff unterschied eine strukturelle und eine operative Latenz. Die strukturelle Latenz ist das Nicht-sehen-Können auf der Ebene der Beobachtung erster Ordnung, weil die Unterscheidung nur das Eine und nicht das Andere des unmarkierten Raums bezeichnet. Die operative Latenz ist der blinde Fleck der Unterscheidung, der nur durch die Beobachtung zweiter Ordnung gesehen werden. Latenz als Struktursicherungsmittel bezeichnet die Funktion der Latenz, nämlich Strukturen zu schützen, Erwartungen zu sichern. Latenz bezieht sich dann auf Strukturen, die von den Beteiligten deshalb nicht erkannt werden können, weil sie selbst eine systemerhaltende Funktion haben. Luhmann (1984, S. 458 ff.) unterscheidet Bewusstseinslatenz psychischer Systeme und Kommunikationslatenz sozialer Systeme. Kommunikationslatenz heißt dann, dass bestimmte Themen fehlen, die Kommunikation ermöglichen und steuern. Es liegen Tabus vor. »Wenn Strukturen Latenzschutz benötigen, heißt dies dann nicht, dass Bewusstheit bzw. Kommunikation unmöglich wäre; sondern es heißt nur, dass Bewusstheit bzw. Kommunikation Strukturen zerstören bzw. erhebliche Umstrukturierungen auslösen würde, und dass diese Aussicht Latenz erhält, also Bewusstheit bzw. Kommunikation blockiert.« (Luhmann 1984, S. 459) Interessant wird dieser Sachverhalt dadurch, dass das Bewusstsein soziale Latenzen (Tabus) und umgekehrt das soziale System psychische Latenzen postulieren und ansprechen kann.

Dies geschieht besonders häufig in therapeutischen und beratenden Systemen. Einige Psychotherapierichtungen begründen und rechtfertigen ihre Existenz durch aufdeckende Psychotherapiearbeit. Bewusstseinslatenzen werden vom Individualtherapeuten angesprochen, Familiengeheimnisse und familiäre Tabus vom Familientherapeuten gelüftet.

Wiedereinführung von Erwartungsunsicherheit

Erwartungsunsicherheit wird in das System in Form von Widersprüchen wiedereingeführt. Jede Kommunikation kann abgelehnt werden. Auf einen als Widerspruch erfahrenen Sachverhalt wird anders reagiert, und solange reagiert wird, kontinuiert das System. In autopoietischen Systemen liegt darin die Funktion von Widersprüchen. Nicht nur angepasste oder innovative Anschlüsse reproduzieren das System, sondern auch Widersprüche (vgl. Luhmann 1984, S. 492 ff.). Sie generieren allerdings eine andere Form von Anschlussoperationen.

Der Widerspruch hat aus der Beobachterperspektive eine Doppelfunktion: Er stoppt die Beobachtung, weil der Beobachter eine Unterscheidung nicht mit wechselseitig ausschließenden Bezeichnungen durchführen kann, gleichzeitig löst er ein Tun aus. Der Widerspruch zwingt zum Wechsel von einer Beobachterposition in eine Position des Handelns und Kommunizierens. Er führt auf die Ebene der Anschlussoperationen des autopoietischen Systems zurück. Das Beobachten wird gestoppt, etwas muss getan werden und sei es nur, etwas anderes zu beobachten. Widersprüche blockieren weitere Beobachtungen, die nicht mehr als sinnvoll erkannt werden können, und sie lösen Operationen aus, die speziell dann noch angemessen sind.

Der Widerspruch entzieht den Einzeloperationen des Systems, die als Elemente der basalen Selbstreferenz konstituiert wurden, den Bestimmtheitsgewinn, indem er anders anknüpft. Wie kommt es dazu? In sozialen Systemen werden die basalen Einheiten aus Egos, Kommunikationen und Handlungen gebildet, die sich an Altererwartungen orientieren und als alter Ego die basale Einheit zur Anschlussfähigkeit formen. Sie sind durch den Bezug auf jemanden, der widersprechen kann, paradox konstituiert.

Beispiel

Wollen Sie Ihrer Frau verzeihen? Nein!

Entparadoxiert wird durch die Anschlusseinheit, womit Systembildung einhergeht. Entparadoxiert wird nur, weil Ego die basale Einheit, die unter Berücksichtigung der möglichen Ansprüche von Alter als alter Ego zustande kam, so eingeschätzt hat, dass Alter tatsächlich anschließen konnte:

Wollen Sie Ihrer Frau unter der Bedingung verzeihen, dass sie versucht, Folgendes ...? Ja!

Der Widerspruch wird aus Materialien konstituiert, die auch widerspruchsfrei als Einheit im System fungieren können. Widersprüche entstehen erst dadurch, dass bestimmte Erwartungen bestimmte sich widersprechende Einheiten zusammenziehen. Diese Einheitszumutung konstituiert den Widerspruch. Welche Erwartungsbildungen steuern diese Einheitskonstruktion? Soziale Systeme konstituieren diese Einheiten durch die Kommunikation von sich widersprechenden Kommunikationen, also durch Kommunikation von Ablehnung. Die Auswahl der Kommunikationen, die sich widersprechend aufeinander beziehen und Elemente als Einheiten bilden, erzeugen den Widerspruch. Dies vollzieht sich sprachlich z. B. als ein »Nein« und auf der Mitteilungsebene durch Auseinanderfallen von Form und Inhalt der Kommunikation, wie z. B. beim Doublebind: Die Mutter ruft das Kind zu sich und wendet sich ab.

Widersprüche destabilisieren die Erwartungssicherheiten eines Systems durch die Unvereinbarkeit entgegengesetzter Erwartungen. Aber es wird noch nicht das System aufgelöst, sondern die Erwartungsgewissheit. Das System muss sich nun nicht mehr mit verschiedenen Anschlüssen beschäftigen, sondern mit der eigenen Reproduktionsgrundlage. Widersprüche sprengen Strukturen und setzen sich einen Moment an ihre Stelle, ermöglichen Anschlusshandeln, obwohl ungewiss ist, welche Erwartungen gelten. Widersprüche können in ein System eingebaut werden, weil es die Differenz von Selbstreproduktion und Struktur gibt, die Differenz von Kommunikation und Erwartung. Solange Widersprüche als Elemente der autopoietischen Reproduktion fungieren, ist das System noch nicht zerfallen. Sie haben so die Funktion einer Alarmeinrichtung, die darauf hinweist, dass die Erwartungsunsicherheiten so geartet sind, dass etwas geschehen muss, soll die autopoietische Reproduktion nicht gefährdet werden. Widersprüche sind eine Art

Immunsystem im System, die die Autopoiesis auf Kosten der Erwartungen schützt.

3.6 Konfliktsysteme

Die Handhabung von Widersprüchen im System, der Umgang mit Widerspruchselementen oder die Perpetuierung von Streit, gewährleisten die Autopoiesis, verunsichern aber die Erwartungen und führen zu Konfliktsystemen (vgl. Luhmann 1984, S. 532 ff.). Das Kommunizieren von Widersprüchen lässt Kommunikationen nicht beenden, sondern die Kommunikationen werden in andere Bahnen gelenkt. Konfliktsysteme sind keine Subsysteme, sondern sie entwickeln sich im System. Die Basis ist ebenfalls die Situation der doppelten Kontingenz und zwar eine »Negativversion«. »Ich tue nicht, was du möchtest, wenn du nicht tust, was ich möchte (...). Ego betrachtet (zunächst in Grenzen, dann allgemein) das, was Alter schadet, eben deshalb als eigenen Nutzen, weil er annimmt, dass Alter das, was Ego schadet, als eigenen Nutzen ansieht. Entsprechendes gilt für Alter. (...) Ego nimmt an, dass Alter (als alter Ego) das Konfliktmuster schon praktiziert (wie immer vorsichtig, verdeckt, begrenzt) und zieht daraus für sich die Konsequenzen. Alter beobachtet dies und zieht für sich daraus die Konsequenzen. Ein Konflikt kann deshalb objektiv fast anlasslos entstehen« (Luhmann 1984, S. 531 f.). Konflikte sind soziale Systeme, die alles Handeln im Kontext einer Gegnerschaft interpretieren und einen starken Integrationssog mit sich bringen. Die Gegnerschaft wird zu einem Integrationsfaktor ersten Ranges; denn noch so verschiedene Handlungen können unter dem Gesichtspunkt der negativen doppelten Kontingenz zusammengebracht werden. Somit erreicht das System eine enorm hohe Interdependenz. Die destruktive Kraft des Konflikts liegt nicht in den Schäden, die die Beteiligten sich zufügen, sondern im Verhältnis zu dem System, in dem er begonnen wurde. Konfliktsysteme sind nicht symbiotisch, sondern parasitär angelegt, und fast alle Aufmerksamkeit und Ressourcen des gastgebenden Systems werden aufgebraucht. Konflikte haben eine hohe Bindungswirkung bzgl. der Gegnerschaft und der sich solidarisierenden Parteien. Dies ist besonders nach Beilegung eines Konfliktes spürsam. Luhmann (1984, S. 533): »Wer seinen Feind verliert, wird dann eine eigentümliche Leere fühlen; ihm fehlen die Handlungsmotive, auf die er sich selbst verpflichtet hatte. (...) Es gibt wenig andere Möglichkeiten im Bereich sozialer Systeme, die Einheit von Generalisierung und Handlungsverpflichtung mit starker Beteiligung innerer Motive so weit zu treiben.«

Die hohen Interdependenzen des Konfliktsystems führen strukturell in der Regel zur Reduktion auf eine Zweiergegnerschaft, bzw. zu einer Koalitionsbildung, wenn mehr als zwei Parteien involviert sind (s. dazu Haley 1977). Konflikte können nach dem Entstehen wieder verschwinden oder erschlaffen. Manche Konflikte dauern an und entwickeln Konfliktkarrieren. Die Handlungselemente dieser Konflikte müssen dann so konstituiert sein, dass andere Systeme sie ebenfalls als Elemente benutzen können und so Einzelkonflikten Karrieren in Familien, sozialen Gruppen und Arbeitsorganisatioen ermöglichen. Sie entwickeln Gesellschaftskarrieren, die durch bestimmte Institutionen und Terminologien unterstützt werden. Die Konzeption der Konfliktsysteme als autopoietische Systeme lässt eine Fortsetzung eher als eine Beendigung erwarten. Möglicherweise können Systeme in der Umwelt von Konfliktsystemen, wie psychische Systeme, Beratungs- und Therapiesysteme oder Rechtssysteme eher den Konflikt beenden als das Konfliktsystem selbst. Von daher ist nicht nur die Konfliktlösung, sondern auch die Konditionierbarkeit von Konflikten (Konfliktregulierung) zu beachten.

Konfliktkarrieren ergeben sich eher, wenn Reproduktionschancen des Konfliktes gegeben sind. Hat man keine Aussichten, Ablehnungen durchzuhalten, wird man sie nicht unbedingt riskieren. Wenn das zutrifft, sind die Bedingungen der Reproduktion und Konsolidierung von Konflikten zu beleuchten. Luhmann (1984, S. 539 f.) unterscheidet zwei Formen, die Konfliktsysteme konditionieren.

- Erstens: Beschränkung der zu verwendenden Mittel:
  - Verbot physischer Gewalt, Verbot von Erpressung, Hierarchiebildung: nur der Höhergestellte darf ablehnen, ohne dass ein Konflikt folgt.
- Zweitens: Erhöhung der Unsicherheit des konflikthaften Anschließens:
  - Die Unsicherheit der Konfliktfortführung wird erhöht, indem unparteiische Dritte in das Konfliktsystem einbezogen werden. Das Konfliktsystem wird dadurch zunächst desintegriert, die soziale Regression auf nur zwei Parteien wird rückgängig gemacht. Der Beitrag von Dritten ist zunächst disponibel.

> Durch sie wird Erwartungsunsicherheit wieder in das Konfliktsystem gebracht, und so werden neue Strukturbildungsmöglichkeiten, neue Kontingenzen und neue Selektionschancen wieder eröffnet. Gleichzeitig werden die innere Komplexität des Systems und auch seine Verhaltensschwierigkeiten erhöht.

Durch Einschränkung der Mittel steigt die Bereitschaft, Konflikte einzugehen, da man nicht gleich erschlagen wird, und der Konflikt wird perpetuiert, sodass immer neue Strategien gegen den Konfliktpartner entwickelt werden können. Die Beteiligung Dritter verkompliziert das Arrangement. Die Gegner können versuchen, sie auf die eigene Seite zu ziehen. Dritte können sich aber auch noch eine Zeit lang bedeckt halten, um ihre Position zu stärken. Die Einbeziehung Dritter eröffnet aber auch die Chance, dass eine Konfliktpartei sich zurückziehen kann, ohne das Gesicht zu verlieren. Die Beteiligung Dritter ist somit zu einer der wichtigsten Formen der Konfliktregulierung geworden. Kurz: Mittelbegrenzung und Erhöhung der Unsicherheit durch Dritte sind verschiedene sich ergänzende Möglichkeiten, Konfliktsysteme unter Zusatzbedingungen zu stellen. Beides, das Starten von Widersprüchen und Konflikten und das Ablehnen von Zumutungen, wird dadurch leichter, dies vor allem, wenn Dritte keine Chance haben, ihre Einbeziehung abzulehnen, weil sie professionsmäßig damit beauftragt sind. Widersprüche werden kommunikabler.

Die therapeutische Arbeit mit Patienten und Familien, die sich in einem chronischen Konflikt befinden, zeigt oftmals, dass zerstrittene Parteien die Klinik oder den einzelnen Therapeuten als Dritten nutzen. Die Parteien versuchen mit den subtilsten Mitteln den Therapeuten auf ihre Seite zu ziehen. Selvini Palazzoli et al. (1981) empfehlen dem Therapeuten daher auch strikte Neutralität. Gespräche mit Angehörigen können sich deshalb auch schwierig gestalten, weil sie den Patienten in Koalition mit den Behandlern sehen. Es ist daher hilfreich, schon zu Beginn eines Gespräches diese mögliche Befürchtung zu thematisieren. Allen Beteiligten sollte verdeutlicht werden, inwieweit der Behandler Verständnis für den Patienten hat und wozu die Hilfe der Angehörigen für die weitere Therapie nützlich sein kann. Dieses Vorgehen erleichtert die Arbeit erheblich.

Bevor diese Überlegungen des Konfliktsystems zur Erklärung von Beratungen, Supervisionen oder betriebliches Coaching herangezogen werden, sollten noch Organisationstheorien rezipiert werden, weil durch soziale Organisationen (Institute, Firmen, Verwaltungen) soziale Systeme unter besondere Bedingungen gestellt werden.

4 Bewusstseinssysteme

4.1 Die Anwendung der allgemeinen Theorie selbstreferenzieller Systeme auf das Bewusstseinssystem

Die allgemeine Theorie selbstreferenzieller Systeme wird im Folgenden für Bewusstseinssysteme spezifiziert. Es müssen also basale Einheiten gefunden werden, die das System selbst konstituieren kann und durch die es sich aufbaut, um sich als autopoietisches System zu reproduzieren. Da das Bewusstseinssystem in der Zeit operiert, müssen die basalen Einheiten so gebaut werden, dass sie ebenfalls eine Zeitstruktur verwirklichen, also Ereignischarakter besitzen. Weiterhin erfordert der Fortbestand eines Systems das Anschließen an diese Ereignisse, wodurch die Art der Ereignisse, die dann noch möglich sind, eingeschränkt wird. Die Ereignisse müssen vom selben Typus sein, weil nur so ein identisches System reproduziert werden kann. Es ist erforderlich, dass die Ereignisse variabel seien, um eine Veränderung des Systems zu ermöglichen. Da autopoietische Systeme geschlossene Systeme sind und deshalb von außen nicht instruierbar sind außer durch Zerstörung, entwickelt das System eine eigene Weise, aus der Umwelt systemrelevante Informationen zu gewinnen. Bewusstseinssysteme unterscheiden sich von biologischen und sozialen Systemen ebenfalls durch eine eigene Operationsweise und durch eine eigene Einheitsbildung.

4.2 Basale Selbstreferenz

Wie sieht nun die eigene Einheitsbildung des Bewusstseinssystems aus? Was kann als seine basale Einheit gelten? Was kann als Letztelement fungieren? Luhmann identifiziert als Letztelemente Selektionen, die im System selbst als Selektionen behandelt werden können. Voraussetzung der Selektionsbildung sind Systeme, die mit Sinn operieren wie soziale Systeme und psychische Systeme. Während dem sozialen System einzelne Kommunikationen als Letztelemente dienen, die sinnhaft selegiert werden, soll dieser Platz in Bewusstseinssystemen den Gedanken zugeordnet werden (vgl. Luhmann 1995, S. 60). Der Begriff Gedanken erfasst alle Gedanken, die kommen und gehen, die sich beim Dösen oder bei der intellektuellen

Anstrengung einstellen. Die Gedankenereignisse reproduzieren sich selbst. Die Gedanken transformieren sich von einem Gedanken zum nächsten. Dieses stellt die grundlegende Operation des Systems dar. Autopoiesis bedeutet dann, dass das System seine eigenen Operationen selbst erzeugt und von einem Gedanken zum nächsten kommt, indem Gedanken Gedanken erzeugen, obwohl jeder Gedanke ein anderer ist. Der Gedanke ist die nicht auflösbare Einheit.

Will man beschreiben, woraus ein Gedanke besteht, so befindet man sich im Referenzbereich eines anderen Systems. Soweit wir heute wissen, stehen Gedanken in Verbindung mit neuronaler Aktivität, die ihrerseits durch Neurone und ihre Verbindungen zustande kommt. Wir wissen, dass zahlreiche Neuronenkomplexe und unterschiedliche Hirnstrukturen an der Produktion von Gedanken beteiligt sind. Die genaue Analyse führt in die Neurophysiologie (vgl. Roth 1996). Die physiologische Seite ist aber für das Bewusstsein Umwelt. Neuronale Aktivität erscheint dem Bewusstseinssystem als Umweltrauschen. Dieses Rauschen muss es so umformen, dass es eine Information daraus gewinnen kann. Einen Teil des Rauschen erfasst das Bewusstseinssystem als Gedanke. Der Gedanke stellt eine erhebliche Reduktion von Komplexität dar. Die Komplextät des Rauschens wurde so weit reduziert, dass ein Bewusstseinssystem eine umschriebene Einheit konstituieren kann. Der größte Teil neuronaler Aktivität ist dem Bewusstsein nicht erfahrbar. Diese Reduktion von Komplexität zur Einheit eines Gedanken dient dem Bewusstsein zum eigenen Aufbau. Die Gedanken sind materiell an das zentrale Nervensystem gekoppelt, aber die Reduktion von Komplexität ermöglicht einen gewissen Spielraum im Arrangieren von Anschlüssen anderer Gedanken. Dieses Arrangieren von Anschlüssen (Operationen) begründet auch hier die Eigenständigkeit des Systems. Auch Wahrnehmungsleistungen wie Sehen, Hören oder Riechen vollzieht das zentrale Nervensystem durch Zusammenführung neuronaler Aktivität. Offensichtlich besteht der Operationsmodus des zentralen Nervensystems im Zusammenfassen unterschiedlicher Aktivitäten, die es erleichtern, ein Bild, einen Klang oder eine Geruchswahrnehmung aufzubauen. Diese Zusammenfassungen neuronaler Aktivitäten werden dem Bewusstseinssystem ebenfalls als Gedanken und Vorstellungen von Wahrnehmungen bewusst. Die Konstitution der Einheit Gedanke erfordert Zeit. Ein neuronales System braucht Zeit, neuronale Aktivitäten zu prozessieren. Ein Bewusstseinssystem braucht Zeit, einen Gedanken zu fassen. Möglicherweise hat das Bewusstwerden sehr viel mit Zeitunterschieden zu tun. Vielleicht ist das Bewusstsein ein System zur Ermöglichung von Zeitunterschieden. Zeit wird gebraucht, um neuronale Aktivität zu reduzieren und als Einheit fassbar zu machen. Reflexe laufen ohne bewusste Gedanken ab, manchmal werden Reflexe im Nachhinein bewusst. Die meisten Körperabläufe bleiben jedoch verborgen.

Der rekursive Gedankengang des Bewusstseins führt dazu, dass Gedanken andere Gedanken beobachten und sich so auf andere beziehend eine Relation herstellen. Die Art der Relationierung zeigt die Strukturbildung eines Systems auf. Indem Gedanken kommen und gehen und sich voneinander unterscheiden, realisieren sie die basale Selbstreferenz des Systems. Gedanken können sich so aufeinander beziehen, dass sie andere Gedanken beobachten. Die beobachtenden Gedanken können ihrerseits wieder beobachtet werden. Die beobachtenden Gedanken werden als Gedanken bezeichnet, die beobachteten Gedanken als Vorstellung. Durch die Relationierung der Gedankenereignisse entstehen Strukturen. Luhmann bezeichnet daher auch seine Theorie als poststrukturalistische Theorie, da sie anders als die Strukturalisten argumentiere. Strukturalisten ließen Ereignisse durch Strukturen erzeugen, könnten jedoch nicht zeigen, wie das vonstatten gehe (vgl. Luhmann 1995, S. 61).

Indem Gedanken sich gegenseitig beobachten, konstituieren sie die Einheiten des Systems und realisieren die Autopoiesis. Die Theorie der Autopoiesis besagt, dass die Gedankeneinheiten nur durch das Bewusstsein selbst produziert werden können. Nach dieser Theorie werden Gedanken nicht von außen eingegeben. Luhmann ist sich darüber klar, dass parapsychologische Phänomene mit seiner Theorie nicht erklärt werden können.

Da Gedanken Gedanken reproduzieren, liegt ein rekursives, ein auf sich selbst bezogenes Verhältnis vor. Luhmann schlägt vor, dieses Verhältnis als Beobachtung zu beschreiben. Denken und Gedachtes ist dann nicht mehr dasselbe, aber »das Denken wird durch das Objekt, das es herstellt, erst ermöglicht« (Luhmann 1995, S. 62).

Eine Beobachtung trifft eine Unterscheidung, um die eine oder andere Seite zu bezeichnen. Überträgt man das Beobachtungskonzept auf das Bewusstsein, so beobachtet ein Gedanke einen anderen, fixiert ihn und gewinnt so Abstand von dem Gedanken. Der beobachtende Gedanken unterscheidet sich selbst so von dem beobachteten

Gedanken. So merkt der Gedanke, dass er nicht der zuvor gedachte Gedanke ist. So denkt man auf ein Ziel hin, so kann man sich von eigenen neuen Gedanken überraschen lassen. Beobachten ist dann Vorstellen einer Vorstellung. Wird der Gedanke als Vorstellung bezeichnet, so erscheint er einem anderen Gedanken als isoliert und gleichzeitig auf der einen oder der anderen Seite der Unterscheidung festgelegt. Die Letztelemente des Bewusstseinssystems sind genau betrachtet Gedanken und Vorstellungen.

Die Struktur des Bewusstsein ist nicht beliebig. Die Beobachtung von Gedanken folgt einer Leitunterscheidung, die primär andere Gedanken danach unterscheidet, ob sie sich auf sich selbst oder auf etwas anderes beziehen. Der beobachtende Gedanke ordnet in der Dimension Selbstreferenz/Fremdreferenz zu. Der beobachtete Gedanke ist dann die »Vorstellung von etwas« (Luhmann 1995, S. 62, seine Hervorhebung) (Abb. 7).

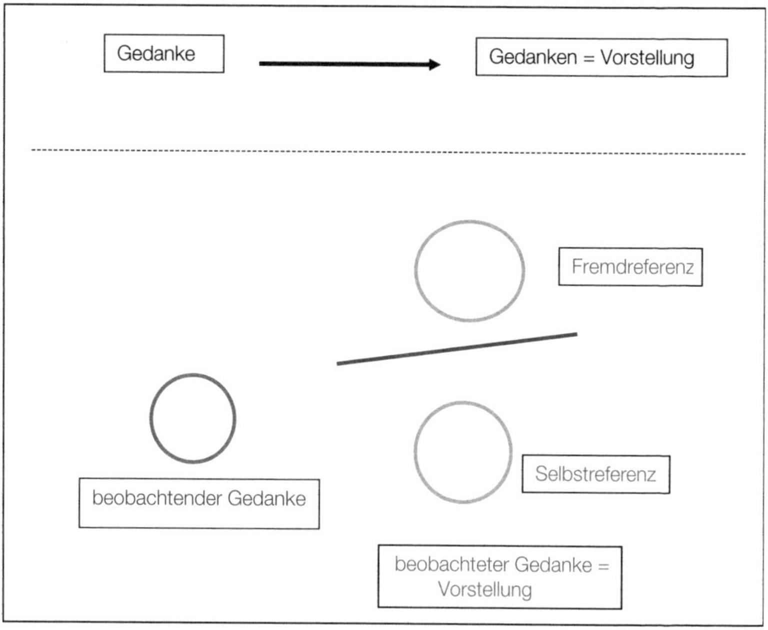

Abb. 7: Gedanken und Vorstellungen

Sprache erleichtert es dem Bewusstsein, von einem inhaltsgefüllten Gedanken zum nächsten zu kommen, um so strukturelle Komplexität aufzubauen. Sprache ist aber nicht Voraussetzung von Bewusstsein, sondern eine Möglichkeit zu evoluieren. Bewusstsein ohne Sprache können wir uns kaum vorstellen. Möglicherweise wäre es sehr konkretistisch. Sprache ermöglicht viel leichter Abstraktion und Generalisierung. Mit Sprache kann andererseits therapeutisch sehr effektiv gearbeitet werden, wenn man Ausdrücke wählt, die dem Erlebens- und Ausdrucksbereich der jeweiligen Patienten sehr nahe sind.

Sollen Gedanken nicht nur eine bloße Abfolge sein, so bedarf es eines Vorstellens von Vorstellungen. Die Vorstellung muss sich auf sich selbst beziehen, also Selbstbeobachtung durchführen. Das Bewusstseinssystem gewinnt so »eine Art Kontrolle über sich selbst, weil es im Erfassen der Vorstellung den eigenen Anteil am Zustandekommen der Vorstellung isolieren und sich ihm besonders zuwenden kann« (Luhmann 1995, S. 62). Der Gedanke, der zur Vorstellung wird, ist schon nicht mehr aktuell, weil er von dem nachfolgenden Gedanken erst beobachtet werden kann. Der nachfolgende Gedanke beobachtet ihn und trifft eine Unterscheidung, die den beobachteten Gedanken zu einer Vorstellung von etwas macht. Die Einheitsbildung, Element in Relation, ist realisiert. In Bezug auf das Beobachterkonzept ist die Selektion, Unterscheiden und Bezeichnen, vollzogen. Damit ist die Autopoiesis des Bewusstseins gelungen.

»Wenn diese Unterscheidung von Gedanke und Beobachtung (die ihrerseits schon ein neuer Gedanke ist) zutrifft, prozediert das Bewusstsein voran, indem es zurückblickt. Es operiert gleichsam mit dem Rücken zur Zukunft, nicht proflexiv, sondern reflexiv. Es bewegt sich gegen die Zeit in die Vergangenheit, sieht sich selbst dabei ständig von hinten und an der Stelle, wo es schon gewesen ist; und deshalb kann nur seine Vergangenheit ihm mit gespeicherten Zielen und Erwartungen dazu verhelfen, an sich selbst vorbei die Zukunft zu erraten. Es verfolgt in sich selbst kein Ziel, sondern bemerkt, was ihm passiert ist. Es wird auf sich selbst aufmerksam. Es schlägt nicht Ziele wie Haken in die Zukunft (die ja noch gar nicht gegeben ist), an denen es sich voranziehen kann, sondern bemerkt seine Vorhaben in der Erinnerung. Es verfährt nicht antezipativ, sondern rekursiv, entdeckt aber dann im Rückblick gespeicherte Zukunftserwartungen. Die laufende Erinnerung bloßer Gedanken erfolgt also in gewissem Sinne unaufmerksam. Auf der Ebene der Gedankenfolge herrscht deshalb Inkohärenz und Beliebigkeit und nur deshalb rein lineare Sukzession. Nur indem ein neuer Gedanke sich als Beobachter eines vorigen aufführt, entsteht Aufmerksamkeit mit nichtbeliebiger, durch die Vorstellung vorgezeichneter Anschlussmöglichkeit; und nur so kann dann der Prozess dazu ansetzen, sich selbst zu kontrollieren« (Luhmann 1995, S. 63).

Jeder Gedanke im Prozess der autopoietischen Reproduktion ist ein unbeobachteter Gedanke. Aber er beobachtet andere. Nur durch diese Beobachtung kann das Bewusstsein bestimmte Gedanken erzeugen. Die Eigenqualität der Gedanken wird nicht durch Selbstbeobachtung hergestellt. Selbstbeobachtung wird erst durch die Gedankenabfolge im System möglich. Die basalen Ereignisse sind mit sich selbst nur deshalb identisch, weil sie sich von anderen Ereignissen unterscheiden. Allein könnten sie gar nicht vorkommen (vgl. Luhmann 1995, S. 63).

Die Ereignishaftigkeit der basalen Elemente bleibt auch bei der Unterscheidung von beobachtenden Gedanken und Vorstellung erhalten. Der beobachtende Gedanke wird zerstört, wenn ein neuer Gedanke ihn beobachtet und so zur Vorstellung macht. Der beobachtende Gedanke kann dann nicht mehr beobachten und sein beobachteter Gedanke, die Vorstellung, wird zerstört und macht der nachfolgenden Vorstellung Platz. Das Vorstellungsvermögen wird so reproduziert (Abb. 8).

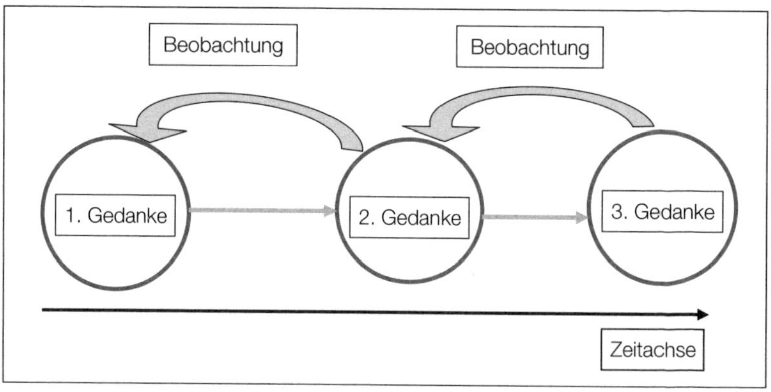

Abb. 8: Die eigentümliche Reproduktion der Gedanken

4.3 Selbstreferenz und Fremdreferenz

Luhmann schränkt nun den Beobachtungsbegriff in Bezug auf das Bewusstseinssystem, so wie wir sein Endprodukt kennen, ein. Gedanken beobachten sich nicht beliebig anhand irgendwelcher Unterscheidungen wechselseitig. Gedanken benutzen als Leitunterscheidung die Unterscheidung von Selbstreferenz und Fremdreferenz. Andere Gedanken werden als eine Vorstellung von etwas beobachtet.

Luhmann merkt an, dass es ihm intuitiv einleuchte, dass es auch eine vorstellungsfreie Beziehung zwischen den Gedanken geben könne. Das sei möglich, wenn alle Bestimmtheit künstlich ausgeschaltet und die Aufmerksamkeit in sich kurzgeschlossen werde. Die Gedanken richten sich dann auf das Sichereignen von Gedanken. Diese Phänomene finden sich z. B. bei Tagträumen und während der Meditation. In Hypnose lockern sich die Gedankengänge, verlieren ihre Stränge, werden bildhaft assoziativ. Vorstellungen kommen auf und tauchen ab.

Beobachtet der beobachtende Gedanke andere Gedanken mit der Unterscheidung von Selbstreferenz und Fremdreferenz zweipolig, so ist er selbst ausgeschlossen. Der Ausschluss ist die eigene Operation des Gedanken. Die aktuelle Operation wird nicht beobachtet und garantiert so die Intransparenz des Systems für sich selbst.

Dieser ausgeschlossene Gedanke kann einer Theorie des Unbewussten als Anker dienen.

Die Vorstellung ist keine eigene Qualität, sondern ist der eine Teil der Einheit der Differenz des beobachtenden Gedanken und des beobachteten Gedanken. Eine Vorstellung kommt nur zustande aufgrund des anderen Gedanken, der selbst keine Vorstellung ist. Das Bewusstsein reproduziert sich durch die permanente Kombination von Selbstreferenz und Fremdreferenz, die aber nur durch die Unterscheidung und Bezeichnung zustande kommt. Selbstreferenz und Fremdreferenz sind nicht die Urqualität des Gedankenmaterials. Erst durch die Einheit der Differenz erklärt sich, dass Einzelgedanken nicht vorkommen können, sondern jeder Gedanke seine Einheit nur durch diesen rekursiven Prozess der autopoietischen Reproduktion gewinnt. Der Gedanke an sich hat keine Intentionalität. Diese gewinnt er erst durch seine Teilhabe am System.

Die Operation der Beobachtung führt durch Unterscheiden zum Bezeichnen. Unter Verwendung des Schemas Selbstreferenz/Fremdreferenz muss die Referenz angegeben werden, an der weitere Bestimmungen angeschlossen werden sollen, um so durchhaltbare Identitäten zu gewinnen. Grundsätzlich kann sowohl an der Selbstreferenz, als auch an der Fremdreferenz angeschlossen werden. Die Beobachtung als einzige Operation führt zur Bi-Stabilität, d. h., weitere Gedanken können an der Fremdreferenz ansetzen und eine Vorstellung der Welt aufbauen, oder weitere Gedanken können an der Selbstreferenz ansetzen und ein Selbst aufbauen. Innerhalb einer Unterscheidung kann man die Bezeichnung wechseln, was von G. Spencer-Brown (1969) als »crossing« bezeichnet wird. Der Gedanke, der die Referenz wechselt und die Vorstellung festhält, ist dann ein anderer Gedanke. Auf diese Weise erzeugt das System seine eigene Zeit, die sich nicht an der Umweltzeit orientiert. Die eigene Systemzeit entsteht durch die Unmöglichkeit, gleichzeitig das Unterscheiden zu bezeichnen. Die Kriterien der Unterscheidung können erst in einem zeitlich späteren Schritt bezeichnet werden.

Das Bewusstsein verwendet nur bewusste Operationen, es verwendet nichts »Unbewusstes«. Ein anderer Beobachter kann natürlich ein Bewusstsein mit dem Schema bewusst/unbewusst beobachten und daran eigenes Gedankengut anknüpfen (vgl. Luhmann 1995, S. 100).

Ein Gedanke ist für sich nur ein Gedanke, für andere Gedanken ist er eine Vorstellung. Der Doppelcharakter der Gedanken liegt im System begründet. Das Eigenleben der Gedanken wurde früher als Bewusstseinsstrom oder Bewusstseinsleben bezeichnet. Der Gedanke hat zwar ein Eigenleben und ist doch Vorstellung von Selbst- oder Fremdreferenz in der Zeit. Dem Gedanken wird diese Differenz und seine Funktion, als Selbstreferenz zu erscheinen, durch seine Teilhabe am System gewissermaßen oktroyiert. So wird er auch ein Gedanke für andere Gedanken, wächst über sich selbst hinaus und erwirbt seine Anschlussfähigkeit als vergängliches Ereignis.

Luhmann verweist hier auf Gotthard Günther (1979), der den Gedanken, der er für sich selbst ist, als Autoreferenzialität des Gedanken bezeichnet. Luhmann übernimmt diese Terminologie nicht und bleibt bei der Darstellung des Doppelcharakters des Gedanken im autopoietischen System.

Der beobachtende Gedanke kann wählen, ob er sich auf die Selbstreferenz oder auf die Fremdreferenz beziehen will. So entsteht aufgrund dieser Aktualität eine offene Aufmerksamkeit (Attention), der dann eine gerichtete (intentionale) Zuwendung zur Selbst- oder Fremdreferenz folgt. So erklärt Luhmann die Intentionaltät des Bewusstseins. Der Gedanke, der die Unterscheidung zwischen Selbstreferenz und Fremdreferenz trifft, darf selbst nicht genötigt sein, diese Unterscheidung auf sich anzuwenden. Er erhält einen eigenen dritten Wert, den Luhmann mit Varela (1975) als »self-indication« bezeichnet und dadurch Autonomie definiert. Hier weicht Luhmann vom Beobachtungskonzept G. Spencer-Browns ab, um den Gedankenfluss beschreiben zu können.

Die genaue Analyse unterscheidet nun drei Arten von Selbstreferenz:

1. Die Selbstreferenz auf der Ebene der Gedankenereignisse. Jeder Gedanke kann sich selbst nur als anderer der anderen vollziehen.
2. Die Selbstreferenz der Beobachtung, die darin besteht, dass die Gedanken sich gegenseitig beobachten und so die Einheit von beobachtenden und beobachteten Gedanken konstituieren. Gleichzeitig wird so die Einheit des Bewusstseins als autopoietisches System reproduziert.
3. Die in dieser Differenz von Selbstreferenz und Fremdreferenz freigegebene Selbstreferenz, mit deren Hilfe das Bewusstsein sich selbst zur Reflexion seiner Identität bringen kann.

Die erste Art der Selbstreferenz bezieht sich auf die Reduktion von Komplexität neuronalen Rauschens in Form von Gedankenereignissen. Sie ist in Hinblick auf das biologische System formuliert. Störungen im biologischen System würden sich hier zunächst abzeichnen. Die zweite Art der Selbstreferenz bezieht sich auf die Selbstkonstitution des Bewusstseinssystems. Störungen der Wahrnehmungsprozesse würden sich am ehesten hier bemerkbar machen. Die dritte Art bringt die Unterscheidung des Bewusstseins in Hinblick auf das Sozialsystem zum Ausdruck. Schwierigkeiten des Sozialisationsprozesses würden hier am ehesten zu Veränderungen führen.

Eine so beobachtende Theorie verdeutlicht, dass das Bewusstsein sich laufend mit der Kombination von Selbstreferenz und Fremdreferenz beschäftigt, gleichzeitig wird es aber durch die laufende Reproduktion von Gedanken daran gehindert, sich in sich selbst und in der Welt zu verlieren. Jeder Gedanke stellt die Frage, ob er an der Selbstreferenz oder der Fremdreferenz anknüpfen soll, »neu, weil er sie für sich selbst nicht stellen und entscheiden kann; und jeder Gedanke stellt diese Frage neu, weil er nur im Kontext anderer Gedanken diese beobachten und sich selbst bestimmen kann. Jeder Gedanke gewinnt für sich selbst die Freiheit zurück, im Rahmen der Beobachtung eines anderen Gedankens (Vorstellung) von Fremdreferenz zu Selbstreferenz bzw. von Selbstreferenz zu Fremdreferenz überzugehen (›crossing‹). Es kann also keine stabile, endgültige Option für die Welt und gegen das Ich geben oder umgekehrt.« Es ist aber möglich, »dass ein Weltbewusstsein und ein Ichbewusstsein entstehen als Horizonte des laufenden Oszillierens zwischen Fremdreferenz und Selbstreferenz. Aber die Welt bleibt eine offene Welt, aufnahmefähig für alles, was das Bewusstsein sich selbst zurechnet« (Luhmann 1995, S. 67, seine Hervorhebungen).

Der Sachverhalt der bistabilen Doppelreferenz schließt aus, dass das Bewusstsein als Trivialmaschine funktionieren kann. Bei Trivialmaschinen folgt auf einen bestimmten Input ein bestimmter Output. In den Fällen, in denen das Bewusstsein nur Fremdreferenz prozessierte, würde dem Bewusstsein dieser Prozess nicht bewusst. Fremdreferenz als Fremdreferenz ist dem Bewusstsein nur durch die Referenz auf sich selbst zugänglich, nur durch den beobachtenden Gedanken, der unterscheidet. Durch die Unterscheidung kommt Selbstreferenz im Unterschied zur Fremdreferenz zum Zuge und daher kann auch ein Bewusstsein über Fremdreferenz entstehen. Dieses Selbst, das zum Zuge kommt, gründet auf der allgemeinen Verfassung des Bewusstseins wie Müdigkeit, Interesse, Können u. a. Weiterhin färben die durchlaufenden Ereignisse inhaltlich auf die Folgenden ab: z. B. ein stattgehabter Streit auf die Behandlung des nächsten Mitmenschen.

Der jeweilige Zustand des Selbst verändert die Behandlung der Fremdreferenzen infolge der Struktur des Systems und nicht nur, weil ein Erlebnis subjektiv besonders gefärbt war. Die Differenz von Selbstreferenz und Fremdreferenz wird vom Selbst überwacht und von seinem eigenen Zustand abhängig gemacht, ob es bei der nächsten Vorstellung bei sich bleiben oder der Fremdreferenz folgen soll.

Nichttriviale Maschinen können so viele Zustände annehmen, dass ihr Verhalten nicht vorhergesagt werden kann. Von Foerster führt das Beispiel an, dass eine Maschine mit mehreren Variablen im Prinzip voraussagbar ist, dass aber die Errechnung Milliarden von Jahren dauern kann, und deshalb ist eine Zustandsvorhersage praktisch nicht möglich (vgl. von Foerster 1997, S. 40). Nichttriviale Maschinen können auch ihr eigenes Verhalten nicht prognostizieren. Das gilt auch für das Bewusstsein.

»Bewusste Systeme können daher gar nicht anders, als ihr eigenes Verhalten auf ihre eigenen Entschlüsse zurückzuführen. Sie hängen außerdem von ihrer Vergangenheit und von ihrem jeweiligen Zustand ab. Sie mögen dann darüber, um sich vor sich selbst plausibel zu machen, Vorstellungen entwickeln und so schließlich zu einer Art Selbst-Intendierung kommen, die es ihnen ermöglicht, sich selbst in der Form einer Fremdreferenz, also als Gegenstand einer Vorstellung zu behandeln (...). Die Selbsterfahrung transformiert inkalkulables Determiniertsein in Freiheit, und das heißt: in die Vorstellung der Möglichkeit die eigenen Möglichkeiten selbst einschränken zu können« (Luhmann 1995, S. 68 f.).

»Die Vorstellung des eigenen Entschlusses ist ihrerseits nur Gegenstand eines Gedankens, der einen anderen beobachtet. Selbstberechnung ist nicht zuletzt deshalb ausgeschlossen, weil dies schnell gehen muss. Freiheit ist ein Resultat von Eile, und ›Gewissen‹ mag dann als ein Programm entwickelt werden, das die Zulassungspraxis des Selbst, das die Wahl des nächsten Elementes zu kontrollieren sucht.

Durch Selbstintendierung wird das Allzweck-Ich, das alles kann, was es kann, nicht ausgelöscht, aber zu einer eigenen Identität verdichtet, die internen Konsistenzerfordernissen genügen muss oder andernfalls mit sich selbst Überraschungen erlebt. Man könnte auch von Selbstlimitierung sprechen oder von Integration. Dabei wäre Integration zu verstehen als wechselseitige Limitierung der Freiheitsgrade der einzelnen Möglichkeitsbereiche des Ich. Die Ichgeschichte kann dann in Richtung auf eine Lockerung der Integration laufen, wenn sie die Freiheitsgrade erhöht ... Eine Gegenentwicklung kann aber auch zur Erstarrung führen bis hin zu suchtförmigen Abhängigkeiten, wenn bestimmte Verhaltensmöglichkeiten zugleich wichtig und unablösbar erscheinen« (Luhmann 1995, S. 69 f., seine Hervorhebung).

»Die eigene Identität kommt unter irritierenden Umweltbedingungen als Reduktion von eigener Komplexität zustande. Ein Beobachter kann dies nachträglich in eine Vorher-/Nachher-Differenz oder auch in Ebenendifferenzen bringen und es damit für Zwecke der Beobachtung entparadoxieren. Wichtiger ist es jedoch, sich die Möglichkeit offenzuhalten, zu beobachten, wie dies geschieht und welche Formbildungen die Reduktion eigener Komplexität ermöglicht.

Erst im Beobachten des Beobachtens der eigenen Identität, erst in der Reflexion auf die Frage, was beobachte ich, wenn ich mich beobachte, ergeben sich dann die Probleme der Paradoxie und der Tautologie. Hier kann man entweder mit Unschärfe reagieren oder mit ›crossing‹, also dadurch, dass diese Beobachtung zweiter Ordnung sich von ihrem Gegenstand weg und dem momentanen operativen Selbst zuwendet, also aufgibt, zu erkunden, inwiefern das Ich mit sich selbst identisch oder nicht identisch ist, und stattdessen fragt: Warum will ich dies wissen?« (Luhmann 1995, S. 71, seine Hervorhebungen).

4.4 Paradoxie des Bewusstseins

Realprozesse laufen ohne Paradoxie ab. Das gilt auch für die Produktion von Gedanken. Sie kommen und gehen, auch ohne dass ein Gedanke negiert wird. Werden Gedanken beobachtet, so verändert sich der Gedanke und wird zur Einheit geformt, damit man ihn von einem anderen Gedanken unterscheiden kann. Erst die Beobachtung kann sich wechselseitig ausschließende Gedanken unterscheiden. Eine Paradoxie wird erst durch die Konstitution der Negation geschaffen. Da das Bewusstsein zusätzlich ein sich selbst beobachtendes System ist, operiert es mit einer eingebauten Paradoxie. Es beobachtet sich mit Gedanken und macht sich selbst zur Vorstellung. Die Vorstellung seiner selbst ist die Differenz von Selbstreferenz und Fremdreferenz. Ein Gedanke des Bewusstseins beobachtet das Bewusstsein dann entweder als sein Gegenüber (Fremdreferenz) oder als sich selbst (Selbstreferenz). Beobachtet das Bewusstsein sich selbst unter fremdreferenziellen Aspekten, so stellt es eher Fragen nach dem Was: Was denke ich da eigentlich? Was erlebe ich da eigentlich? Was beobachte ich? Beobachtet das Bewusstsein sich unter selbstreferenziellen Aspekten, so fragt es nach dem Wie: Wie komme ich darauf? Wie denke ich? Wie fühle ich mich? Wie beobachte ich? Wie komme ich auf diese Bezeichnung? Wie komme ich auf diese Unterscheidung? Der Wechsel von Selbstreferenz und Fremdreferenz kann schnell vonstatten gehen, und eine Unterscheidung ist mitunter schwierig. Die Autopoiesis wird insgesamt nicht gestört, weil immer wieder Gedanken auftauchen und abtauchen. Beobachtet das Bewusstsein nun die Einheit des sich selbst erzeugenden Gedankenzusammenhangs, wie ein Gedanke einen anderen beobachtet, der dadurch zur Vorstellung wird, aktualisiert die Beobachtung die Paradoxie der Selbstreferenz. Sie ist gleichzeitig die Selbstreferenz der Paradoxie, nur Selbstreferenz ohne Fremdreferenz. Die Einheit selbst ist nicht paradox, aber sie lässt sich nur paradox beobachten. Deshalb – so Luhmann – führe die Frage, »wer man sei«, zwangsläufig ins Dunkel, aus dem man nur durch unehrliche Weise, nämlich durch Entparadoxierung der Paradoxie wieder herauskomme. Will ich wissen, wer ich bin, so muss ich mich festlegen auf einen Aspekt meines Seins, d. h., ich muss etwas an mir beobachten und als mir zugehörig ausweisen. Dabei bin ich schon wieder ganz durch Selbstreferenz oder Fremdreferenz entparadoxiert. Die Grundparadoxie aller Reflexion besteht darin, »dass sie Einheit will und Differenz erzeugt. Als Reflexion gibt es nur die eine Operation des unterscheidenden Bezeichnens, und wenn es sie nicht gibt, gibt es keine Reflexion« (Luhmann 1995, S. 107) (Abb. 9).

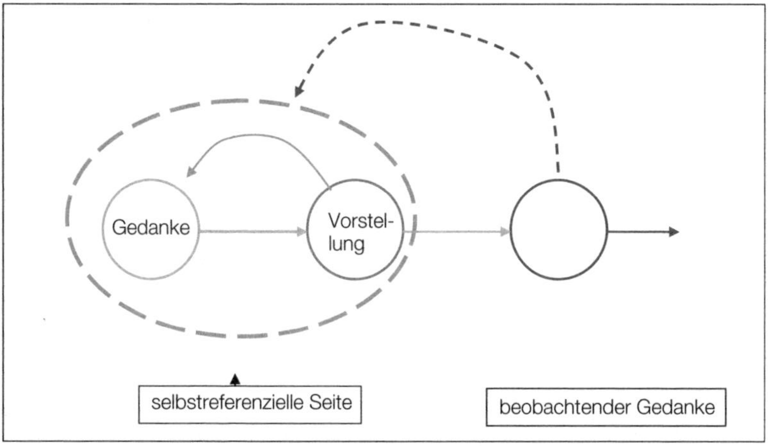

Abb. 9: Selbstbeobachtung des Systems: Die Einheit des selbsterzeugten Gedankenzusammenhangs wird beobachtet

Reflexion, Selbstbeobachtung ist nicht etwas, was man tun oder lassen kann, sondern als Resultat gesellschaftlicher Evolution ist sie ein unverzichtbarer Bestandteil zum Überleben in einer gesellschaftlichen Umwelt.

Das Verfahren der Entparadoxierung kann man auch Selbstintendierung, Selbstsimplifikation oder Reduktion von Komplexität nennen. Es bleibt ein kontingentes Vorgehen. Man kann sich so oder auch anders reduzieren. Selbstkonzepte haben daher auch einen hohen emotionalen Stützbedarf, wie man am Kopieren gesellschaftlicher Modelle zur Selbstbestimmung sieht. Auch die moralische

Qualifizierung des Verhaltens im Hinblick auf Achtung und Missachtung der Person weist auf diesen hohen Stützbedarf der Selbstkonzepte hin (vgl. Luhmann 1995, S. 73). Hier beginnt die Arbeit der Psychotherapeuten und Berater.

Beratende, pädagogische und therapeutische Konzepte unterstützen denn auch diese Entparadoxierung. Sie orientieren auf Selbstfestlegungen. In systemischen Konzepten wird der Patient geradezu aufgefordert, sich so festzulegen, dass er die Dinge wiederholt tut, die ihm guttun. Patienten werden eingeladen, Vorstellungen zu entwickeln, gewünschte Aspekte des Selbst zu fokussieren.

4.5 Autopoietische Geschlossenheit des Bewusstseins

Die Theorie, dass autopoietische Systeme gegenüber der Umwelt geschlossen sind, verteidigt Luhmann auch in Bezug auf das Bewusstsein. Auf der Ebene seiner autopoietischen Operationen erhält das Bewusstsein keinen Input und produziert keinen Output. Selbstverständlich ist es abhängig von der Existenz des Gehirns, an das es strukturell gekoppelt ist. Wenn kein Input möglich ist, können die Bewusstseinsstrukturen auch nicht durch die Umwelt spezifiziert werden, sondern das Bewusstsein muss sie selbst herstellen. Umweltereignisse werden vom Bewusstsein als Irritation, Rauschen oder Störung erfahren. Es muss dann mit den eigenen Möglichkeiten hier Ordnung schaffen. Die Umwelt hat auch keine Information für das Bewusstsein. Was das Bewusstsein erlebt, erzeugt es für rein interne Zwecke. Es gibt etwas außerhalb des Bewusstseins, aber nicht Körper, Dinge oder »Dinge an sich«. Die Anschauung des Bewusstseins baut auf den begrenzten neurophysiologischen Wahrnehmungen der Sinnesorgane auf. Das Gehirn fungiert als dem Bewusstsein vorgeschaltetes autopoietisches System mit einer eigenständigen und andersartigen Organisation seiner autopoietischen Prozesse.

Luhmann unterscheidet hier ganz klar zwischen der Autopoiesis des Gehirns und der Autopoiesis des Bewusstseins (vgl. Luhmann 1995, S. 74). Das Gehirn verfügt über einen Resonanzraum, der bestimmte biophysikalische Umweltereignisse erfasst, und erstellt aus diesem Rauschen Informationen für seine Zwecke, die nicht unbedingt bewusst werden müssen (z. B. Verdauung, Blutdruck etc.). Das, was das Gehirn erzeugt, ist für das Bewusstsein wiederum Rauschen.

Das Bewusstsein erzeugt dann seinerseits aus diesem Rauschen eigene Informationen.

4.6 Wie entsteht intern strukturierte Komplexität?

Interne Komplexität – so Luhmann (1995, S. 76 ff.) – werde weder durch Erziehung noch Nachahmung aufgebaut. Der Strukturbildungs- und Strukturänderungsprozess müsse morphogenetisch erklärt werden. Interne Komplexität entwickelt das Bewusstsein aufgrund seiner Fähigkeit, Gedanken zu beobachten und Vorstellungen zu gewinnen. Die Vorstellung von etwas hat in der Regel zwei Ausformungen: nämlich Selbstreferenz und Fremdreferenz. Diese Ausprägungen führen zur Bistabilität des Systems. Das System kann nun in der gerade aktuellen Referenz (Selbstreferenz oder Fremdreferenz) verweilen und hier oder da kondensieren, d. h. Vorstellungen wiederholen und festigen. Wiederholung kondensiert bestimmte Einheiten. Wiederholung relationiert Relationen und führt dadurch zur Strukturbildung. Wenn die Anwendung dieser Strukturkondensation das Rauschen nicht schlüssig erfasst, kann das Bewusstsein die Referenz wechseln (»crossing«) und sich fragen, woher die Störung kommt. So trennen sich Strukturkondensation und Autopoiesis.

Langfristig führt die Beobachtung von Gedanken als Vorstellung, so vermutet Luhmann, zur Bifurkation der die Autopoiesis leitenden Strukturen des Bewusstseins und so zum Aufbau einer irreversiblen Geschichte. Sinn wird in Fremdreferenz und in Selbstreferenz angereichert. In dem Maße, wie die Vorstellungen durch Wiederholung zu Strukturen kondensieren, wird die Selbstreferenz als »Ich« gewisser und die Fremdreferenz als »Welt«. Die Differenz von Ich und Welt bleibt eine interne Konstruktion. Sie stützt sich auf Gedanken, die Gedanken als Vorstellungen fassen.

Beratende und therapeutische Prozesse setzen auch häufig hier an. Die Genese der Selbstreferenz wird rekonstruiert und dadurch ein revidiertes Selbst erstellt. Das revidierte oder neu konstruierte Selbst bezieht natürlich kognitive wie affektive Aspekte mit ein. Erfolgreich sind hier Therapieprozesse, die in der Lage sind, Erfahrungen erlebnisnah zu gestalten und durch Kondensation und Konfirmation neu zu etablieren. Dies gelingt sehr gut in hypnotherapeutischen Prozessen, weil hier die Außenwahrnehmung, die Fremdreferenz, reduziert und die Selbstreferenz fokussiert wird. Gedanken und Vorstellungen können so intensiv erlebt und konstruiert werden. Hypnotische Phänomene gehören zum Alltagserleben vieler Menschen, z. B. als kurze Tagträume. Minitrancen finden oftmals unintendiert in verschiedenen Therapieverfahren statt. Therapieverfahren, die gezielt hypnotische Phänomene nutzen, können diese natürlich kontrollierter und zielorientierter zum Einsatz bringen.

Beratende und therapeutische Prozesse können auch so ansetzen, dass sie die Weltsicht rekonstruieren, also am fremdreferenziellen Pol ansetzen. Und in einem weiteren Schritt kann dann die Weltsicht mit verschiedenen Selbstsichten rekonstruiert werden.

Beispiel
Sie haben Ihre Frau aus Ihrer jetzigen Sicht geschildert. Stellen Sie sich einmal vor, Sie wären gelassen und großzügig! Wie würden Sie dann Ihre Frau schildern?

Die Verknüpfung von Elementen führt zu Relationen. Im Bewusstseinssystem sind Elemente die Gedanken und die Relationen die Vorstellungen, auf die sich die beobachtenden Gedanken beziehen. In der Vorstellung findet der Gedanke einen Moment zu sich selbst. Die wiederholte Vorstellung kondensiert eine bestimmte Identität. Identitäten sind Einheiten, die wiedererkannt werden und dadurch zu Gewissheiten heranreifen, die Eigenwerte des Systeme. Ein Baum ist ein Baum. Hieraus entwickelt Luhmann eine Theorie des Gedächtnisses. Bewusstseinsstrukturen werden nun durch Selbstreferenz und durch die Zufälle der Fremdreferenz entwickelt. Die Zufälle entrandomisiert das Bewusstsein, und die Resultate werden der evolutionären Selektion ausgesetzt. Das System kann die eigene Komplexität enorm steigern, weil es an den eigenen Strukturen im Nacheinander aufbauen und an Zufällen ansetzen kann. Lernen ist dann Änderung der strukturellen Spezifikation. Kondensieren ist ein Prozess der Abweichungsverstärkung, positives Feedback. Kleine Anfangsursachen können große, auch irreversible Auswirkungen haben. Das gilt z. B. für Prozesse der Angst. Wird zunächst der beißende Hund fremdreferenziell kondensiert, so kann die Beschäftigung mit der selbstreferenziellen Seite der Angst zu einer Angst vor dem Beißen führen. Das weitere Verharren auf der selbstreferenziellen Seite kann dann zu einer Angst vor der Angst führen. Psychotherapie führt dann von der selbstreferenziellen Seite weg und nutzt die Fremdreferenz, um einer Abweichungsverstärkung entgegenzuwirken. Psychotherapie fokussiert z. B. weg von der Angst und hin zum Hund, der nicht nur beißt, sondern sich mit anderen Dingen beschäftigt. So, wie Angst bewertet wird, werden auch andere Emotionen bewertet und verfestigt. Therapie soll dann Bewertungen verflüssigen und neue Bewertungen ermöglichen.

Eine Abweichungsverstärkung, die gewünscht ist, kann so auch erklärt werden.

4.7 Bewusstsein und Emotion

Das Bewusstsein sammelt mit der Differenz von Selbstreferenz und Fremdreferenz Erfahrungen und bildet Erwartungen an sich und an andere. Es prüft dann, ob die Erwartung erfüllt oder enttäuscht wird. Die Erfüllung wird als normal, richtig oder sicher erlebt. Die Abweichung wird als anormal, unrichtig oder unsicher begriffen. Die Seite der Sicherheit und des Normalen dieser Dichotomie erlaubt der Autopoiesis des Bewusstseins ein unproblematisches Fortsetzen von Vorstellungen. Die andere Seite hat eine Alarmfunktion und legt dem Bewusstsein nahe, sich mit der Abweichung zu beschäftigen. Diese Minikrise des Erwartens kann dazu führen, dass das Bewusstsein von Fremdreferenz auf Selbstreferenz wechselt und nicht mehr weiter weiß. Dieser Vorgang kann auch zu Entspezifikation von Aufmerksamkeit führen und auch so interpretiert werden, dass Erregung und Energie freigesetzt werden. Freigesetzte Energie sucht neue Bindung, die sie auch an sich selbst finden kann. Es geht dann darum, »Möglichkeiten, die man immer schon hatte, an sich selbst zu entdecken, aufzutauen und zu repotenzialisieren« (Luhmann 1995, S. 79). Inhibierte andere Möglichkeiten werden disinhibiert, eigene Fähigkeiten und Ressourcen wieder entdeckt. Die Erfahrung des Übergangs schildert Luhmann als eine Art Loslassen, das durch Emotion begleitet und geschützt wird oder möglicherweise auch kompensiert wird. Zur Sicherung des Fortbestands der Autopoiesis erscheint die Emotion als Immunsystem des Bewusstseins. Die Emotion wird als »Gefühl« bezeichnet und mit sprachlichen und kulturellen Formangeboten ausgestattet. Hier sieht Luhmann (1995, S. 79) Anschlussmöglichkeiten für eine Theorie psychischer Phänomene (sehr differenziert hier: Hüther 1997). Der sozialwissenschaftliche Begründungszusammenhang der Emotion setzt deutlich am Bewusstseinssystem und am sozialen System an. Emotion wird durch Erwartung gebildet und historisch geformt. Der biologische Emotionsbegriff setzt an Körperwahrnehmungen an. Er verbindet das biologische und das Bewusstseinssystem. Der Ort der Bildung der Emotion ist auch hier für das Bewusstsein Umwelt. Die Angst, die das Bewusstseinssystem bei einer myokardialen Ischämie (Minderdurchblutung des Herzmuskels) oder beim Asthma-bronchiale-Anfall erlebt, unterscheidet sich nicht in ihrer existenziellen Heftigkeit. Hier kann Angst auch ohne Erfahrung der Angst zum ersten Mal erlebt werden. Man kommt daher zur Analyse der Funktion der Emotion für das Verhalten. Sie besteht darin, den Aufmerksamkeitsfokus von Wahrnehmungen, Gedanken und Vorstellungen zu erhöhen und einen Beitrag zu leisten, in neuer Weise zu konformieren und zu kondensieren. Sie lässt sich daher auch auf verschiedene Weise behandeln: körperlich, psychisch und sozial.

Erwartungen können nahezu voraussetzungslos gebildet und als Ansprüche verfestigt werden. Selbsterwartungen, die erfüllt werden, beruhigen das Selbst. Wer viel von sich erwartet, kann natürlich eher enttäuscht werden und sich als defizitär beschreiben. Wer viel von anderen erwartet, kann von diesen schnell enttäuscht werden. Beratung und Therapie problematisiert natürlich die Genese der Selbst- und Fremderwartungen. Wie kommen Erwartungen an sich selbst zustande und wie die an andere? Veränderung ist dann möglich, wenn die Erwartungshaltung neu disponiert wird. Therapeutisch ergeben sich Strategien auf der Erlebensseite des Patienten und auf der Handlungsseite: Neubewertung der eigenen Fähigkeiten und Ressourcen und Anpassung der Erwartung an sie; Neubewertung des Verhaltens anderer und Anpassung der Erwartung an diese Bewertung. Weiterhin können Strategien eingeschlagen werden, die eigene Kommunikation so zu verändern, dass andere in gewünschter Weise anschließen können. Sie verändern sich und erlauben eine weitere Selbstveränderung.

4.8 Das Bewusstsein findet seine Identität durch Bezug auf den eigenen Körper

Das Bewusstsein ist in der Lage, sich selbst als Ganzes zu fassen. Die Reflexion der eigenen Existenz kommt nur durch Gedanken, die Gedanken beobachten, zustande (vgl. hier Luhmann 1995, S. 83 ff.). Dass das Bewusstsein sich selbst als Einheit fasst, ist Folge einer

Unterscheidung. Es bezeichnet sich selbst im Unterschied zu seinem körperlichen Leben, seiner Leiblichkeit, und erfährt sich dadurch als anders. Das Bewusstsein identifiziert sich selbst mithilfe des eigenen Körpers. Es identifiziert sich nicht mit ihm. Es bleibt eigenständig.

Die Unterscheidung Bewusstsein/Leben zeigt dem Bewusstsein die Grenzen. Das Bewusstsein ist nicht das Leben, aber es existiert auch nicht ohne das Leben. Der beobachtende Gedanke wechselt rasch von der Vorstellung des eigenen Körpers zu der Vorstellung des eigenen Geistes, so rasch, dass beides als identisch erfahren wird. Der Gedanke beobachtet als Fremdreferenz zunächst den eigenen Körper und konstituiert sich selbstreferenziell. Dies ist so selbstverständlich, dass darüber kaum ein Wissen erreicht wird. Erst in einem zweiten Schritt beobachtet der Gedanke als Fremdreferenz nicht sein Leben, sondern die Welt. Die Identität des Bewusstseins, die durch die Unterscheidung vom eigenen Körper gewonnen wird, erlaubt eine Wahrnehmung des jeweiligen Befindens des Bewusstseins. Es weiß dann, dass es mit seinem Leben und mit seinen Gedanken hier ist. Das Bewusstsein kann auch merken, dass es mit seinem Körper hier ist und mit seinen Gedanken woanders.

So lernt das Bewusstsein, dass es auch beobachtet werden kann und entwickelt ein Bewusstsein über die Sichtbarkeit des eigenen Körpers. Das Bewusstsein entwickelt eine Art Zuständigkeit für den eigenen Leib, obwohl es ihn nicht ausreichend beobachten oder kontrollieren kann. Die Erfahrung des Beobachtetwerdens konstituiert eine Einheit, die dann auf sich selbst angewandt wird. Andere können einen beobachten, man kann sich auch selbst beobachten. Hier siedelt Luhmann den Mechanismus der sozialen Integration an. Hier setzen die sozialen Beschränkungen des Freiraums möglicher Bewusstseinszustände an. Der Mechanismus setzt Konsens nicht voraus und erzeugt ihn auch nicht automatisch, sondern führt zu einer Identitätsbildung auf Schleichwegen. Identität wird entwickelt, weil das Bewusstsein immer wieder als soziale Einheit bezeichnet wird. Es merkt, dass es als Einheit beobachtet wird, muss sich aber in Reaktion darauf nicht nur als Einheit erleben, sondern sich auch als Einheit präsentieren und Folgeschritte, die das Gegenüber als Einheit identifizieren, einleiten.

Was passiert, wenn ein sich entwickelndes Bewusstsein sich äußerst heterogenen Beobachtungen ausgesetzt erlebt? Die Vermutung liegt nahe, dass es die verschiedenen Erfahrungen des Beobachtetwerdens auf sich selbst anwendet und zunächst oder auf Dauer verschiedene Identitäten bildet, die situativ aktiviert werden. Der Mechanismus der sozialen Integration ist noch kein Garant für eine Integration des Bewusstseins. In einem weiteren Schritt müssen diese sozialen Partialeinheiten der Selbstbetrachtung noch zu einer Selbstidentität entwickelt werden. Die klinische Erfahrung zeigt, wie schwierig und wie brüchig dieser Prozess zeitlebens ist. Mit dem Begriff des Rollenselbst kann man unterschiedliche Selbstidentitäten gut beschreiben. Auch das, was in therapeutischen Kontexten geboten wird, ist nur ein Teilselbst. Werden die Bezugspersonen des Patienten hinzugezogen, entdecken Therapeuten häufig ein weiteres Teilselbst.

4.9 Woher weiß das Bewusstsein, dass es Bewusstsein ist?

Das Bewusstsein operiert mit Gedanken und Vorstellungen. Das, was ihm bewusst ist, kann es mit Sinn anreichern. Viele Wahrnehmungen kommen und gehen, aber in dem Moment, in dem sie bewusst werden, können sie mit Sinn belegt werden. Der Baum, der wahrgenommen wird, erhält einen Sinn, nämlich als Baum, und gleichzeitig ist er dadurch von anderen Pflanzen abgrenzbar. Der Sinn wird durch Sprache formulierbar. Ein Teil der sinnhaften Operationen des Bewusstseins findet in Form von sprachlichen Gedanken statt. Im Vorgriff auf die späteren Ausführungen über strukturelle Kopplung lässt sich jetzt schon darstellen, dass das Bewusstsein nicht nur an das zentrale Nervensystem, sondern in Bezug auf sinnhafte Operationen auch an das Kommunikationssystem strukturell gekoppelt ist. Das Bewusstsein nimmt Sinn wahr, es versteht Sinn und gibt Sinn in soziale Kommunikationen ein. Das Bewusstsein ist gewissermaßen die Außenstelle der sozialen Kommunikation. Die soziale Kommunikation hat aber andere Operationen und bildet daher auch ein eigenes System, so wie das Bewusstsein auch eigene Operationen realisiert. Das Bewusstsein kann jederzeit entscheiden, durch welche sinnhaften Äußerungen es sich in das soziales System einbringen will. Zu den Äußerungen gehören nonverbale wie verbale Äußerungen. Ob diese Äußerungen im sozialen System als sinnhaft verstanden werden und angenommen oder abgelehnt werden, kann nur das soziale System entscheiden. Strukturell gekoppelt ist das Bewusstsein, weil es nicht beliebige Äußerungen durchführen kann, sondern will es an sozialer Kommunikation teilnehmen, muss es sich so einbringen, dass die Chance der Verstehens gegeben ist. Es muss die Bedingungen des sozialen Systems weitgehend akzeptieren. Will es gut verstanden werden, benutzt es eine Sprache, die von den Kommunikationspartnern gesprochen wird. Es benutzt eine Grammatik, die den Anwesenden vertraut ist usw. Es ist strukturell gekoppelt, weil das Bewusstsein wie das soziale System nur mit Sinn operieren kann. So gesehen steht das Bewusstsein an der Schnittstelle zwischen Zentralnervensystem und Gesellschaft, zwischen Biologie und sinnhafter Kommunikation.

Peter Fuchs fragt nun, »woher ein Bewusstsein weiß, dass es ein Bewusstsein hat?«, und antwortet, »dass es ihm gesagt worden ist« (1998, S. 22). Er verweist auf die fremdreferenzielle Seite des Bewusstseins, an seine Orientierung an sozialer Kommunikation, mit deren Hilfe es sich selbst erst als selbstreferenziell definieren kann. Das Bewusstsein beobachtet Kommunikation und bemerkt, dass es mehr denkt, als es sagt, und dass möglicherweise andere auch mehr denken, als sie sagen. Das Bewusstsein beobachtet die Unterscheidung von Kommunikation und Bewusstsein bei anderen und benutzt diese Unterscheidung auch für sich selbst. Das Bewusstsein bemerkt, dass es etwas denken kann, ohne es sagen zu müssen. Es unterscheidet bei sich Bewusstsein und Kommunikation. Diese Unterscheidung führt das Bewusstsein selbst durch, es entdeckt sich selbst anhand dieser Unterscheidung. Es verweilt in der Fremdreferenz und entdeckt sich selbst. Durch internes »crossing« kann es sich selbst bezeichnen und bemerken. Seine Selbstbezeichnung ist ebenfalls eine Vorstellung. Der Gedanke beobachtet einen anderen Gedanken als Vorstellung, als Vorstellung von etwas. Die Selbstbezeichnung ist im Grunde fremdreferenziell, aber dies Fremde ist das Bewusstsein selbst, das es nicht kennt und zu dem es keinen Zugang hat. Der Zugang wird erst durch die eigene Geschichte aufgebaut, anhand der es sich selbst immer wieder fremdreferenziell aufbaut und dann dieses unbekannte Wesen mit einer Identität versieht. Es schaut in den Spiegel und versucht sich und seine Festlegungen, seine Werte zu erkennen. Da das Bewusstsein Erfahrungen mit dem Körper macht, hat es einen konkreten fremdreferenziellen Anhaltspunkt, sich zu erfahren und zu unterscheiden. Es trifft sich selbst immer wieder an. Es kennt dann seine Geschichte der Wahrnehmungen und Gedanken. Es erinnert sich an sich selbst. In kommunikativen Systemen wird es ebenfalls immer wieder als dasselbe angesprochen. Es bezieht sich selbst auf seinen Körper, andere beziehen sich auf seinen Körper. Ärzte beziehen sich auf Körpersymptome und bewerten nach organischen und nichtorganischen Ursachen. Die Gesellschaft bewertet Körper und Körpersymptome.

Das Bewusstsein ist der Adressat kommunikativer Systeme. Da das Bewusstsein in verschiedenen kommunikativen Systemen angesprochen wird, bestätigt (konfirmiert) es nicht nur sich selbst als Bewusstsein, sondern es festigt (kondensiert) auch sich selbst, indem es in verschiedenen kommunikativen Systemen in verschiedenen Hinsichten angesprochen wird. Für kommunikative Systeme ist es in unterschiedlicher Weise von Bedeutung. Luhmann und Fuchs arbeiten hier mit den Begriffen Inklusion, Teilhabe an kommunikativen Systemen, und Exklusion, Nichtteilhabe an kommunikativen Systemen. Das Bewusstsein verfügt über Eigenbezeichnungen und Unterscheidungsleistungen durch seine Kenntnis der Außenseite, der Kommunikation. Wendet es nun diese Unterscheidungen auf sich an, wird es sich selbst bewusst. Wendet es diese Unterscheidungen nicht auf sich an, ist es sich seiner selbst nicht bewusst. Bewusstsein ist so gesehen die interne Imagination der Außenseite. Führt das Bewusstsein keine Unterscheidungen durch, kann es nichts bezeichnen, kann es keine Identität bilden (vgl. Fuchs 1998, S. 22 ff.).

4.10 Individualität und Sozialisation

Im folgenden Schritt soll erklärt werden, wie Individualität im Zusammenhang mit Sozialisation entstehen kann. Wie entsteht ein eigener Charakter? Wie wird eigenes Erleben sozialisiert? Wie wird eine Bedürfnisstruktur entwickelt? Wie wird das eigene Tempo modifiziert? Das Bewusstsein, das sich beobachtet, weiß, kann sich entscheiden, ob es sich mit der fremden Beobachtung beschäftigen will oder mit dem Eindruck, den diese Beobachtung auf es macht. Es versucht dann herauszufinden, was der andere meint oder was es selbst fühlt. Diese Differenz von Beurteilung/Erleben wird als fremde Erwartung verarbeitet, die man erfüllen oder enttäuschen kann. Es geht nicht darum, ob jemand wirklich etwas erwartet, sondern darum, dass man so interpretiert. Das Bewusstsein kann sich dann an reale

Erwartungen ankoppeln oder sich selbst beobachten. Es kann sich dann als etwas beobachten, das Erwartungen anderer erfüllt oder nicht erfüllt.

Das Erleben fremder Erwartungen beruht auf der eigenen Vorstellung des Beobachtetwerdens. Und die eigene Sozialisation kann dann anhand einer Erwartungserfüllung oder Erwartungsenttäuschung durchgeführt werden.

Sozialisation ist nur als Selbstsozialisation unter Gebrauch gesellschaftlich zur Verfügung gestellter Ressourcen denkbar. Bewusste Systeme und soziale Systeme sind verschiedene Systeme, die nicht korrelieren.

Zu den gesellschaftlich zur Verfügung gestellten Ressourcen kann man auch Einrichtungen, Institutionen oder Agenturen zählen, die eine Art Nachsozialisation, Fortsozialisation oder besser reflexive Sozialisation ermöglichen, wie Einrichtungen zur Lebensberatung und Psychotherapie.

Zur Selbstsozialisation gehört auch der Gebrauch des eigenen Körpers, das Erlernen von Mimik und Gestik, Haltung und Stimmmodulation. Diese neurophysiologische Sozialisation wird zwar häufig beim Erlernen und beim Gebrauch nicht bewusst, dennoch wird sie von der Person selbst durchgeführt. Ein Beobachter kann diesen Prozess natürlich als Übertragung (z. B. von der Mutter auf das Kind) beschreiben. Zur Selbstsozialisation gehört auch der Einsatz von Körpersymptomen.

Selbstsozialisation erfolgt anhand des Schemas, einer Erwartung zu folgen oder von ihr abzuweichen. Beides führt zur Individualität. Beide Haltungen können durch positives Feedback (Abweichungsverstärkung) zu Verhaltensnormen kondensiert werden. (Unterscheide hier zwischen Abweichung vom Ausgangszustand und Abweichung von der Erwartung.) Das System entwickelt anhand dieser Bifurkation und seiner Möglichkeit, die Pole zu wechseln, eine eigene Systemgeschichte, die, je mehr sie sich bewährt, Veränderungen erschwert. Luhmann (vgl. 1995, S. 90) vertritt die Auffassung, dass eine Abweichung von der Erwartung stärker individualisiert als ein Verhalten nach der Norm. Das Normverhalten fällt nicht weiter auf. Das abweichende Verhalten wird dagegen moralisch beurteilt als gutes oder schlechtes Verhalten. Es betrifft die ganze Person als Achtung oder Missachtung.

Das Bewusstseinssystem nutzt die Möglichkeiten des sozialen

Systems, um seine Individualität zu entwickeln. Analysiert man die Sozialisationsfiguren, die das soziale System im Laufe der Geschichte präsentiert und anhand derer das Bewusstsein sich selbst beobachten und sozialisieren kann, so ist es auf vorherrschende Verhaltenstypen angewiesen. Beim ersten Blick sind dies sicherlich die Bezugspersonen der Primärfamilie. Der zweite Blick zeigt aber, dass die Sozialisation von Personen nicht auf die Kindheit beschränkt bleibt, sondern zeitlebens voranschreitet. Aufgrund der Brüchigkeit des Selbst bedarf es kontinuierlich weiterer Verhaltensmuster, die man kopieren oder deren Kopierung man ablehnen kann.

Jürgen Kriz (vgl. 1999, S. 100) weist darauf hin, dass Virginia Satir (1975), eine bedeutende Praktikerin der frühen Familientherapie, den »Selbstwert« als zentralen Faktor in Verbindung mit Wachstum für die Kommunikationsstrukturen in Familien angesehen habe. Sie sei überzeugt, dass das Gefühl des Wertes nicht angeboren sei, sondern in der Regel in der Familie erlernt werde. Kommunikation führe zur gegenseitigen Auslotung und auch zur Veränderung des Selbstwertes. Geringer Selbstwert führe daher auch zu dysfunktionalen Kommunikationen und umgekehrt.

Baut das Bewusstsein Selbstwert durch Achtung und Missachtung von Fremdbeobachtung auf, so ergibt sich die Unterscheidung des Selbstwertes auch für das Bewusstsein selbst als Differenz von Selbstachtung (Selbstwert) und Selbstmissachtung.

4.11 Zweiteiliges Selbst

Verhaltensmuster werden durch die Figur des Helden im Roman, in der Kirchengeschichte und durch Volksmärchen vorgegeben. Die Individualisierung kann dann im Nacheifern oder Ablehnen des Nacheiferns vorangetrieben werden. Die Literatur im 18. und 19. Jahrhundert führt dem Leser den Helden schließlich mehr und mehr als jemanden vor, dessen Motive dargelegt werden, dessen Schwierigkeiten offengelegt werden. Der Leser weiß oft mehr über die Situation als der Held. Der Held steht seinen Aufgaben mit nur noch eingeschränktem Überblick gegenüber. Der Leser kann so nicht mehr den Helden kopieren, sondern nur noch seine Motive erkennen. Der Leser weiß, was der Held weiß, und weiß, was der Held nicht weiß.

In dieser Zeit kristallisiert sich für die Individualisierung ein neues Modell heraus: das Modell des zweiteiligen Selbst.

Zunächst – so Luhmann – wird das Selbst dupliziert, dann wird es multipliziert z. B. im Rollenselbst. Zwei- und mehrteilige Selbstformeln lassen das Thema Identität zum Dauerproblem werden. Gleichzeitig führen sie als gesellschaftliche Kopiermuster zu mehr Komplexität und Unbestimmtheit der Kopieranweisungen. Die Paradoxie des Bewusstseins, sich selbstreferenziell und fremdreferenziell zu bestimmen, wird aufgelöst in ein eigenes Selbst und ein kopiertes und kopierfähiges Selbst. In dem Maße, in dem dieses Muster im Gesellschaftssystem kommuniziert wird, entstehen Kopieranweisungen und Verbote, um möglichst eine Einzigartigkeit zu präsentieren.

»Das Problem wird dem Roman abgekauft, es wird von verschiedenen Wissenschaften, vor allem Psychiatrie, Psychologie und Sozialpsychologie, und schließlich von der Psychoanalyse als das ihre entdeckt. Seitdem gibt es eine Vielzahl von Beobachtungsanweisungen bis hin zu Therapieanweisungen, die auf der Unterscheidung von bewusst/unbewusst oder personaler und sozialer Identität (I/me) oder ähnlich gearbeitetem Schematismus aufbauen« (Luhmann 1995, S. 97).

Die Klassifikation psychischer Erkrankungen verfährt nun wieder in Richtung Standardisierung von Individualität. Neuestes Beispiel ist die operationalisierte psychodynamische Diagnostik etablierter Ärzte und Psychologen (vgl. Arbeitskreis OPD 1998). Diese Standardisierung nehmen einige Patienten gern an, z. B. wenn sie äußern: »Herr Doktor, ich habe eine Depression«, während andere Patienten eine Standardisierung ablehnen.

4.12 Weder Held noch Original

»Aus dem Circulus vitiosus des Copierens, der auch das Copieren des Vermeidens des Copierens einschließt, kommt man nicht in Richtung auf gut und böse hinaus, sondern nur durch eine allmählich sich versteifende Biographie. Man findet sich dann vor ohne Erinnerung an einen Anfang als Resultat einer Selbstselektion – unbestimmbar und doch fast unabänderlich festgelegt. Weder Held noch Original. Dann kann es zu einer wichtigen Unterscheidung werden, ob man mit sich zufrieden ist oder nicht. (…) Die Form, in der die gesellschaftliche Kommunikation dies schließlich übernimmt und akzeptiert, ist die Einsicht in die Inkommunikabilität der Selbsterfahrung (…), die Einsicht, dass Selbstverhältnisse auf Tautologien und Paradoxien, also auf eine Blockierung der Anschlussfähigkeit der Beobachtung hinauslaufen. Man kann dies auch auf die Unaufhebbarkeit der Differenz von Operation und Beobachtung charakterisieren. Die gesellschaftliche Kommunikation sucht daraufhin nach Formen, mit denen sie Inkommunikabilität respektieren, also kommunizieren kann. In der Tradition galt Inkommunikabilität als Attribut wesentlicher Merkmale Gottes. Man mag die ›Säkularisierung‹ auch dieses Gottesattributs beklagen. Man könnte aber auch darauf hinweisen, dass die Inkommunikabilität der Selbsterfahrung immer schon Abbild der Inkommunikabilität der Gottesattribute gewesen ist: Die Lehre von der Imago Dei hatte genau dies sagen wollen« (Luhmann 1995, S. 109).

4.13 Das Unbewusste

Das Bewusstsein prozessiert nichts Unbewusstes. Nur Bewusstes kennzeichnet das Bewusstsein. Was nicht bewusst ist, gehört zur Umwelt des Bewusstseins. Hier gilt es klar zu denken. Nicht Bewusstes kann also auch nicht bewusst werden. Unbewusstes ist dann eine Unterscheidung, die ein Beobachter durchführt und die in den Bereich der operativen Latenz führt. Die begriffliche Tradition erschwert dieses Thema erheblich.

Das Unbewusste des Bewusstseins – so fasst Fuchs (1998, S. 30 f.) zusammen – wird je nach Theorieschule dort lokalisiert, wo das Bewusstsein keine Unterscheidungen getroffen hat, also in der unbekannten Selbstreferenz oder im fremdreferenziellen Teil. Als das Bewusstsein noch nicht die Unterscheidung von Kommunikation und Bewusstsein durchführen konnte, als es noch nicht die Differenz für sich selbst zur Beobachtung von Fremdreferenz und Selbstreferenz einsetzen konnte, war es auch schon strukturell an das ZNS und an die Kommunikation gekoppelt. Es musste schon Differenzierungen durchführen, als das Schema der aus der Fremdreferenz entstammenden Unterscheidung von Bewusstsein und Kommunikation nicht vorhanden war. Es konnte nur Fremdreferenz und Selbstreferenz auf der Ebene der Beobachtung erster Ordnung unterscheiden. Beobachtung bezog sich dann vornehmlich auf Sinneseindrücke, die der eigene Körper fremdreferenziell lieferte. Das Bewusstsein kondensierte (wiederholte) und konfirmierte (festigte) diese Wahrnehmungen, zu denen auch Laute und Interaktionen gehörten. Erst langsam konnten diese Wahrnehmungen bezüglich des eigenen Körpers von Wahrnehmungen bezüglich Laute und Interaktionen als eigene und fremde Wahrnehmungen klassifiziert werden. Durch Kondensieren und Konfirmieren bildeten sich so Strukturen heraus, die hinsichtlich Selbstreferenz und Fremdreferenz Erinnern und Vergessen realisierten. Diese Strukturen sortieren Wahrnehmungen nach einem Schema, das sich erst langsam mit Sinn füllte. Die Koevolution von Kommunikationssystem und Bewusstseinssystem ließ erst die Differenzierungsfähigkeit aufkommen, die das Bewusstsein sich selbst als Bewusstsein erscheinen ließ. Erst die Koevolution ermöglicht, die Wahrnehmung zur bewussten Wahrnehmung werden zu lassen und die bewusste Wahrnehmung als Vorstellung prozessieren zu lassen. Der Gedanke auf der Ebene der Gedankenereignisse ist noch kein bewusster Gedanke. Erst wenn er seinerseits von einem neuen Gedanken beobachtet wird, der selbst auch kein bewusster Gedanke ist, und ihn zur Vorstellung macht, wird er als Vorstellung bewusst. Der bewusste Gedanke entsteht also erst später.

Unbewusstes wird häufig auch auf der Ebene der Selbstreferenz der Gedankenereignisse vermutet. Es tritt zeitlich vor den bewussten Gedanken auf. Unbewusst sind die Unterscheidungen im Sinne der operativen Latenz. Die Unterscheidungen können erst durch einen nachfolgenden Gedanken auf der Ebene der Beobachtung zweiter Ordnung als Unterscheidungen erkannt werden und somit bewusst werden. Diese Bewusstheit ist aber auch nur relativ, denn sie wird von Gedanken beobachtet, die ihrerseits Unterscheidungen durchführen, bei denen sie nicht sich selbst beobachten können. So schiebt sich das Unbewusste immer vor dem Bewussten her.

Auf der Ebene der Selbstreferenz werden die Unterscheidungen durchgeführt, die selbst im Entstehen zwar andere Gedanken beobachten können, aber selbst nicht beobachtet werden. Trotzdem führen sie Unterscheidungen durch. Woher kommen die Unterscheidungen? Unterscheidungen sind Resultate von Strukturen und damit Resultate von früheren Unterscheidungen und Bezeichnungen. Frühere Bezeichnungen in Form von Vorstellungen (Wahrnehmungen, Laute, Interaktionen, Sinn) wurden entweder vergessen oder wiederholt. Wurden sie wiederholt, haben sie eine größere Chance, erinnerungsfähig zu sein. Wiederholte Vorstellungen, die im Bewusstseinssystem als Wahrnehmungen, als Sinneseindrücke, als Sinn mit Sprache oder sonst wie prozessiert werden, sind an das Zentralnervensystem strukturell gekoppelt. Was dem Bewusstseinssystem als Vorstellung erscheint, präsentiert sich im ZNS als neuronale Aktivität und wird dort nach dessen Operationmodus verarbeitet. Nervenimpulse verändern sich, Transmittersubstanzen werden ausgeschüttet, neuronale Verknüpfungen entstehen oder vergehen (vgl. Roth 1996, S. 251). Der Operationsmodus gibt zahlreiche, für unser Erfassungsvermögen unendlich viele Bedingungen vor. Er hat aber eine gewisse Plastizität, die man daran erkennt, dass Gedanken, die sich auf die Willkürmotorik beziehen, sich sehr schnell in neuronale Aktivität umsetzen.

Das Gesamt der jeweiligen neuronalen Aktivität, die durch Stoffwechselvorgänge, Wachheit, neuronale Netze und anderes geprägt ist, erzeugt auf der Innenseite des Bewusstseins die selbstreferenziellen Gedanken, die unterscheiden und bezeichnen. Sie realisieren die Autopoiesis als Attention, ohne selbst schon Intention zu sein. Die Teilhabe am System oktroyiert ihnen Bewusstes auf. Die Struktur, mit der sie selbst- oder fremdreferenziell beobachten, findet sich im ZNS, also in der Umwelt des Bewusstseins. Das Muster von Erinnern und Vergessen anhand selbst- und fremdreferenzieller Unterscheidungen ist dort gelagert. Das Bewusstsein operiert nur in der Gegenwart und greift auf Vergangenes, das es in seiner Umwelt findet, nur via strukturelle Kopplung zurück. Das erklärt auch die Eigentümlichkeit des Erinnerns, das erklärt die Eigentümlichkeit der Rekonstruktion der Identität. Das Bewusstsein ist eine Art Zeitmaschine, die nur im Jetzt operiert, Zukunft mit Vergangenheit abgleicht. Das Bewusstsein liefert Aufmerksamkeit (Attention) (vgl. Roth 1998, S. 214). Das Unbewusste ist die in der Gegenwart wirkende Struktur, die in der Vergangenheit entstanden ist. Das Unbewusste sind die in der Zukunft liegenden Erwartungen, die das Bewusstseinssystem an sich selbst stellt oder die es durch das soziale System an sich gestellt sieht, ohne sie schon als Erwartungen bezeichnet und unterschieden zu haben.

5 Strukturelle Kopplung autopoietischer Systeme

5.1 Einführung

Die Trennung der Wissenschaften wie auch die Unterscheidung biologischer, psychischer und sozialer Systeme ist die Folge unterscheidender Beobachtung. Sie sind politisch begründbar und nicht aus sich heraus entstanden. Sie sind historisch entstanden, aber nicht zwingend erforderlich. Die Trennung hat Vorteile. Die Gegenstandsbereiche können genau untersucht werden. Man untersucht die biologischen Ursachen der Reizleitung des Herzens, um Rhythmusstörungen zu verstehen. Anschließend untersucht man hormonelle Ursachen, um Herzrhythmusstörungen zu spezifizieren. Dann untersucht man Veränderungen der Hormone nach biologischen Ursachen und sieht, dass biologische Argumente nicht hinreichend sind, um Hormonschwankungen ausreichend zu erklären. Man begibt sich langsam in andere Bereiche, um hier nach Erklärungen zu suchen. Die Trennung der Gegenstandsbereiche hat Nachteile, weil die betrachteten Gegenstände aus ihrem Kontext gelöst werden. Die Übergänge von einem Gegenstandsbereich zum anderen sind schwierig zu fassen. Was kann mit Physik, was mit Biochemie erklärt, was kann mit Pharmakologie, was mit Psychologie erklärt werden?

Der hier vertretene Ansatz will auf jeden Fall ganzheitlich verstanden werden, ohne irgendeiner Ganzheitsideologie zu erliegen. Die Trennung der Gegenstandsbereiche war nicht nur in der Medizin, sondern auch in vielen anderen Bereichen recht erfolgreich. Es wurde ein gewaltiges Wissen akkumuliert, sodass nicht mehr in eine undifferenzierte Betrachtung zurückgefallen werden kann. Andererseits ist es außerordentlich wichtig, die verschiedenen Gegenstandsbereiche im Zusammenhang zu reflektieren, wie dies die psychosomatische und biopsychosoziale Medizin versucht.

Für die psychotherapeutische Medizin als Wissenschaft resümieren Tress et al., dass sie »keine einheitliche Theorie vorzuweisen und auch nicht in Aussicht zu stellen hat. Sie operiert vielmehr gleichzeitig innerhalb verschiedener Wissenschaftssprachen, welche das menschliche Leben, Erleben und Zusammenleben entweder kausalanalytisch oder verstehend hermeneutisch erschließen« (1997, S. 75).

Hier wird nun der Versuch dargestellt, die künstliche Trennung der Gegenstandsbereiche mit Gedanken der systemischen Theorie zu überbrücken. Die Theorie selbstreferenzieller Systeme unterscheidet Systeme nach ihren Einheitsbildungen und Operationsmodi. Auch diese Unterscheidung ist willkürlich, Folge sozialer Kommunikation, aber erkenntnistheoretisch plausibel. Unterscheidet die Theorie nach diesen Kriterien, muss sie auch eine Vorstellung haben, wie getrennt gedachte Systeme dennoch zusammenwirken. Wie kooperieren Systeme, die als geschlossene Systeme funktionieren? Dieses Zusammenwirken wird mit einer Theorie der strukturellen Kopplung autopoietischer Systeme beschrieben.

Das Grundproblem besteht darin, dass Systeme, die als geschlossen beschrieben werden, möglicherweise nicht an andere Systeme oder an die Umwelt gekoppelt sein können. Dazu ist zunächst grundsätzlich festzuhalten, dass die Geschlossenheit sich nicht auf die physikalische Materialitätsbasis bezieht, sondern auf die Funktionsweise des jeweiligen Systems. Systeme unterscheiden sich durch ihre Operationen, durch ihre Art, Unterscheidungen und Bezeichnungen durchzuführen, durch ihre jeweilige Verfahrensweise, Einheiten zu konstituieren.

Systeme sind an die Vorgaben ihrer Umwelt gekoppelt. Sie errichten sich geradezu auf ihnen. Sie benutzen die Vorgaben der Umwelt und die Vorgaben der Systeme in der Umwelt. Systeme können sich aber dann von ihrer Umwelt unterscheiden, wenn die Vorgaben so komplex sind, dass Möglichkeiten ausgewählt werden können. Es können dann Vorgaben so oder anders genutzt werden. Eine strikte Vorgabe, die nur eine Nutzung zuließe, könnte kein System entstehen lassen.

Im Folgenden wird zunächst der Begriff der Geschlossenheit aufgegriffen. Sodann folgt eine Zusammenfassung wesentlicher Aspekte der strukturellen Kopplung. Danach werden diese allgemeinen Überlegungen in Bezug auf die verschiedenen autopoietischen Systeme spezifiziert.

5.2 Operative Schließung durch die Operation der Beobachtung

Auf der Ebene der eigenen Operationen haben Systeme keinen Griff auf die Umwelt. Die Umwelt ist gerade dadurch Umwelt, sie gehörte sonst zum System. Auch die Beobachtung hat keinen Griff auf die Umwelt. Die Operation der Beobachtung, also Unterscheiden und Bezeichnen, wird nur auf sich selbst angewandt. Sie wird damit Selbstbeobachtung. Die Selbstbeobachtung kann nun wiederum nur unterscheiden und bezeichnen. Sie kann nur dieses oder jenes unterscheiden. Nur auf der Ebene der Beobachtung, also auf der Ebene der eigenen Operation, kann sie selbst entscheiden, was sie bezeichnen und unterscheiden will. Die Beobachtung transformiert Unterscheidungen in andere Unterscheidungen. Auf diese Weise verarbeitet sie Informationen. Unterscheidungen berühren nicht die Dinge der Umwelt.

Es können bestimmte Krankheiten unterschieden und bezeichnet werden. Es können bestimmte Therapien befürwortet werden. Dies hat aber keinen Einfluss auf die Umwelt. Einfluss auf die Umwelt kann nur durch das Nadelöhr der strukturellen Kopplung genommen werden (vgl. Luhmann 1997, S. 92 ff.), wobei die gekoppelten Systeme sich entsprechend ihrer eigenen Operationen verhalten. Einfluss auf eine Erkrankung kann nur genommen werden, wenn das Bewusstseinssystem versteht, was ihm das kommunikative System vermittelt, und wenn dann das Bewusstseinssystem via zentrales Nervensystem Einfluss auf das muskuläre System nimmt und dieses dann die Tablette schluckt usw.

Auf der Ebene der Umweltbeobachtung gibt es ebenfalls keinen Umweltkontakt. Das System kann nur eigene Unterscheidungen generieren, um Umwelt wahrzunehmen. In der Umwelt gibt es auch keine Entsprechung für die Art der Unterscheidung. Umweltbeobachtung setzt die Unterscheidung von Selbstreferenz und Fremdreferenz voraus. Die Unterscheidungen werden nur im System getroffen, das sich so von der Umwelt mehr und mehr distanziert und schließlich die Frage nach dem Selbst stimuliert. Jede Umweltbeobachtung erfolgt aufgrund der Selbstbeobachtung. Das Selbst sozialisiert sich an der Umwelt.

Die Geschlossenheit autopoietischer Systeme bezieht sich auf die Produktion und Reproduktion des Systems, auf die Art seiner eigenen Operationen, nicht auf Kausalität. Das jeweilige System existiert ja nur aufgrund zahlreicher Voraussetzungen. Es hängt von diesen Voraussetzungen ab, ohne sie für die eigenen Operationen berücksichtigen zu können.

Geschlossenheit bezieht sich nicht auf das Entropiegesetz, nicht auf die Thermodynamik, sondern nur darauf, dass eigene Operationen durch die Resultate der eigenen Operationen ermöglicht werden. Da alle Operationen in der Welt gleichzeitig stattfinden, kann eine Operation nicht die andere beeinflussen, sondern nur im Anschluss an eine Operation kann eine weitere Operation durchgeführt werden. Erst dadurch sind eine Schließung und Differenzierung von Systemen möglich.

5.3 Allgemeine Theorie der strukturellen Kopplung

In Anlehnung an und in Abgrenzung zu Maturana (1982, 1987) und Varela (1987) entwickelt Luhmann (1997, S. 100) eine allgemeine Theorie der strukturellen Kopplung, die weiter unten für die verschiedenen Systeme und ihre Kopplungen spezifiziert wird. Es werden hier Luhmanns Umarbeitungen übernommen, da sie sich nicht nur auf die Biologie der Zelle beschränken, sondern allgemeiner angelegt sind.

Autopoiesis

Autopoietische Systeme produzieren und reproduzieren sich durch ihre eigenen Einheiten und Strukturen. Nur die eigenen Strukturen können die Operationen gewährleisten. Strukturelle Kopplung schränkt die Strukturen ein, mit denen das System seine Autopoiesis durchführen kann.

Autopoiesis und Materialität

Strukturelle Kopplungen haben eine von den autopoietischen Systemen unabhängige Materialitätsbasis. Die Grenzen der autopoietischen Systeme zeichnen sich darin nicht ein. Jede strukturelle Kopplung hat die physikalische Welt zur Voraussetzung. (Auch sie ist nicht ontologisch gegeben, sondern Resultat von Konsistenzprüfungen.) Strukturelle Kopplungen sind auf der Ebene der Zustände, Ereignisse und Operationen so wie die Schwerkraft schlicht gegeben (vgl. Luhmann 1995a, S. 31).

Umweltgegebenheiten sind Voraussetzungen

Umweltgegebenheiten können nicht spezifizieren, was im System geschieht. Umweltgegebenheiten müssen aber vorausgesetzt werden, weil sonst das System nicht existieren würde. Von daher ist das autopoietische System schon immer an seine Umwelt angepasst. Es hat innerhalb der Umweltanpassung Möglichkeiten, sich unangepasst zu verhalten.

Irritation, Störung

Strukturelle Kopplung gewährleistet trotz der Eigendeterminiertheit eine gewisse Umweltakzeptanz. An der Systeminnenseite der strukturell gekoppelten Systeme treten Irritationen, Perturbationen oder Störungen auf. Sie entstehen aus dem internen Vergleich der Ereignisse mit den Erwartungen des Systems. Umwelteinwirkungen transportieren keine Irritation, sondern Irritation ist eine systemeigene Leistung. Findet das System die Ursache seiner Irritation, kann es lernen, sie einzuordnen, sie zu verstehen oder mit ihr umzugehen, andernfalls rechnet es die Irritation der Umwelt zu und versucht, sie auszuschalten oder als Zufall hinzunehmen.

Analoge Begrifflichkeit und digitale Begrifflichkeit

Umweltgegebenheiten sind stets analog gegeben. Erst die Umformung durch Beobachtung führt zu einer Bezeichnung, zu einer Einheitsbildung. Die Einheitsbildung der Beobachtung digitalisiert die Ereignisse. Sie erbringt für das System eine Information. Die gleichen analogen Umweltgegebenheiten werden von den gekoppelten Systemen jeweils anders digitalisiert. Ein kontinuierliches Nebeneinander von Bewusstseinssystemen und Kommunikationssystemen wird z. B. durch Sprache zu einem diskontinuierlichen Nacheinander.

Unterscheide die Kopplung unterschiedlicher Systeme und gleicher Systemtypen

Strukturelle Kopplung bezeichnet die Kopplung unterschiedlicher Systeme wie biologische und soziale Systeme. Der Begriff der strukturellen Kopplung bezeichnet nicht die Kopplung von Subsystemen eines Gesamtsystems. Autopoietische Teilsysteme sind durch eine Systeminnendifferenzierung entstanden und verwenden deshalb gleiche Einheiten, nämlich Kommunikationen. Subsysteme können sich daher auf dieser operativen Basis verständigen. Die gesellschaftlichen Subsysteme unterscheiden sich hinsichtlich ihrer Erwartungsstrukturen. Eine Innendifferenzierung der Gesellschaft in Teilsysteme wie Politik, Wirtschaft und Medizin erlaubt daher eine Kommunikation über die Grenzen hinweg. Kommunikative Einheiten werden durch die unterschiedlichen Strukturen unterschiedlichen Verwendungen, unterschiedlichem Sinn und unterschiedlichen Folgekommunikationen durch unterschiedliches Bezeichnen und Unterscheiden unterworfen. Strukturelle Kopplung unterschiedlicher Systemtypen wie biologische, psychische und soziale Systeme unterliegen ganz anderen Restriktionen.

Systeminterne Möglichkeitsüberschüsse

Strukturelle Kopplung ist an die Voraussetzung gebunden, dass im System intern immer mehr Möglichkeiten vorhanden sind, als das gekoppelte System nutzen kann. Erst wenn es selektieren kann, kann es sich als System aus der Umwelt herausnehmen. Beispiel: Der an die Gravitationskraft der Erde angepasste Organismus kann sich bewegen. Angepasstheit unter den Prämissen einer strukturellen Kopplung ist nur möglich, wenn die Unbestimmtheit der unbekannten Umwelt intern mit Möglichkeitsüberschüssen kompensiert werden kann. Der Organismus kann sich hierhin und dahin trotz Gravitation bewegen. Für psychische und soziale Systeme bietet das Medium Sinn diesen Überschuss an Verweisungsmöglichkeiten.

Zeitlichkeit der Operationen

Einen außerordentlich interessanten Gedanken formuliert Luhmann (1997, S. 114 ff.) für den Grund des Zustandekommens der Kopplung. Die Kopplung kommt danach nicht zustande durch das Verbindungsmittel der gekoppelten Systeme, wie Sprache bei Bewusstseinssystemen und sozialen Systemen, sondern durch die Zeitlichkeit der Operationen der gekoppelten Systeme. Gehirne, Bewusstseinssysteme und Kommunikationssysteme bilden unterschiedliche Ereignissequenzen und somit verschiedene Operationsgeschwindigkeiten. Eine Sequenz von Nervenimpulsen des Gehirns erscheint dem Bewusstsein als Intensität. Auch das Erleben von Willensentschlüssen und Gefühlen wird durch eigene Operationsgeschwindigkeiten getragen. Entschlüsse, Gefühle oder Einsichten sind die interpretierenden Reaktionen des Bewusstseins auf vorgängige Hirnaktivitäten (vgl. Roth 1998, S. 309).

Auch ist das Bewusstsein schon aktiv gewesen, bevor Ereignisse im Kommunikationssystem registriert werden. Die Kommunikation reagiert nur noch auf vorgängige Ereignisse des Bewusstseins. Die Nachträglichkeit der strukturellen Kopplung bleibt im jeweiligen System unbemerkt. Sie wird vielmehr als Gleichzeitigkeit registriert. Zeitverhältnisse werden in Realität umgerechnet.

Die unterschiedlichen Geschwindigkeiten, die durch die unterschiedliche Dauer der Ereignisse in den jeweiligen Systemen entstehen, müssen von den gekoppelten Systemen durch spezielle Operationen ausgeglichen werden. Die Operationen müssen nicht nur zueinander passen, sondern auch nacheinander passen. Nacheinander können Operationen nur zueinander passen, wenn im jeweiligen System ein Gedächtnis vorhanden ist, das sich an die vorherige Operation erinnert, um eine passende Operation durchzuführen. Hierdurch entsteht Emergenz (Abb. 10).

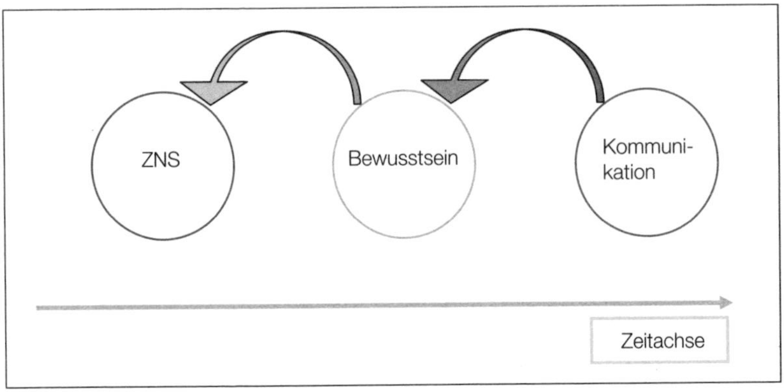

Abb. 10: Eigentümliche Nachträglichkeit der strukturellen Kopplung

Kausalität

Der Begriff strukturelle Kopplung bezeichnet ein Verhältnis der Gleichzeitigkeit. Was gleichzeitig geschieht, kann sich nicht kausal beeinflussen. Kausalität beobachtet der Beobachter durch das Verbinden von Ereignissen mit Wirkungen unter Berücksichtigung von Zeit (vgl. Luhmann 1990, S. 39; 1995b, S. 37).

Strukturelle Kopplung als Formbegriff

Strukturelle Kopplungen denkt Luhmann (1990, S. 163) auch als Zwei-Seiten-Form. Sie schließen etwas ein und etwas aus. Sie bündeln und steigern einerseits Kausalitäten, die auf das gekoppelte System einwirken, es irritieren und anregen, sie schließen andere Möglichkeiten der Einflussnahme aus. Die Kausalität außerhalb der Kopplung kann, wenn sie wirkt, das System nur destruieren.

Evolutionärer Vorteil

Durch strukturelle Kopplung kann ein System an hochkomplexe Umweltbedingungen angeschlossen werden, ohne die Komplexität erneut zu erarbeiten. Beispiel: Die Wahrnehmungsleistung des Gehirns steht dem Bewusstsein zur Verfügung.

Interpenetration

Strukturelle Kopplung ermöglicht eine wechselseitige Evolution der strukturell gekoppelten Systeme. Solche koevolutive Kopplung nennt Luhmann Interpenetration (Luhmann 1997, S. 108). Der Begriff geht auf Talcott Parsons zurück, wird aber von Luhmann vorsichtig adaptiert und für autopoietische Kopplungen verwandt. Auch Interpenetrationsverhältnisse tauschen nichts aus. Es besteht kein Tauschprozess auf operativer Ebene. Im jeweiligen Bezugssystem erhalten die Einheit (Gedanken, Nervenimpulse) und die Komplexität des jeweils anderen Systems eine Funktion. Wie das im Einzelnen geschieht, kann nur systemspezifisch anhand der jeweiligen Strukturen und Operationen aufgezeigt werden und wird weiter unten dargelegt. Interpenetrationen ermöglichen in den beteiligten Systemen neue Informationen. Beispiel für interpenetrierende Verhältnisse: Kopplung von Bewusstseinssystem und Gehirn oder Bewusstseinssysteme und Gesellschaft (vgl. Luhmann 1995, S. 51; 1984).

5.4 Die Kopplung autopoietischer Systeme an die physikalische Umwelt

Die physikalische Welt wirkt auf einen biologischen Organismus ein. Der Organismus entwickelt Strukturen, die an diese physikalischen Bedingungen dauerhaft gebunden sind. Greift man nun als eine von vielen physikalischen Bedingungen die Schwerkraft heraus, so ist es selbstverständlich, dass dieser Organismus sich nur unter den Bedingungen der Schwerkraft bewegen kann. Muskeln, Nervenzellen, Gleichgewichtsorgan und anderes stellen sich auf die Bedingungen ein. Der Organismus kalkuliert die Möglichkeiten seiner Bewegungen unter Ausnutzung dieser speziellen Möglichkeiten und Grenzen. Der Organismus braucht die Vorbedingungen seiner Bewegungsmöglichkeiten nicht zu kennen, um sich zu bewegen. In jede Bewegung geht die Schwerkraft ein. Die Schwerkraft kann gar nicht unberücksichtigt bleiben. Die physikalischen Bedingungen können gar nicht zur Disposition gestellt werden. Der Organismus erfährt dennoch die Bewegung als eine Form der Freiheit. Er kann sich hierhin oder dorthin oder überhaupt nicht bewegen. Innerhalb der Beschränkung hat er Möglichkeitsüberschüsse und Freiheiten. Die Möglichkeitsüberschüsse der Bewegungsfreiheit kompensieren teilweise die Beschränkung der Schwerkraft. Natürlich ist die Bewegung noch an andere Voraussetzungen, wie Energie, Zellen oder andere Organe etc. gebunden, die jeweils andere physikalische Voraussetzungen und andere Möglichkeiten bieten, mit Beschränkungen umzugehen. Sie haben dementsprechend andere Operationsweisen. Der Organismus ist an all diese Voraussetzungen angepasst, sonst könnte er nicht existieren. Trifft der Organismus auf Umweltbedingungen, an die er nicht angepasst ist, so ist er nicht mehr lebensfähig. Insofern besteht eine kausale Abhängigkeit. Dagegen ist die Bewegungsrichtung, die der Organismus nimmt, nicht kausal vorgegeben. Hier besteht Autonomie.

Wollte man die Bewegungsrichtung, die der Organismus einschlägt, kausal erklären, so könnte man so viele Faktoren anführen, die sich gegenseitig beeinflussen, dass eine Vorausberechnung mehr Zeit brauchte, als dem Organismus Lebenszeit zur Verfügung stünde. Der Organismus kann mehrere Innenzustände annehmen, sodass ein Beobachter das Verhalten nicht mehr vorhersagen kann. Heinz von Foerster benutzt hier den Ausdruck »transcomputional«, d. h., eine Vorhersage ist im Prinzip nicht möglich, nach vielen Milliarden Jahren Berechnungszeit ist eine Prognose möglich (vgl. von Foerster 1997a, S. 40 ff.; vgl. auch 1985, 1993, 1997b). Auch ein Organismus, der Selbstbeobachtung durchführt, kann nicht alle Einflussfaktoren erfassen, die seine Bewegung motivieren. Er kann einzelne Faktoren herausgreifen, andere aber nicht im Moment aktualisieren. Somit besteht auch für ihn als Selbstbeobachter eine gewisse Intransparenz bezüglich des eigenen Tuns.

Gerhard Roth fasst die neurophysiologischen Erkenntnisse in seinem Buch »Das Gehirn und seine Wirklichkeit« im Kapitel »Ist der Wille frei?« gut zusammen. Kortex (Großhirnrinde), limbisches System (aktivierter Teil beim emotionalen Erleben), Bewertungsgedächtnis, Bereitschaftspotenziale und vieles mehr wirken zusammen, wobei der Willensentschluss, das Gefühl, etwas zu wollen oder gewollt zu haben, nicht die Ursache für eine Handlung ist, sondern eher ein Begleitgefühl. Die Entstehungszeit von den ersten gemessenen Aktivitätsänderungen neuronaler Impulse bis zur Bewusstwerdung eines Gedankens beträgt 300 bis 1000 Millisekunden. »Der Willensakt geht den neuronalen Prozessen nicht voraus, sondern ergibt sich aus ihnen. In entsprechender Weise folgt das Gefühl, eine Handlung intendiert zu haben ...«, fasst Roth (1998, S. 309) zusammen.

Weiterhin müssen Kausalerklärungen ihrerseits kausal erklärt werden. Die Ursache der Ursache beruht auf der Ursache, weil ... Dies führt ins Unendliche und zeigt daher schon Einschränkungen für Kausalerklärungen. Kausalerklärungen sind Zuordnungen von Beobachtern. Es sind Selektionen von Ursachen und Wirkungen in der Zeit. Sie sind letztlich daher eine Form von Politik. Der Beobachter verfolgt durch Herausgreifen von Ursachen und Zuordnungen von Wirkungen Interessenspolitik (vgl. Luhmann 1997, S. 1011).

Die physikalische Welt soll hier nun nicht ontologisch wieder eingeführt werden, sondern als Resultat von Konsistenzprüfungen, als Bewährungserfahrung. Stößt z. B. ein Organismus immer wieder an eine Wand und wird in seiner Bewegungsrichtung eingeschränkt, so erfährt er die Wand als Bewegungshindernis und als Störung in seinen Systemen. Hat er die Möglichkeit, die Störung als Information zu behandeln, kann er sein Verhalten ändern. Für die differenztheoretische Systemtheorie sind »Objekte« keine in der Außenwelt gegebenen Dinge, sondern sie erhalten durch wiederkehrendes Fremdreferieren eine Konstanz in der Zeit. Die Wiederholung von Ereignissen bildet in autopoietischen Systemen Strukturen (vgl. Luhmann 1997, S. 99). »Erfahrung von Widerstand und Nichtbeliebigkeit der Operationsresultate werden extern verbucht und geben daher eine Welt, der man sich zu fügen hat« (Luhmann 1997, S. 93).

Auch in Bezug auf die Bewegungsrichtung realisiert der Organismus die Operation des Unterscheidens und Bezeichnens. Auf der Ebene der Beobachtung erster Ordnung bezeichnet er die Richtung und unterscheidet sie von einer anderen Richtung. Hinsichtlich dieser Unterscheidung ist er im oben dargelegten Sinne autonom. Entscheidet er sich, ins Feuer zu gehen, geht er unter. Entscheidet er sich, sich in Richtung Wasser zu bewegen, ist es möglicherweise nützlich für ihn. Ein Beobachter kann als Ursache für die Bewegungsrichtung natürlich das Wasser ansehen.

Materialitätsvoraussetzungen werden auf der Ebene der Beobachtung erster Ordnung nicht als solche erkannt und reflektiert. Bewegt sich ein Organismus auf eine Wand zu und wird im Fortkommen beschränkt, so muss er selbst sehen, wie er weiterkommt. Dabei hilft ihm nicht die Wand, nicht die Schwerkraft, sondern nur seine Fähigkeit, Wand/Nicht-Wand zu unterscheiden. Hat er intern keine Möglichkeit, dies Ereignis zu verarbeiten, sitzt er fest. Hat er aber die Möglichkeit, dies Ereignis zu erfassen, stellt es für den Organismus eine Information dar. Er kann dies natürlich als Zufall in der Umwelt verbuchen. Er kann versuchen, die Wand zu zerstören. Er kann aber auch durch Lernen im Sinne wiederholter Konsistenzprüfung der Materialität der Wand irgendwann eine Bewegungsänderung einschlagen. Informationen entstehen immer nur auf der Innenseite des Systems. Die wiederholte Konsistenzprüfung gewinnt Struktur und wird auf der Beobachtung erster Ordnung in der Umwelt lokalisiert. Die Welt erscheint draußen und objektiv gegeben.

Die Geschlossenheit autopoietischer Systeme bezieht sich nicht auf die Materialität der Systeme, auch nicht auf einen Geist, sondern auf die Art der Operation. Sie bezieht sich darauf, wie die einzelnen Systeme mit den jeweiligen Informationen, die ihnen zur Verfügung stehen, umgehen.

5.5 Die Kopplung zweier autopoietischer biologischer Systeme

Unterscheidet man nun Bewegungsapparat und Nervensystem und konzipiert beide als autopoietische Systeme, so entsteht die Frage, wie zwei autopoietische Systeme gekoppelt sind. Der muskuläre Apparat hat eigene Umweltbedingungen. Dazu gehört u. a. die Schwerkraft. Zur Umwelt des Muskels gehört weiterhin das Nervensystem. Die Impulse des Nervensystems (genauer: die Transmitterausschüttung) setzt der Muskel in Bewegung um, soweit andere Bedingungen, wie funktionierende Zellen und Energie, hinreichend vorhanden sind. Der Muskel realisiert eigene Möglichkeitsspielräume. Er reagiert auf Nervenimpulse nach seinen eigenen Möglichkeiten. Befindet er sich z. B. in der Refraktärzeit (elektrisches Potenzial ist entladen), so löst eine Transmitterausschüttung keine Kontraktion aus. Für das Nervengewebe gehört der Muskel zur Umwelt. Es sendet Impulse und Transmitter aus, ob der Muskel die Transmitter umsetzt oder nicht, steht nicht im Vermögen des Nervensystems. Gleichwohl erhält das Nervensystem eine Rückkopplung über Lage und Anspannung des Muskels, aus dem es eigene Berechnungen durchführen kann. Das Nervensystem informiert sich aber nicht durch die Lage des Muskels vor der Wand, sondern durch Impulsraten, die mit anderen Impulsraten verglichen werden. In diesem Beispiel vergleicht das Nervensystem die Impulsrate zur Zeit der Bewegung in Richtung Wand mit der Impulsrate, die entsteht, wenn der Organismus an der Wand aufgelaufen ist. Das Nervensystem hat einen eigenen Operationsmodus zur Selbstinformation. Gerade anhand eigener Operationsmodi werden Systeme unterschieden. Auf dieser Ebene kann das Nervensystem Impulsraten vergleichen und daraus eigene Reaktionen ziehen, die die Impulsraten wieder in den erwartbaren Bereich lenken. Impulsratenvergleich ist ein Operationmodus, der Ereignisse mit Ereignissen vergleicht und dadurch Zeitlichkeit erfasst. Auf der Ebene der Beobachtung der Impulsraten kann das Nervensystem mit eigenen Operationen die Impulsrate verändern. Indem es die tatsächlichen Impulsraten unterscheidet und mit den erwarteten, d. h. gespeicherten Impulsraten vergleicht, kann es durch diese Unterscheidungen Informationen gewinnen. Dies ist ein für das Nervensystem spezifischer Operationmodus. Die einzelne Nervenzelle ist zwar morphologischer Träger der Impulse. Sie hat aber einen anderen Operationsmodus. Das Speichern der Impulsraten findet wiederum in anderen Systemen statt, wie Zellen, Membranschleusen, Konformitätsänderung von Proteinen etc. Eine morphologische und topographische Beschreibung des Nervensystems erfasst nicht seine Funktion.

5.6 Das Zentralnervensystem als autopoietisches System

Kurzdarstellung des Gehirn-Geist-Problems in der Diskussion der Neurobiologie und Philosophie

Betrachtet man das Zentralnervensystem mit mehreren Milliarden Nervenzellen, von denen jede Nervenzelle bis zu 25.000 Verbindungen zu anderen Nervenzellen hat, so liegt hier eines der komplexesten Systeme vor, die uns bekannt sind.

In der Neurophysiologie und Philosophie gibt es seit langem Überlegungen, wie sich die Materialität der hirnphysiologischen Prozesse in Geist übersetzt. Erleben, Kognition und Emotion werden als qualitativ anders beschrieben als elektrische Nervenimpulse. Gerhard Roth schreibt, dass der »›Geist‹ von uns als völlig anders erlebt« (Roth 1998, S. 302) werde. Nachdem Roth ausführlich die hirnphysiologischen Prozesse, soweit sie heute wissenschaftlich erforscht sind, dargestellt hat, kommt er zu dem Schluss, dass es eine enge Parallelität zwischen Hirnprozessen und kognitiven Prozessen gebe. Hirnprozesse, die Geist, Bewusstsein oder Aufmerksamkeit beinhalten, können mit verschiedenen Methoden dargestellt werden. Die Mechanismen, die zu Geist und Bewusstseinszuständen führen, sind physiologisch und pharmakologisch beeinflussbar. Geist könne man nicht auf die Systemkomponenten (Nervenzellen) zurückführen. Der Geist könne eigene physikalische Gesetze haben, die Autonomie zeigten, es jedoch nicht müssten. Wenn hier Gesetze beschrieben oder entdeckt werden, müssten sie mit den bekannten Gesetzen der Physik kompatibel sein. Heute sei es wissenschaftlich nur möglich, den Ort, die Zeit und den Zustand neuronaler Strukturen anzugeben, um festzustellen, dass ein Mensch sich über bestimmte mentale Phänomene äußere. Eine Erklärung hat Roth nicht.

Friedrich-Wilhelm Deneke (1999) legte eine Zusammenfassung des Zusammenhangs hirnphysiologischer Prozesse und geistiger Phänomene vor. Er versucht, eine Brücke von der neuronalen Physiologie zur psychischen Struktur zu schlagen, wie es Freud im Rahmen seiner damaligen Möglichkeiten gemacht habe. Er formuliert seine Erkenntnisse auf der Ebene der Beobachtung erster Ordnung. Er schildert recht anschaulich, dass bei bestimmten Erlebnissen, wie Freude oder Angst, bestimmte neuronale Verbände mehr als andere aktiviert sind. Er zeigt, dass Sinneseindrücke an mehreren Orten im

Hirn gleichzeitig (parallel) verarbeitet werden. Die Verarbeitung wird von verschiedenen Hirnstrukturen erbracht, von denen bekannt ist, dass bestimmte Strukturen mehr emotionale Komponenten dem Erleben beisteuern, andere mehr Gedächtniskomponenten und wieder andere mehr Bewertungskomponenten beifügen. Die Bahnung der einzelnen Komponenten ist aber nur teilweise bekannt. Ob sich etwas als Lust oder Frust bahnt, sei im Grunde noch ungeklärt.

Zur Erklärung des Unterschieds von geistigen Prozessen und neuronaler Aktivitäten referiert Deneke (1999, S. 119 ff.) zunächst Bunge (1984), der den so genannten emergenztheoretischen psychoneuronalen Monismus vertritt. Danach seien Hirn- und geistige Prozesse grundsätzlich physikalisch, aber die komplexen Wechselwirkungen der neuronalen Prozesse führten zu einer anderen oder höheren, emergenten Qualität. Diese emergente Qualität könne nicht auf die Eigenschaften von Neuronen oder Teilsystemen zurückgeführt werden. Deneke erklärt Emergenz nicht als Resultat von Systemoperationen, die durch ihre Operationsweise eigene Einheitsbildungen durchführen. Er fragt, ob das Erleben nun physiologisch verursacht wird oder ob Erleben nicht einfach neuronale Aktivität ist. Deneke sieht sich daher auch gezwungen, den so genannten Identitätstheoretikern (Churchland 1994, 1996; Bieri 1981) zuzustimmen, die einen innerlichen mentalen Zustand als identisch mit bestimmten neuronalen Aktivitäten ansehen. Nachdem er so geklärt hat, dass alles Geistige neuronale Aktivität ist, formuliert er eine Theorie der Hirnhierarchie. Die höhere hierarchische Ebene integriere neuronale Aktivitätsmuster, die von komplexerer Art seien, auf der höchsten Ebene komme dann »der geheimnisvolle Sprung vom Körperlichen ins Seelische«, hier könnten wir dann »plötzlich unserer selbst« bewusst werden (Deneke 1999, S. 124 f.). Den Sprung erklärt er nicht.

Die Wahrnehmung z. B. von Bildern aber ist nicht nur neuronale Parallelverarbeitung, sondern der Zusammenbau zu einem Bild, auf das der Organismus als Realität in der Außenwelt reagieren kann, bedarf schon einer Theorie der Emergenz (vgl. Krohn et al. 1992). Luhmann (1995, S. 180) vermutet, dass ein System sich dann Emergenz leisten könne, wenn der Verzicht auf Dekomposition kompensiert werden kann. Neuronale Aktivitäten, die neuronale Aktivitäten integrieren, müssen nicht komplexer sein. Durch ihre spezifische Operationsweise führen sie eine Einheitsbildung herbei, deren Komponenten, die einzelnen Neurone mit ihren Aktivitätsmustern, Dendriten,

Transmittern usw. gleichgültig sein können. Der Vorteil emergenter Verarbeitung liegt vielmehr in der Komplexitätsreduktion. Für das Verhalten eines Organismus ist nicht das Zustandekommen des Schmerzgefühls interessant, sondern der Ort, woher es kommt, um zu reagieren und Schaden abzuwenden. Nicht die neuronale Bildverarbeitung auf der Netzhaut ist relevant, sondern die Information über die Umwelt. Man kann die Wand schon sehen und muss nicht erst gegen sie laufen. Dazu sind auch Gedächtnisleistungen erforderlich, die in das Bild mit einfließen, andernfalls würde man, auch wenn man schon Erfahrungen mit Wänden hat, immer wieder gegen sie laufen.

Die Leistung der differenztheoretischen Systemtheorie liegt darin, den »Sprung vom Materiellen ins Geistige« zu explizieren. Sie zeigt, dass hier, wie auch bei anderen Beobachtungen, Systeme beschrieben werden können, die besondere Ordnungsleistungen erbringen durch eigene Operationsweisen, durch eigenes Unterscheiden und Bezeichnen, durch eigene Komplexitätsreduktionen, durch eigene Anschlüsse, die auch die Zeitlichkeit der jeweiligen Systeme berücksichtigen können.

Das Gehirn-Geist-Problem aus Sicht der autopoietischen Systemtheorie

Das ZNS beschreibt Heinz von Foerster (1985) dagegen als geschlossenes System, da es einen eigenen Operationsmodus realisiert, und Maturana (1982) fasst es als ein System auf, das die Bausteine seiner Operationen selbst erzeugt. Das Nervensystem ermögliche interne Zustände durch »reine Relationen« zu modifizieren (Maturana 1982, S. 39). Das rekursiv organisierte Nervensystem befindet sich durch die ständig vorhandenen Impulsraten im aktivierten Zustand. Eine Modifizierung findet daher nur noch im Bereich des schon aktivierten Zustands statt. Der Operationsmodus des ZNS bezieht sich also nicht auf die einzelne Nervenzelle, obgleich diese die Impulse produziert. Das Nervensystem vergleicht nur noch Impulsraten mit Impulsraten. Es relationiert nur noch. Der Operationsmodus unterscheidet diese Impulsraten von jenen Impulsraten mittels Impulsraten seines Gedächtnisses. Diese Unterscheidung bildet auf der Innenseite des ZNS-Systems eine Information. Und die Autopoiesis kommt dadurch zustande, dass das ZNS nur durch Änderung seiner Impulsraten seine Impulsraten verändern kann. Alles andere gehört zur Umwelt des ZNS. Zur Umwelt gehört auch die Nervenzelle. Sie mag auf eine Veränderung der Impulsrate mit einer Veränderung ihrer Morphologie durch Ausbildung von Dendriten oder mit einer Veränderung ihres Stoffwechsels (RNS-Synthese, Transmitteraufnahme und -abgabe usw.) reagieren. Für die Funktion des ZNS als autopoietisches System bleibt aber nur der eigene Operationmodus der Veränderung der Impulsrate die selbststeuernde Komponente. Dadurch distanziert sich das ZNS von seinen eigenen Voraussetzungen. Es emanzipiert sich so von einer einzelnen konkreten Nervenzelle und von Nervenzellverbänden. Diese Ebene ist Umwelt der ZNS-Funktion und auch -struktur, die durch Wiederholung und Nichtwiederholung entstanden ist, durch Erinnern und Vergessen.

Dem in reinen Relationen operierenden Nervensystem ist es gleichgültig, ob die Zustandsänderung der neuronalen Aktivität nun durch das Bewusstsein, einen Gedanken, eine Erwartungsenttäuschung oder durch einen Transmittermangel erzeugt wurde. Für das ZNS ist die gesamte Orientierung wie ein Instrumentenflug (Maturana 1982, S. 51). Es muss allerdings einige Bereiche außerhalb seines ihn tragenden biologischen Systems (seines Körpers) verorten, um sich räumlich zu orientieren. Es behandelt einen Teil der internen Aktivitätsveränderungen als extern. Das ZNS kann dann diesen Teil seiner neuronalen Aktivitäten wieder relationieren. Damit hat es die Möglichkeit, im Bereich reiner Relationen zu relationieren, was uns – so Maturana (1982, S. 39) – als abstraktes Denken erscheint. Relationierung von Relationen dehnt den Interaktionsbereich eines Organismus erheblich aus.

Im Bereich der Relationen von Relationen ist es gleichgültig, wie der Zustand erzeugt wird. Für das ZNS ist es dieselbe Information. Ein Beobachter kann natürlich den Ursprung klassifizieren. Diese Überlegung führt direkt zu einer Theorie der funktionalen Äquivalente. So kann erklärt werden, dass ein Asthmaanfall sowohl durch Allergene als auch durch die Vorstellung eines Allergenbefalls ausgelöst werden kann, wenn die Vorstellung mit einer Änderung der Nervenimpulsrate und einer Transmitterausschüttung einhergeht.

Das ZNS hat Spezialorgane wie Auge und Ohr, die nur einen Bruchteil der physikalischen Welt wahrnehmen, entwickelt. Die Ausschnitthaftigkeit der Wahrnehmung physikalischer Gegebenheiten ermöglicht andererseits auch eine hohe Spezifität der Wahrnehmung. Heinz von Foerster (1985) weist darauf hin, dass die Welt keine Farbe hat, sondern nur unterschiedliche elektromagnetische Wellenlängen, aus denen unser ZNS Farben konstruiert. So gibt es auch keine Geräusche, sondern nur Luftbewegungen und auch keine Wärme oder Kälte, sondern nur Molekülbewegungen. Elektromagnetische Wellen, Luftbewegungen und Molekülbewegungen sind aber auch nur Resultate physikalischer Messungen und Berechnungen.

5.7 Die Kopplung von Gehirn und Bewusstsein

Die Geschlossenheit des Bewusstseins

Das Bewusstsein wird aufgrund seines eigenen Operationsmodus des Unterscheidens und Bezeichnens als ein eigenständiges autopoietisches System beschrieben. Das Bewusstsein liefert sinnliche Wahrnehmungen, lässt uns erleben, wir denken in Vorstellungen und Gedanken. Die Materialitätsbasis wird nicht erfahren. Wird das Bewusstsein als autopoietisches System beschrieben, so gehört das ZNS zur Umwelt des Bewusstseins. Der Hirnstoffwechsel wie Hormonhaushalt, Zuckerstoffwechsel oder Transmitterkonzentrationen wirken auf die Nervenzellen und ihre Aktivität ein, aber diese physiologischen Parameter sind nicht die Einheiten des Bewusstseinssystems. Einheiten bilden Vorstellungen und Gedanken, die Selbstreferenz und Fremdreferenz unterscheiden können. Die Vorstellungen und Gedanken sind eingebettet, umrahmt, gefärbt von Emotionen, Stimmungen und Affekten (vgl. Ciompi 1998). Das Bewusstsein kann auch die eigene Aufmerksamkeit und Konzentration unter normalen physiologischen Bedingungen registrieren. Unter veränderten Bedingungen des ZNS-Stoffwechsels z. B. durch Glukose- oder Sauerstoffmangel sind die Möglichkeiten des Bewusstseins eingeschränkt oder erloschen. Damit ist auch die Möglichkeit nicht mehr vorhanden, dass das Bewusstsein selbst diese Veränderung bemerkt. Allenfalls ein Dämmerzustand kann noch als nicht ganz intaktes Denkvermögen oder als Schläfrigkeit registriert werden. Auch können die Gedanken und Vorstellungen nicht mehr sicher zwischen Innenwelt und Außenwelt unterscheiden. Gedanken und Vorstellungen können dann auch als Halluzinationen auftreten. Das Bewusstsein hat kaum Möglichkeiten, diese Veränderungen zu bemerken.

Das Bewusstsein ist materiell total an das Gehirn gekoppelt. In Bezug auf seine Operationsweise ist es allerdings geschlossen.

Die operative Geschlossenheit des Bewusstseinssystems zeigt sich außerdem in einer eigenen Strukturbildung z. B. in der Form von Erinnern und Vergessen. Die Art, wie erinnert und vergessen wird, organisiert das System selbst.

Geschlossenheit des Bewusstseins heißt auch, dass das Bewusstsein keinen Zugriff auf die Umwelt hat. Es kann sich nur Gedanken machen und seine Wahrnehmungen beurteilen. Zugriff auf die Welt draußen bekommt es nicht. Erst wenn es durch seine Vorstellungen und Gedanken in der Lage ist, die Nervenimpulsrate so zu verändern, dass das Gehirn auf seiner Innenseite des Systems daraus Informationen ziehen kann, um den muskulären Apparat in Bewegung zu setzen, erst dann hat es einen vermittelten Zugriff auf die Welt.

Wie gestaltet sich die Kopplung der beiden Systeme?
Zum Zusammenhang des biologischen Faktors und der Psyche schreibt Mentzos (1993, S. 101 f.) sehr treffend, dass der biologische Faktor die psychische Grundstimmung beeinflusse. Die Grundstimmung werde jedoch je nach psychischer Entwicklung unterschiedlich beeinflusst. So betrachtet sei der biologische Faktor psychogen. Mentzos möchte diese Frage aber letztlich nicht entscheiden. Die Theorie autopoietischer Systeme gibt hier Anstöße für eine Antwort.

Auf der Innenseite des ZNS finden sich Impulsraten, aggregierte Impulsraten, die sich mehr oder weniger verändern. Diese Impulsraten und ihre Veränderungen setzen sich aber nicht direkt in Bewusstsein um. Sie setzen sich in Bewusstsein nur um, wenn das Bewusstsein sie als Störung bemerkt und daraus eine Information formen kann, die es in seinem System zur Grundlage einer Einheit konstituieren kann. Einheiten in Systemen, die in der Zeit operieren, werden als Ereignisse bezeichnet. Ereignisse zerfallen schon wieder im Entstehen. Da das Bewusstsein selbst die Einheiten/Ereignisse definiert, ist es ihm überlassen, welche Komponenten es zu einem Ereignis zusammenzieht. Die Komponenten können aus verschiedenen Bereichen des Gehirns kommen und verschieden Aspekte beinhalten. Dazu gehören z. B. emotionale Aspekte, akustische Eindrücke, Bilder, Erinnerungen und Sinngehalte. Denken Sie einmal an einen »Wasserfall«. Ein neurophysiologischer Beobachter erkennt dann im ZNS unterschiedlich komplexe Impulsraten und Impulsratenänderungen aus unterschiedlichen Hirnregionen. Dem selbstbeobachtenden Bewusstsein zeigen sich Eindrücke, Vorstellungen, Sinnstrukturen und semantische Konnotationen. Dies konstituiert das Bewusstsein selbst. Es bildet seine eigenen Einheiten aus all den zeitgleich und zeitlich versetzten disseminiert vorkommenden Impulsraten. Es reduziert Komplexität, es selegiert, es führt Unterscheidungen und Bezeichnungen durch und berücksichtigt vergangene Unterscheidungen und Bezeichnungen, die als Strukturen des Erinnerns und Vergessens wirken. Dabei ist es für das aktuell operierende Bewusstsein gleichgültig, ob die Strukturen morphologische Qualität im ZNS haben oder nicht. Niemand hilft dem Bewusstsein bei der Einheits- und Strukturbildung. Sprache bewirkt auch nur Änderungen von Impulsraten. Das Bewusstseinssystem bestimmt selbst, welche Impulsraten und deren Änderung es als Ereignis und somit als Information auffasst. Darüber hinaus kann das Bewusstsein sich selbst nur durch den Aufbau von Strukturen steuern, die es erlauben, Ereignisse mit Ereignissen zu verbinden. Die Wiederholung von Ereignissen, die im Bewusstseinssystem als Wiederholung von Vorstellungen und Gedanken vorkommen, führt zu einer Kondensierung der Vorstellungen. Luhmann spricht von Strukturkondensation. Strukturkondensation entwickelt sich im Bewusstseinssystem hinsichtlich der Außenweltgewissheit und der Innenweltwahrnehmung.

Der Gedanke des Bewusstseins korrespondiert auf der Innenseite des ZNS als Impulsrate und Impulsratenänderung. Dennoch ist damit nicht die direkte Umsetzung eines Gedanken gegeben. Die Impulse dieses Gedanken werden der Operationsweise des ZNS unterworfen. Erst wenn das ZNS eine Information daraus ziehen kann, besteht die Möglichkeit der Umsetzung. Ich kann etwas denken, aber das Hirn prozessiert gerade etwas anderes und so werden die Impulsratenänderungen nur flüchtig berücksichtigt und schnell vergessen. Oder: konzentriert meine Aufmerksamkeit sich auf das Schreiben dieses Textes, überhöre ich leicht Fahrgeräusche auf der Straße.

Bewusstsein und Wahrnehmung

Wahrnehmung durch Sinneskanäle ist eine Leistung des Bewusstseins, die strukturell fest verankert zu sein scheint. Wahrnehmungen können kommuniziert werden, aber nicht als Wahrnehmungen, sondern als Bericht über Wahrnehmungen. Wahrnehmungen können, ohne kommuniziert zu werden, das Bewusstsein veranlassen, der Kommunikation die Themenwahl nahezulegen (vgl. Luhmann

1995b, S. 45). In Hypnose können Wahrnehmungen bis zu einem bestimmten Teil verändert werden. So können z. B. Schmerzen ausgeblendet werden. Betrachtet man Hypnose als Konzentration der Aufmerksamkeit, so ist sie offensichtlich in der Lage, auf der Innenseite des neuronalen Systems Impulsveränderungen zu bewirken, die es ermöglichen, anderen Impulsveränderungen einen Vorrang zu geben.

5.8 Die Kopplung von Bewusstsein und Kommunikation

Die Geschlossenheit der Kommunikation

Als weiteres autopoietisches System gilt das Kommunikationssystem. Seine Geschlossenheit gründet sich ebenfalls auf seine spezifische Operationsweise. Die Kommunikation besteht aus der Einheit von Information, Mitteilung und Verstehen. Die Einheit kann dann akzeptiert oder abgelehnt werden, und die Folgekommunikation kann angeschlossen werden. Die Operation der Kommunikation besteht nun in der Unterscheidung von Mitteilung und Information. Der Mitteilende kann nicht wissen, was bekannt ist. Dies kann er erst, wenn er die Systemgeschichte kennt. Nur im Kommunikationssystem wird entschieden, was eine Information ist und was nicht. Teilt jemand anderen eine Nachricht mit, so entscheiden die anderen, ob es für sie eine Information ist oder nicht. Ist die Information neu, werden sie anders daran anschließen, als wenn sie bekannt ist. Weiterhin weiß der Mitteilende auch nicht, ob die Information angenommen wird oder nicht. Diese Beurteilung kann das Bewusstseinssystem gar nicht leisten.

Das Kommunikationssystem hat keinen Griff auf die Umwelt. Es kann sich nur thematisch auf die Umwelt beziehen. Durch Wiederbeschreibung in Kommunikation erhalten Gegenstände und Tatsachen der Umwelt eine Struktur. Nicht die Wirklichkeit ihrer Existenz, sondern die Wiederbeschreibung in Kommunikation erzeugt die Struktur.

Wie sind nun Bewusstseinssysteme und Kommunikationssysteme aneinander gekoppelt?

Kommunikation ist hinsichtlich jeder Operation – also total – an Bewusstsein gekoppelt (Luhmann 1997, S. 103). Nur durch Bewusstsein kann die Umwelt wahrgenommen werden. Die Kommunikation kann die Umwelt nicht wahrnehmen. Kommunikation ist auch nicht sinnlich. Kommunikation fühlt nichts. Bewusstseinssysteme können sich aber durch Kommunikationssysteme lenken lassen und Umweltwahrnehmungen durchführen, die sie dann in die Kommunikation eingeben. Kommunikation in seiner ursprünglichen Form als mündliche Kommunikation unter Anwesenden ist auf das gegenseitige Wahrnehmen der Bewusstseinssysteme angewiesen. Bewusstseinssysteme steuern Kommunikationssysteme durch Mitteilungen/Informationen oder Nichtmitteilungen/Nichtinformationen. Das Bewusstseinssystem ist aber deswegen nicht der Träger der Kommunikation. Es trägt zur Kommunikation keine Operationen bei. Das Bewusstseinssystem kann das Verstehen eines Sinngehaltes und das Ablehnen oder Annehmen dieses Sinngehaltes einem anderen Bewusstsein nicht abnehmen. Es hat keinen Griff auf die Gedanken des anderen und auf dessen Gedankenresultate. Außerdem bestimmt das andere Bewusstsein, was es ins Kommunikationssystem eingeben will und was nicht.

Weiterhin unterscheiden sich Bewusstseinssysteme und Kommunikationssysteme dadurch, dass das Bewusstseinssystem etwas völlig anderes meint, als ein Kommunikationssystem versteht. Nur ein Bewusstseinssystem kann denken. Es kann nicht in ein anderes hineindenken. Nur die sozialen Systeme können kommunizieren.

Kommunikation muss die Voraussetzung seiner Existenz nicht thematisieren, sondern nutzt die gekoppelten Bewusstseinssysteme wie selbstverständlich.

Kommunikationen bilden daher eine emergente Realität. Emergenz bezeichnet einen Vorgang, bei dem die Einheiten, die das System bildet, nicht auf die Eigenschaften dieser Einheit gegründet werden. Die Eigenschaften und Komponenten werden vorausgesetzt (vgl. Luhmann 1997, S. 134). Damit ist wiederum eine erhebliche Reduktion von Komplexität verbunden. Wird z. B. das Verkehrsaufkommen analysiert, sind die Einheiten die Autos, nicht deren Komponenten wie Räder, Farbe etc.

Die ganze physikalische Welt, also alles, was von außen in die Kommunikation einfließt, durchläuft mehrere Filter: den Filter operational geschlossener Gehirne, den Filter operativ geschlossener Bewusstseinssysteme und den Filter der Kommunikationsmöglichkeit. Kommunikationssysteme profitieren von Bewusstseinssystemen, ohne durch sie spezifiziert zu werden.

Andererseits schützen Bewusstseinssysteme Kommunikationssysteme vor zu viel Information. Reduzierte und gefilterte Information führt daher auch zu einem anderen Systemtyp, der zwangsläufig eigenständig funktionieren muss und sich selbst dirigiert. Er kann sich selbst aber nur dirigieren, wenn er in seiner Umwelt Bewusstseinssysteme zu aktivieren vermag (Luhmann 1995, S. 31; 1997, S. 113).

Beispiel
Als Erläuterung mag ein Beispiel aus der Fernseh-Comedy-Serie *Eine schrecklich nette Familie* dienen. Peg Bundy zu ihrem Mann Al: »Al, was denkst du?« Al: »Wenn ich dir sagen wollte, was ich denke, würde ich es dir sagen und nicht denken!«

Sprache

Sprache wirkt wie ein Verbindungsmedium zwischen psychischem und sozialem System, Sprache realisiert einen Teil der Sinnhorizonte. Im Bewusstsein wirkt sie möglicherweise durch Imaginationen und Erinnerungen. Sprache wirkt im Bewusstsein als selbst gedachte Sprache oder als kommunikativ übers ZNS ins Bewusstsein gebrachte Sprache (vgl. Luhmann 1990, S. 49).

6 Psychoneuroimmunologie (PNI)

6.1 Einführung

Dieses Kapitel zeigt strukturelle Kopplungen von biologischen Systemen, Bewusstseinssystemen und sozialen Systemen. Es zeigt einen Teil der beeindruckenden Erkenntnisse der neuronalen, hormonellen und immunologischen Regelkreise biologischer Systeme. Es werden sowohl die Auswirkungen des Immunsystems auf das Bewusstseinssystem geschildert als auch der Einfluss des sozialen Systems. Auch hier muss man sich klar machen, dass diese Parameter, diese Beobachtungen von Beobachtern vorgeschlagen werden. Es können auch andere Beobachtungen zutreffen. Die Beobachtungen werden außerdem in einen kausalen Zusammenhang gestellt, der wahrscheinlich ist.

Im Bereich der Psychosomatik könnten natürlich viele andere Zusammenhänge dargestellt werden. Strukturelle Kopplungen könnten z. B. anhand der neueren Forschungen zur Biologie der Angst (vgl. Hüther 1997) illustriert werden. Ein klassisches Thema wäre auch das Asthma bronchiale. Hier gibt es medizinische Vertreter, die nur biologische Ursachen des Asthmas sehen. Ignorieren sie die hier vorgestellten Ergebnisse der Psychoneuroimmunologie, treten größere Erklärungslücken auf. Andere von der Psychosomatik als klassisch definierte Krankheitsbilder wie Colitis ulcerosa können nach den hier vorliegenden Erkenntnissen andererseits nicht mehr als nur psychischen Ursprungs gesehen werden, da in der Vermittlung der Immunabwehr eindeutig biologische Systeme involviert sind.

Eine interdisziplinäre Sichtweise ist daher nicht mehr zu negieren.

Für die interdisziplinäre Zusammenführung von Innerer Medizin, Endokrinologie, Immunologie, Psychologie und Wissenschaftstheorie steht besonders der Begriff »Psychoneuroimmunologie« (»PNI«). Dieser Begriff wurde 1980 von dem amerikanischen Psychologen Robert Ader in Rochester am Ontario-See geprägt. Zu den Forschern der ersten Generation zählen Nikolaus Cohen, George Solomon, Alexander Sorkin, Hugo Besedovsky und Karen Bulloch. Zur zweiten Generation gehören David Felten, Candace Pert und Edwin

Blalock (vgl. Miketta 1991). 1991 erschien die zweite Auflage des 1100-seitigen Überblickwerkes zur PNI (Ader 1991), auf das sich viele Publikationen beziehen.

Aufsehenerregende Versuche

1974 bereitet der Psychologe und Verhaltensforscher Robert Ader in der medizinischen Fakultät der Universität in Rochester, N.Y., nahe des Ontario-Sees ein Experiment mit Ratten vor. Er gibt den Ratten Zuckerwasser zu trinken und 30 min später eine einmalige Injektion mit Cyclophosphamid (50 Mikrogramm/kg KG), das Übelkeit und Unwohlsein auch bei Ratten auslösen soll. Er versucht nachzuweisen, dass Übelkeit und Unwohlsein ebenfalls konditioniert werden können. Der Versuch gelingt. Die Ratten trinken 60 % weniger des sonst beliebten Zuckerwassers. Dann möchte er wissen, wie lange die Geschmacksaversion anhält und lässt die Ratten weiter jeden dritten Tag Zuckerwasser trinken. Nach einigen Tagen ist die Geschmacksaversion gelöscht. Dann passiert etwas Überraschendes: 40 Tage nach Versuchsbeginn liegen die ersten Ratten tot im Käfig. Die Ratten, die am meisten Zuckerwasser getrunken hatten, sind stärker betroffen. Es war bekannt, dass Cyclophosphamid eine immunsupprimierende Wirkung hat, die jedoch bei dieser geringen Dosis nicht wirken konnte. Ader wandte sich an Nicholas Cohen, einen Immunologen derselben Universität, und bat ihn, das Rattenblut zu untersuchen. Cohen stellte fest, dass die Abwehrkraft messbar geschwächt war (vgl. Ader u. Cohen 1975).

Als Nächstes wurden 90 drei Monate alte Ratten auf gleiche Weise konditioniert. Dann wurde ihre Abwehrlage getestet, indem ihnen Schafserythrozyten injiziert wurden. Die konditionierten Ratten bildeten deutlich weniger Antikörper als die nicht konditionierte Vergleichsgruppe. Als Nächstes wurde der Versuch mit einer Substanz wiederholt, die ebenfalls Übelkeit erzeugt, aber keine immunsuppressive Wirkung hat. Sie verwandten Lithiumchlorid. Die Ratten reagierten nicht mit einer Immunsuppression.

Bis zu der Zeit galt das Immunsystem als ein autonom funktionierendes System, auch wenn man wusste, dass Stress-Situationen das Immunsystem schwächen können und die Bereitschaft für Infektionskrankheiten steigern. Das hatte auch Selye ausführlich nachgewiesen. Neu war, dass das Immunsystem offenbar auch durch »äußere Reize« lernen kann. Man begann nun systematisch den Zusammenhang zwischen Nervensystem und Immunsystem, zwischen Bewusstseinssystem und Immunsystem zu erforschen.

Die nächsten Versuche konzentrierten sich auf die Variationen der anfänglichen Versuche: Eine Forschergruppe in Düsseldorf, Wolfgang und Sybille Klosterhalfen (vgl. 1989), wies Anfang der 1980er Jahre nach, dass noch nicht einmal die Geschmacksaversion notwendig ist, um die Immunschwäche zu konditionieren. Sie nahmen Cyclosporin A statt Cyclophosphamid und erhielten die gleichen Ergebnisse wie Ader und Cohen. Schließlich wurden erste Konditionierungsversuche an Menschen durchgeführt. Clemens Kirschbaum und Dirk Hellhammer von der Universität Trier gaben einigen Versuchspersonen täglich eine minimale Dosis Adressantin intravenös als unkonditionierten Reiz. Vor und nach jeder Injektion wurde Blut entnommen und die Aktivität der natürlichen Killerzellen bestimmt. Auf Adressantin reagieren natürliche Killerzellen mit gesteigerter Aktivität. Vor jeder Injektion bekam jede Versuchsperson als konditionierten Reiz ein Brausebonbon zum Lutschen. Schließlich wurde Kochsalz statt Adressantin injiziert und ein Brausebonbon gegeben und die Aktivität der natürlichen Killerzellen stieg eine Stunde später genauso an. Eine Kochsalzinjektion ohne Brausebonbon brachte dagegen keine Änderung. Aus diesem Versuch folgerten sie, dass auch beim Menschen die Aktivität des Immunsystems verändert werden kann (vgl. Ader u. Cohen 1991, Miketta 1991, Ader et al. 1991).

6.2 Anatomische und physiologische Grundlagen

6.2.1 Innervation von Immunorganen und Immunzellen

Die Neuroanatomen Suzanne und David Felten (vgl. Felten u. Felten 1991) arbeiten am Strong Memorial Hospital in Rochester. Seit vielen Jahren verfolgen sie Nervenbahnen zu den Geweben des Immunsystem. Seit Ende der 1970er Jahre ist klar, dass Knochenmark, Thymus, Milz, Lymphknoten und das lymphatische Gewebe des Darms innerviert sind. Die Nervenenden haben zum Teil direkten Kontakt zu Lymphozyten und Mastzellen über Synapsen, deren Spalten nur sechs millionstel Millimeter betragen im Gegensatz zu den 20 millionstel breiten neuromuskulären Synapsen. Die Innervation des Knochenmarks erfolgt über regionale Spinalnerven durch das Foramen in Begleitung von Arterien und Venen. Es wurden myelinisierte und nichtmyelinisierte Fasern gefunden.

Die Innervation des Thymus wurde 1979 von Karen Bulloch an der Stony Brook University in New York an Reptilien, Vögeln, Säugetieren und Menschen nachgewiesen (vgl. Ghali et al. 1980; Felten u. Felten 1991).

Die sympathische Innervation der Milz erfolgt über das Ganglion coeliacum im Verlauf der Milzarterienäste, wobei auch einige sympathische Fasern zum Pankreas ziehen. Die parasympathische Versorgung ist nicht gesichert. Einige Nervenenden wurden an Lymphozyten der Milz und an der glatten Muskulatur gefunden. Ca. 50 % der sympathischen Nervenenden versorgen die glatte Muskulatur der Trabekeln und die Kapsel. Die anderen 50 % haben Kontakt zu den Immunozyten. Für ca 5 % der sympathischen Nerven wird eine sensorische Versorgung angenommen (vgl. Ackerman et al. 1991).

Die Innervation der Lymphknoten erfolgt ebenfalls über Fasern, die entlang der Blutgefäße die Lymphknoten erreichen. Sympathische Fasern gehen zum Sinusmaschenwerk der Lymphknoten und zur Kapsel. Nur ganz wenige Fasern ziehen ins Parenchym. Parasympathische Fasern und sensorische Fasern konnten nicht nachgewiesen werden.

Untersuchungen des Immunsystems im Bereich der Darmmukosa (vgl. Stead et al. 1991) zeigten, dass neben den autonomen intramuralen Darmplexus (ca. 800 Mio. Nervenzellen) das Schleimhautbindegewebe und die Lymphfollikel am meisten innerviert sind. An den Nervenendigungen wurden Neurotransmitter wie Noradrenalin, Acetylcholin und vasointestinales Polypeptid (VIP) gefunden. In der Mukosa wurden lichtmikroskopisch Nervenenden an Mastzellen gesehen. Elektronenmikroskopisch wurden Nervenmembran-Mastzellmembranspalten von 20 nm Breite nachgewiesen. Der Nachweis des Neurotransmitters Substanz P gelang ebenfalls. Ein Drittel der Mastzellen wurde in 250 nm Entfernung der Axone gefunden. Außerdem wurde ein ebenso direkter Kontakt zwischen Nervenenden und eosinophilen Granulozyten festgestellt.

6.2.2 Der Einfluss bestimmter Hirnareale auf das Immunsystem

In zahlreichen Tierversuchen wurde weiterhin der Einfluss verschiedener Hirnareale auf das Immunsystem erforscht (vgl. Felten et al. 1991). Läsionen im Bereich der präoptischen anterioren Hypothalamusregion führten zur Abnahme der T-Lymphozytenproliferation, zur Abnahme der Aktivität der natürlichen Killerzellen, zur Abnahme der Antikörperproduktion und zur Veränderung von Tumorzellwachstum. Außerdem wurde beobachtet, dass tödliche Anaphylaxien sich für eine gewisse Zeit nicht mehr auslösen ließen, wenn dieser Teil des Hypothalamus zerstört war. Einige Effekte zeigten sich reversibel nach Hypophysektomie. Dies führt zu der Vorstellung, dass die Veränderung der Proliferation und der Aktivität der Immunzellen im Wesenlichen durch endokrine Mechanismen vermittelt ist. Läsionen im Bereich des mittleren und hinteren Hypothalamus führten zu keiner Änderung. Somit lässt sich schlussfolgern, dass der anteriore Hypothalamus direkt oder indirekt bei der Stimulation der humoral und zellvermittelten Immunfunktion involviert ist. Läsionen im limbischen System und dorsalen Hippocampus führten zu einer Zunahme der Immunfunktion, Läsionen im Bereich der kaudalen Formatio reticularis führten zur Inhibierung der allergischen Reaktion vom verzögerten Typ, Läsionen dagegen im rostralen medialen Bereich der Formatio reticularis zum Anstieg allergischer Reaktionen.

Hier sei daran erinnert, dass das limbische System zahlreiche Emotionen erzeugt und verarbeitet. Es steht via neuronale Bahnung mit der Großhirnrinde (Kortex) in Verbindung.

6.2.3 Neuronal freigesetzte Transmitter und ihre Wirkung auf das Immunsystem

Welche Substanzen werden nun an den Nervenenden freigesetzt und welche Wirkung haben sie auf das Immunsystem? Die folgende Aufstellung stellt nur einen kleinen Ausschnitt dar:

- Das schon lange bekannte Noradrenalin, das an den Nervenenden freigesetzt wird, führt z. B. im Thymus zur Reifung der Thymozyten und erhöht die Vaskularisation der Milz.
- Substanz P (vgl. McGillis et al. 1991) führt zur Degranulation von Mastzellen und zur Zunahme der Phagozytose von Makrophagen. Sie kommt dort vermehrt vor, wo Immunfunktionen gefordert sind, z. B. in der Haut, in den Gefäßen, im Gastrointestinaltrakt. Die Substanz P führt zur Erhöhung der Prostaglandin-E_2-Konzentration und zu Hypersensitivitätsreaktionen der Lunge (Asthma bronchiale) und der Haut (bullöses Pemphigoid, bestimmte Ekzemarten). Sie ist vermehrt gefunden worden bei chronischen Entzündungen wie Arthritis, Ileitis und Kolitis. Außerdem fanden sich in chirurgisch resezierten

linksseitigen Darmteilen bei Colitis ulcerosa vermehrt Rezeptoren für die Substanz P in Arteriolen, Venolen und regionalen Lymphknoten.

- Ein weiterer Neurotransmitter, der die Anzahl der Mastzellen erhöht, wurde – wohl irrtümlich – als Nervenwachstumsfaktor bezeichnet (vgl. Stead et al. 1991).

Inzwischen ist es schwierig geworden, zwischen Neurotransmittern und Hormonen zu unterscheiden, da oftmals dieselben Substanzen unterschiedliche Funktionen wahrnehmen.

In systemtheoretischer Sprache stellen die Transmitter und Hormone ein Medium dar, welches verschiedene Systeme nutzen und für ihre Zwecke formen. Die Transmitter und Hormone werden von den verschiedenen Systemen als Informationen genutzt und unter eigene Systembedingungen gestellt. Als Medium in der Umwelt der Systeme hat es keine Funktion. Erst durch den Bezug des Systems auf das Medium erhält es eine Information. Dasselbe Hormon führt daher in verschiedenen Zelltypen zu unterschiedlichen Anschlüssen.

Beispiele

Noradrenalin ist Transmitter der postganglionären sympathischen Fasern und wirkt unter anderem auf glatte Muskelzellen und Drüsen. Im ZNS wirkt es als neuroneuraler Botenstoff. Cholezystokinin regt im Gastrointestinaltrakt die Kontraktion der Gallenblase an, im Hirn dient es als Neurotransmitter. Vasopressin als Hypophysenhinterlappenhormon hemmt die Harnproduktion und hebt den Blutdruck, in Bezug auf die Hirnneurone wird ihm eine Beteiligung bei der Gedächtnisbildung zugesprochen. Endorphine und Enkephaline wirken im ZNS bei der Schmerzregulierung, im Darm bei der Motilität.

6.2.4 Transmittersubstanzen der Immunzellen

Psychoneuroimmunologen forschten nicht nur nach Transmittersubstanzen, auf die das Immunsystem reagiert, sondern suchten auch nach Kommunikationsstoffen, die das Immunsystem selbst produziert.

Zu den Substanzen zählen z. B. Kortikotropin, Endorphine, Enkephaline, ACTH, das Wachstumshormon, ein Glukokortikoid stimulierenden Faktor und natürlich die Interleukine, Interferon und der Tumor-Nekrose-Faktor (vgl. Carr u. Blalock 1991):

- Kortikotropin vermindert die Antikörperproduktion, die Gamma-Interferonproduktion und die tumorzide Makrophagenaktivität, es erhöht die B-Zell-Differenzierung.
- Endorphine und Enkephaline vermindern die Antikörperproduktion, erhöhen die Anzahl der T-Zellen, die Aktivität der natürlichen Killerzellen, die Lymphokinproduktion, die Anzahl der zytotoxischen T-Lymphozyten.
- Das Wachstumshormon (vgl. Kelly 1991), das auch von Immunzellen sezerniert wird, führt nicht nur zu Wachstum, sondern stimuliert die Wundheilung, fördert die Gewichtsabnahme und lässt den Thymus schneller altern. Es führt beim Menschen zur schnelleren Proliferation und Reifung von Neutrophilen und Erythrozyten im Knochenmark und bremst den Glukokortikoideffekt.
- Ein Tumor-Nekrose-Faktor wurde in Makrophagen nachgewiesen. Er aktiviert T- und B-Zellen und zerstört Tumorzellen.

6.2.5 Die Aussagekraft ausgewählter immunologischer Parameter

Antikörpertiter gegen Epstein-Barr-Virus (EBV) und Herpes-simplex-Virus (HSV) sind unter Stress erhöht, bei Entspannung erniedrigt, da während des Stresses u. a. die zytotoxische T-Zell-vermittelte Immunität gegen EBV-infizierte Zellen vermindert ist.

Natürliche Killerzellen zerstören virusinfizierte Zellen, transformierte oder veränderte Zellen und Tumorzellen. Aktivierte Makrophagen haben chemotaktische Eigenschaften, können Mikroorganismen und fremde Partikel phagozytieren, zerstören intrazelluläre Bakterien, Viren, Pilze und Tumorzellen.

Schulz (1991) führte eine Metaanalyse zur Wertigkeit der Immunparameter durch. Er zog 33 psychoneuroimmunologische Studien, die bis 1990 erschienen waren, zur Auswertung heran und verglich die gemessenen immunologischen Parameter mit den jeweiligen psychologischen Bedingungen. Die eindeutigsten Resultate brachten Studien, die die Aktivität der natürlichen Killerzellen erforschten und spezifische antivirale Antikörpertiter bestimmten. Da man nur einen Teil des immunologischen Geschehens kennt, ist die Aussagekraft einzelner Immunparameter für die Effektivität der Immunabwehr oftmals nicht geklärt. Das Immunsystem kann bestimmte Defekte kompensieren. Unter Immunologen scheint die Rolle der Aktivität von natürlichen Killerzellen für einige onkologische und virale Erkrankungen unbestritten zu sein, sodass man sich an diesen Parametern orientieren sollte (vgl. Whiteside u. Herberman 1989).

6.2.6 Endokrines System und Immunsystem

Betrachtet man die Substanzen, die die Immunzellen freisetzen, genauer, so wird deutlich, dass sie nicht nur eine lokale Wirkung auf die unmittelbar benachbarten Zellen des Gewebes und die anderen Immunozyten ausüben, sondern dass ihre Wirkung bis ins ZNS reicht, dort die endokrinen Systeme moduliert, die wiederum Einfluss auf die Immunozyten nehmen. Kappauf (1991), Onkologe und Hämatologe, bezeichnet daher einen Teil des Immunsystems als mobiles endokrines System.

Glukokortikoide und Immunsystem

Neuere Entwicklungen der Glukokortikoidforschung zeigen, dass aktivierte Immunzellen einen Glukokortikoid stimulierenden Faktor produzieren, der Einfluss auf die Hypothalamus-Hypophysen-Nebennieren-Achse hat. Wenn am 6. Tag post infectionem die höchste Immunaktivität erreicht ist, werden auch gleichzeitig hohe Titer des Glukokortikoid stimulierenden Faktors gemessen. Der Steroidspiegel ist am 6. Tag ebenfalls am höchsten. Steroide hemmen bekanntlich das Wachstum der Immunzellen. Auf diese Weise inhibiert das Immunsystem sich selbst und schützt sich vor Überaktivität. In Versuchen, in denen die Nebennieren entfernt wurden, fand ein überschießendes Wachstum der Immunzellen statt (vgl. Besedovsky u. Sorkin 1977; Besedovsky u. del Rey 1991; Felten et al. 1991).

Weiterhin vermindern stressinduzierte hohe Glukokortikoidspiegel den Makrophagen aktivierenden Faktor, den Granulozyten-Monozyten-Kolonie-stimulierenden Faktor, den Lymphozytenaktivierungsfaktor und den Tumor-Nekrose-Faktor. Dosisabhängig wirkt Kortisol auf die monozytäre Interleukin-1-Biosynthese und bremst so die Differenzierung von Monozyten in immunologisch wichtige Makrophagen (Kappauf 1991).

Auch für Interleukine und Interferon wurde eine Einbindung in den Feedbackmechanismus verschiedener Hormonregelkreise neben den lokalen Wirkungen gefunden. Interleukin-1 (IL-1) führt zur Erhöhung von »corticotropin releasing factor« (CRF) und ACTH, macht Fieber, induziert »slow wave sleep« und verhindert die

Bindung bestimmter Opioide an den Rezeptor. IL-2 wird vor allem in T-Helferzellen produziert und wirkt auf Neurone und endokrine Zellen. IL-2-Rezeptoren wurden im Hirn gefunden. IL-2 erhöht ACTH, bei Menschen führte die IL-2-Gabe zu Fieber, Blutdruckabfall und neuropsychiatrischen Symptomen. Interferon (INF) ist ein Zytokin mit antiviraler Aktivität und induziert Kortikoidproduktion in NNR-Zellen, INF-alpha inhibiert die Testosteronproduktion und führt beim Menschen zu Fieber, Verwirrtheit, Schwindel und Somnolenz. Bei Psychosen finden sich hohe INF-Titer.

Sexualhormone und Immunsystem

Interessant ist auch der Zusammenhang von Sexualhormonen und dem Immunsystem. McCruden u. Stimson (1991) weisen darauf hin, dass Frauen immunologisch aktiver reagieren als Männer. Frauen haben höhere Plasmakonzentration von Immunglobulin, und ihre primären und sekundären Immunantworten bzgl. verschiedener Antigene sind ausgeprägter. Bei Frauen finden sich auch mehr Autoimmunkrankheiten wie Rheumatoide Arthritis, Autoimmunthyreoiditis, systemischer Lupus erythematodes (SLE) und Allergien. Beim männlichen Geschlecht finden sich präpubertär mehr Autoimmunkrankheiten. Die Forschungsergebnisse fassen McCruden u. Stimson folgendermaßen zusammen:

- Östrogene verminderten die zellvermittelte Immunität und die Aktivität der natürlichen Killerzellen. Östrogene verschlechterten den systemischem Lupus erythematodes. Die Forschungergebnisse zu Progesteron seien noch uneinheitlich.
- Testosteron mache empfänglicher für Infektionen. In Tierversuchen sei mit Testosteron eine Inhibierung der Immunthyreoiditis gelungen, bei weiblichen Tieren und bei Menschen ein Rückgang des SLE. Im Thymus wurden Östrogen und Testosteronrezeptoren gefunden.

Das ZNS wird aber nicht nur durch einzelne Transmitter erreicht, sondern bei Entzündungsprozessen können aktivierte T-Zellen die Blut-Hirn-Schranke wahrscheinlich durch Änderung der Zelloberfläche und Enzymsekretion überwinden (vgl. Hickey 1991).

6.2.7 Aktive Funktion von Immunzellen

Eine weitere Funktion von Immunzellen wurden von Blalock und seiner Arbeitsgruppe (vgl. Felten et al. 1991) entdeckt. Sie zeigten, dass Lymphozyten, die mit bakteriellen Lipopolysacchariden oder dem Newcastle-Disease-Virus behandelt wurden, Moleküle produzieren, die funktionell, strukturell und antigenetisch den Endorphinen sehr ähnlich sind. Diese Fähigkeit verleiht den Lymphozyten eine aktive Funktion im Regelkreis.

6.2.8 Der Einfluss des Immunsystems auf das Verhalten von Tieren

Aufgrund der Tatsache, dass Immunzellen Transmitter sezernieren, die auch im Hirn als Überträgerstoffe vorkommen, wollten Ader et al. (1991) wissen, ob das Immunssystem dadurch einen verhaltensverändernden Einfluss auf das Gehirn erhält. Oder anders gefragt: Kann das Gehirn Ungleichgewichte des Immunsystems registrieren? Sie führten Versuche mit Mäusen durch, die an Lupus erythematodes erkrankt waren. Einer gesunden Gruppe von Mäusen, einer mittelgradig an Lupus erkrankten Gruppe und einer Gruppe mit manifesten Lupussymptomen wurde Cyclophosphamid in Getränken angeboten. Während gesunde Tiere die mit Cyclophosphamid angereicherten Getränke um so mehr mieden, je konzentrierter die Getränke waren, tranken erkrankte Tiere mehr, als bei normalem Gesundheitszustand für sie gesund ist. Mäuse mit ausgeprägten Symptomen tranken so viel von der Flüssigkeit, dass ihre Antikörpertiter wieder sanken. Dies Verhalten kann zur Zeit nur beschrieben, nicht erklärt werden.

6.3 Soziales, psychisches und immunologisches System

6.3.1 Strukturelle Kopplungen zwischen sozialem, psychischem und immunologischem System

Akuter Stress

Das Ehepaar Kiecolt-Glaser u. Glaser (1991) und ihre Arbeitsgruppe haben auf diesem Gebiet eine umfangreiche Forschungsarbeit entwickelt. Zunächst untersuchten sie die Veränderung immunologischer Parameter gesunder Medizinstudenten bei einer alltäglichen Belastung wie einer Prüfung. Es wurden zwei Gruppen mit je nach

Fragestellung 20–75 Teilnehmern gebildet. Einer Gruppe wurde Blut vier Wochen vor und zum Zeitpunkt der Prüfung abgenommen. Der anderen Gruppe wurde sechs Wochen vor der Prüfung und ebenfalls am Prüfungstag Blut abgenommen. Es zeigte sich eine verminderte Aktivität der natürlichen Killerzellen. Die genauere Analyse ergab für einsamere Studenten eine noch geringere Aktivität der natürlichen Killerzellen.

Stress und chirurgische Ergebnisse

In Miami (vgl. Linn et al. 1988) wurden 24 Männer mit einer Leistenhernie hinsichtlich Immunstatus und postoperativem Verlauf untersucht und mit einer Kontrollgruppe verglichen. Außer der Leistenhernie lagen keine weiteren Erkrankungen vor. Das Durchschnittsalter betrug 59,3 Jahre. Die Operation erfolgte nicht notfallmäßig, sondern geplant. Vor dem operativen Eingriff wurde ein ausführliches Interview über stressreiche Ereignisse in den letzten sechs Monaten geführt, die die Patienten nach ihrer Bedeutung für sie selbst gewichten konnten. Außerdem wurde ein Stresstest durchgeführt. Die Patienten mussten für eine Minute ihre dominante Hand in Eiswasser tauchen. Dabei wurden der Blutdruck und der Puls gemessen und mit Ausgangswerten verglichen. Auf diese Weise sollte der subjektive Stress standardisiert erhoben werden. Immunparameter wurden vor der Operation, drei Tage danach und 30 Tage nach der Operation bestimmt. Dazu gehörten die Anzahl der Leukozyten, ein Differenzialblutbild, Immunglobuline (IgG, IgA, IgM) und Lymphozytenstimulationstests. Der postoperative Verlauf wurde genau dokumentiert.

Das Ergebnis der Untersuchung zeigte, dass die Gruppe, die sich in den letzten Monaten durch bestimmte Lebensereignisse stark belastet fühlte und auch im Eiswassertest heftig reagierte, schlechtere prä- und postoperative Lymphozytenreaktionen im Stimulationstest hatte, dreimal so viel Narkosemedikamente verbrauchte und fünf bis sechs Tage länger im Krankenhaus blieb als die Kontrollgruppe, weil sich Komplikationen wie Hämatome und Wundinfektionen entwickelten. 30 Tage nach dem operativen Eingriff fanden sich jedoch hinsichtlich der getesteten immunologischen Parameter keine Unterschiede mehr. Linn und seine Arbeitsgruppe weisen auf die Erfahrungen von Chirurgen hin, die häufig die Beobachtung machten, dass belastete Patienten eher komplikationsreiche Verläufe zeigten als ausgeglichene Patienten und sie lieber einen optimistischen 80-jährigen Patienten operierten als eine pessimistischen jüngeren.

Chronische Belastungen

Um die Auswirkungen chronischen Stresses auf das Immunsystem zu untersuchen, führte die Arbeitsgruppe Kiecolt-Glaser u. Glaser (und Shuttleworth et al. 1987) eine Untersuchung mit Familienangehörigen durch, die einen am Morbus Alzheimer schwer Erkrankten seit mehreren Jahren pflegten und betreuten. In einer Ein-Punkt-Messung wurden 34 pflegende Angehörige mit einer Kontrollgruppe verglichen. Es zeigte sich, dass bei den belasteten Angehörigen der Anteil der T-Lymphozyten im peripheren Blut und das Verhältnis Helfer- zu Suppressorzellen vermindert war. Der Anteil der natürlichen Killerzellen und der Suppressorzellen war unverändert zur Vergleichsgruppe. Die Antikörpertiter gegen Epstein-Barr-Virus waren erhöht. Dies wird als Hinweis auf eine Immunschwäche gewertet.

Diese Untersuchung bildete die Grundlage für eine Langzeituntersuchung an 200 Familien mit einem Alzheimerpatienten, der von einem Familienmitglied versorgt wurde, verglichen mit 130 Familien ohne Pflegebelastungen. Die Pflege dauerte zum Zeitpunkt der Untersuchung schon zwei bis fünf Jahre, sodass man eine Adaptation des Körpers an die Belastung annehmen darf.

Das Ergebnis zeigte, dass dies nicht der Fall war. Auch zwei Jahre nach der Erstuntersuchung zeigten sich noch deutliche Unterschiede in verschiedenen immunologischen Parametern. Die älteren Untersuchungspersonen (im Mittel 70 Jahre) zeigten die deutlichsten Einschränkungen in den Funktionstests. Sie waren zumeist die Ehepartner der Pflegebedürftigen. Die Stimmungslage war bei den meisten eher depressiv.

Die sich anschließende Frage nach der Erholung der Angehörigen, wenn die Pflege durch Tod oder durch Unterbringung in ein Pflegeheim eingestellt werden konnte, wurde ebenfalls beantwortet. Zwei Jahre nach Untersuchungsbeginn hatte ein Drittel der Familien keinen Pflegebedürftigen mehr zu versorgen. Die depressive Symptomatik der untersuchten Personen war deutlich geringer ausgeprägt, die immunologischen Parameter erholten sich jedoch nicht bei den Familienangehörigen, die als Partner die Pflege übernahmen und entsprechend alt waren. Sie erholten sich dagegen bei den Familienangehörigen, die als Kinder ihre Eltern pflegten, also deutlich jünger waren. Die immunologischen Parameter erreichten das Niveau der Werte der Kontrollgruppe.

Im Alter reagiert offensichtlich das Immunsystem auf psychische Belastungen mit weniger Elastizität, jüngere Menschen können, so zeigen die Ergebnisse, starke Belastungen eher kompensieren. Es gibt auch Studien, die bei akuter Zunahme von Stress eine verbesserte Abwehrlage des Organismus nachgewiesen haben. Zurzeit kann man davon ausgehen, dass die Reaktion des Immunsystems auf akuten Stress nicht einheitlich ist, bei chronischer psychischer Belastung zeigt sich eher ein verminderter Immunstatus, und im Alter eine geringere Plastizität des Immunsystems.

Besonders wichtig und in vielen Studien noch nicht ausreichend berücksichtigt scheint das Ausmaß der affektiven Komponente bei belastenden Ereignissen zu sein. Nicht die Belastung schlechthin, sondern das subjektiv erlebte Ausmaß der Belastung ist immunologisch und gesundheitlich relevant.

Atomkraftwerk Three Miles Island

Die Anwohner des Atomkraftwerks Three Miles Island, in dem sich 1979 ein Unfall ereignete, der fast zur Kernschmelze führte und die Bevölkerung sehr ängstigte, wurden ebenfalls immunologisch und endokrinologisch untersucht und mit einer vergleichbaren Gruppe 80 Meilen vom Unfallort entfernt kontrolliert. Die Studie lief über sechs Jahre und zeigt folgende Ergebnisse:

Die Anwohner hatten fortdauernd erhöhte Kortisolwerte, eine schnellere Herzfrequenz und einen höheren Blutdruck. Die Anzahl der B-Lymphozyten, der natürlichen Killerzellen, der T-Suppressoren und zytotoxischen Zellen war geringer (vgl. McKinnon et al. 1989).

DNA-Reparatur

Die Auswirkungen chronischen Stresses wurden auch auf intrazellulärer Ebene u. a. hinsichtlich des DNS-Reparaturenzyms Methyltransferase bei Ratten und Menschen untersucht. Ratten, die unter Rotations-Stress gesetzt wurden, hatten eine geringere Konzentration des für die DNA-Reparatur notwendigen Enzyms Methyltransferase in peripheren Lymphozyten als die Kontrollgruppe.

In einer weiteren Studie wurde bei nichtpsychotischen psychiatrischen Patienten der Einfluss psychischer Belastung auf einen Parameter des DNA-Reparatur-Mechanismus (Nukleoidsedimentation) gemessen. Sogenannte hoch belastete Patienten wiesen gegenüber weniger signifikant belasteten Patienten verminderte DNA-Reparaturmechanismen auf, auch im Vergleich zu einer nichtpsychiatrischen Kontrollgruppe (vgl. Kiecolt-Glaser und Glaser 1991). Dies ist sicher einer der vielen Faktoren, der bei der Karzinomgenese nicht übersehen werden darf.

Trennung vom Partner

Die Auswirkung einer Trennung vom Lebenspartner und die selbsteingeschätzte Ehezufriedenheit zeigte, dass bei einer Gruppe geschiedener Frauen (n = 38) die Antikörpertiter gegen EBV-Virus (-Capsid-Antigen) höhere und die Proliferationskapazität mitogenstimulierter Lymphozyten niedrigere Werte im Vergleich zu einer Kontrollgruppe verheirateter Frauen (n = 38) aufwiesen (vgl. Kiecolt-Glaser et al. 1987).

In einer Gruppe geschiedener Männer (n = 32), die bis zu drei Jahren vor dem Untersuchungszeitpunkt geschieden waren, stellten Kiecolt-Glaser et al. (1988) ebenfalls erhöhte Antikörpertiter gegen EBV (-CA) und Herpes-simplex-Viren fest, verglichen mit einer gleich großen Kontrollgruppe verheirateter Männer. Die Verteilung der Helfer- zu Suppressorzellen war unauffällig. Diejenigen Männer, die selbst ihre Scheidung initiierten, hatten bessere immunologische Parameter in ihrer Gruppe, die unzufriedenen Ehemänner schlechtere Parameter in ihrer Gruppe.

Trauer durch Tod einer nahestehenden Person

In einer Studie wurde eine Gruppe, die einen engen Freund, und eine Gruppe, die den Lebenspartner im vorausgegangenen Jahr durch Tod verloren hatte, mit einer Kontrollgruppe verglichen. Neben immunologischen Parametern wurde auch die subjektiv empfundene Depressivität gemessen. Danach zeigte sich nicht das Ereignis des Verlustes als immunologisch bedeutsam, sondern das Ausmaß der Depressivität beider Gruppen im Vergleich zur Kontrollgruppe (vgl. Schulz 1991).

Bartrop et al. (1977) in Sydney führten eine der ersten Untersuchungen durch, die einen Zusammenhang zwischen psychologischen Parametern und immunologischen Veränderungen feststellte, der nicht endokrinologisch erklärt werden konnte, da Kortisol, Prolaktin, Wachstumshormon und Schilddrüsenhormone in beiden untersuchten Gruppen unverändert blieben. Bartrop untersuchte 1975 prospektiv eine Gruppe von 26 gesunden Personen, die einen Partner verloren hatten. Zu dieser Gruppe wurde eine 26-köpfige Kontrollgruppe gebildet. Zwei Wochen und sechs Monate nach Verlust des Partners wurden endokrinologische, immunologische und psychosoziale Parameter wie Depression, Trauer und Angst bestimmt und mit der Kontrollgruppe verglichen. Nach zwei Wochen und nach sechs Monaten zeigten sich keine Veränderungen. Der psychologisch diagnostizierte Distress der Verwitweten war aber signifikant stärker ausgeprägt.

In einer 8- bis 11-Jahres-Follow-up-Untersuchung waren fünf Verwitwete und sechs Kontrollgruppenpersonen verstorben. Ausführliche medizinische Untersuchungen durch Ärzte und ergänzende Fragebögen zeigten jedoch eine substanziell erhöhte Morbiditätsrate bei den Verwitweten. Sie hatten häufigere und länger dauernde Krankheiten des Kreislaufs, des Respirationstrakts, des Muskel- und Skelettsystems sowie Erkrankungen des psychiatrischen Formenkreises.

Die Forscher resümieren, dass diejenigen, die immer wiederkehrende Gedanken und Affekte in Verbindung mit dem Verlust hatten, eine deutlich erhöhte Morbiditätsrate aufzeigten (vgl. Bartrop et al. 1977; Bartrop u. Porritt 1988).

6.3.2 Der Einfluss psychosozialer Interventionen auf das Immunsystem

Psychoneuroimmunologen versuchten weiterhin, die Veränderung des Immunsystems durch psychosoziale Einflusse zu erfassen.

Schauspielerexperiment

Forscher in Los Angeles ließen Schauspieler eine depressive und eine glückliche Stimmung ausdrücken. Sie baten sie, sich ganz in diese Gemütsverfassung mit Monologen und Gesten hineinzuversetzen. Vor und nach dem Experiment wurde ihnen Blut abgenommen. Es wurde festgestellt, dass die Teilungsrate von Immunzellen im Phytohämagglutinintest nach Darstellung der glücklichen Person stieg, und zwar umso mehr, je intensiver die Schauspieler diese Person spielten, und nach Darstellung der negativen Stimmung sank (vgl. Miketta 1991, S. 163).

Entspannungsübungen vs. Gespräche bei Altenheimbewohnern
Kiecolt-Glaser et al. (1985) bildeten in einem Altenheim drei Gruppen mit je 15 Teilnehmern. Mit einer Gruppe von Bewohnern führten sie vier Wochen lang dreimal wöchentlich 45-minütige Entspannungsübungen durch. Eine weitere Gruppe erhielt alternativ zu den Übungen Besuche, in denen Gespräche geführt wurden. Eine dritte Gruppe bildete die Kontrollgruppe und erhielt keine Interventionen.

Es zeigten sich folgende immunologische Ergebnisse: Die Entspannungsgruppe hatte einen Anstieg der Aktivität der natürlichen Killerzellen und einen verminderten Antikörpertiter gegen Herpes-simplex-Virus Typ I. Die Kontrollgruppe und die Gruppe, die Besuche erhielt, hatten keine messbaren Veränderungen.

Examenskandidaten und Entspannungsübungen
Zur Frage der Wirkung von Entspannungsübungen wurden 34 Examenskandidaten in zwei Gurppen aufgeteilt. Die eine Gruppe erhielt Entspannungsübungen zur Verminderung der Examensbelastung. Hier zeigten sich keine Unterschiede bzgl. der NK-Aktivität und dem Prozentsatz an T-Suppressorzellen. Je häufiger die Entspannungsübungen aber durchgeführt wurden, desto höher war der Anteil der T-Helferzellen (vgl. Kiecolt-Glaser et al. 1985).

Entspannungsübungen bei Gesunden
21 weibliche und 20 männliche gesunde freiwillige Versuchspersonen zwischen 21 und 47 Jahren wurden in zwei Gruppen aufgeteilt. Die eine Gruppe gehörte zu den sehr gestressten, die andere zu den weniger gestressten Personen. Zweimal wöchentlich wurden dann bei der sehr gestressten Gruppe einstündige Relaxationsübungen durchgeführt, außerdem erhielten die Teilnehmer Audiokassetten mit Anweisugen für die Entspannungsübungen. Immunologisch zeigte sich, dass nicht die Anzahl, aber die Phagozytosekapazität der neutrophilen Granulozyten bei der weniger gestressten Gruppe höher war. Nach den Entspannungsübungen stieg die Phagozytosekapazität der neutrophilen Granulozyten auch bei den sehr gestressten Personen (vgl. Hall u. O'Grady 1991).

6.3.3 Zusammenfassung
Stress und chronische Belastungen wie Versorgung von Pflegebedürftigen, drohende atomare Katastrophen, Prüfungen, Trennungen

und Tod naher Angehöriger haben einen Einfluss auf das Immunsystem. Die deutlichste und wissenschaftlich am besten abgesicherte Veränderung des Immunsystems zeigen die Veränderung der Aktivität der natürlichen Killerzellen, die in erster Linie virusbefallene Zellen und Tumorzellen abtöten, und die Antikörpertiter gegen Epstein-Barr-Virus und Herpes-simplex-Virus.

Auf nichtimmunologischem Gebiet zeigten sich Veränderungen des Blutdrucks, der Herzfrequenz, der postoperativen Komplikationen und der Gesamtmorbidität. Das Abwehrsystem alter Menschen, von sich einsam fühlenden Menschen und von Depressiven wird bei Belastungen stärker geschwächt.

Bei all diesen Studien muss bedacht werden, dass sie vornehmlich mit Gesunden durchgeführt worden sind. Kranke und Immunschwache reagieren extremer auf belastende Situationen.

Ständig wiederkehrende negative Gedanken und depressive Affekte scheinen das Abwehrsystem zu schwächen und die Morbiditätsrate zu erhöhen. In den letzten Jahren wurde immer mehr erkannt, dass nicht eine Belastung schlechthin auf einen Patienten wirkt, sondern dessen subjektives Erleben. Die gleiche Belastung wirkt auf verschiedene Menschen unterschiedlich. In einige Studien ist die psychische Erwartungshaltung schon eingegangen. Unterschiedliche Erwartungshaltungen führen auch zu unterschiedlichem Umgang mit Belastungen. Dies unterschiedliche Copingverhalten erschwert die Vergleichbarkeit von Studien erheblich.

Psychosoziale Interventionen verändern offensichtlich nicht nur die Affekte und Einstellungen der Patienten, sondern beeinflussen auch das Immunsystem. Trotz der Eigenständigkeit biologischer, psychischer und sozialer Systeme erscheint eine Einflussnahme möglich. Diese Einflussnahme ist keine direkte oder gezielte Einflussnahme, sondern nimmt den Weg durch das Nadelöhr der strukturellen Kopplung. Parameter der Umwelt des Systems werden verändert und die Systeme reagieren gemäß ihrer eigenen Operationsmodi. Prognosen können deshalb auch nur als Wahrscheinlichkeiten formuliert werden.

7 Evolutionstheorie

7.1 Einführung

Im Bereich der Psychosomatik und der biopsychosozialen Medizin sind nicht nur Theorien erforderlich, die eine Diagnostik theoretisch begründen, sondern die auch eine Theorie der Therapie besitzen. Eine Theorie der Therapie expliziert, wie Veränderungen von Systemen zu denken sind. Im Bereich biologischer Systeme galt lange Darwins Evolutionstheorie als Erklärungsmodell. In der Psychologie wurden u. a. Lerntheorien für diesen Zweck entworfen. In der Soziologie wurden Theorien sozialen Wandels als Theorien der Veränderung entwickelt. Jede Psychotherapie hat eine Theorie der Veränderung, weil sich sonst Psychotherapie erübrigen würde. Der Begriff Therapie unterstellt schon die Möglichkeit einer Veränderung.

Dieses Kapitel behandelt Aspekte einer Evolutionstheorie autopoietischer Systeme. Andere konkurrierende Evolutionstheorien werden hier nicht vorgestellt (vgl. dazu Irrgang 1993). Auch hier werden einige Neudefinitionen des Gegenstandes erforderlich, sodass sie in den Zusammenhang des Theorieentwurfs passen. Eine Theorie der Evolution ist eine Theorie der Veränderung von Systemen (vgl. Luhmann 1984, S. 470 ff.; 1997, Kap. 3). Systemänderungen betreffen Zellen, Organe, Populationen, psychische und soziale Systeme.

Die Evolutionstheorie ist keine Theorie der Wertigkeit. Ob etwas als höherwertig eingestuft wird oder als minderwertig, ist eine Beurteilung eines Beobachters. Er beurteilt bezüglich seiner Wertauswahl. Für einen Beobachter mögen bestimmte Systeme bestimmte Anforderungen besser erledigen als andere Systeme. Eine Aussage über Höherwertigkeit ist also eine systemrelative Aussage, die Wahl der Kriterien ist politisch motiviert.

Um die Evolutionstheorie im Zusammenhang mit der Theorie autopoietischer Systeme zu beschreiben, werden die wesentlichen Theoriebausteine kurz wiederholt:

Autopoietische Systeme konstituieren ihre Elemente, aus denen sie bestehen, selbst. Die Elemente werden mit anderen Elementen in Beziehung gebracht. Es können nur die Elemente angeschlossen werden, die die autopoietische Reproduktion gewährleisten. Ein Element in Relation wird als Einheit bezeichnet. Durch

Anschließen von Einheiten entstehen Strukturen, die das Anschließen passender Einheiten wahrscheinlicher machen als das Anschließen unpassender Einheiten. Die Strukturen erzeugt das autopoietische System ebenfalls selbst. Unter Einbeziehung der Zeit werden Elemente als Ereignisse konstituiert. Strukturen sind keine Ereignisse, sondern erscheinen aufgrund der Wiederholung derselben Ereignisse.

Im zentralen Nervensystem (ZNS) können die neuronalen Entladungen von Nervenimpulsen als Ereignisse bezeichnet werden. Strukturen des ZNS sind dann Impulsraten, die das Wiederholen von bestimmten Impulsraten eher ermöglichen als die Wiederholung von anderen Impulsraten. Die zelluläre morphologische Anordnung des ZNS wird vorausgesetzt. Sie spielt bei dieser funktionellen Betrachtung keine Rolle. Betrachtet man die Neurone und die neuronale Anordnung, analysiert man andere Systeme. Man befindet sich in einem anderen Forschungsbereich.

Im Bewusstseinssystem gelten Gedanken als Ereignisse. Gedanken, die andere Gedanken beobachten, sind die Einheiten. Der beobachtete Gedanke wird als Vorstellung bezeichnet. Die Struktur des Bewusstseins ergibt sich ebenfalls aus der Wiederholung derselben Gedanken. Ein beobachtender Gedanke beobachtet die Vorstellung. Ein beobachtender Gedanke kann selbst aber nicht wiederholt werden. Soll der beobachtende Gedanke wiederholt werden, so wird er von einem neuen beobachtenden Gedanken verdrängt. Der neue Gedanke kann dann den vorherigen beobachten. Damit ist der alte Gedanke nicht mehr der beobachtende, sondern der beobachtete Gedanke. Er wird dann zur Vorstellung. Weitere beobachtende Gedanken können nun an der Vorstellung ansetzen und diese wiederholen. Damit kondensiert die Vorstellung. Sie wird zur Struktur. Weitere Wiederholungen führen zu einer gewissen Festigung der Struktur durch Bewährung bei unterschiedlichen Anforderungen. Dieser Vorgang wird als Konfirmation bezeichnet. Er führt zur Identität der Vorstellung. Identitäten sind z. B. Begriffe wie Baum, Strauch oder Empfindungen wie Schmerz oder Gefühle wie Freude. Die Struktur des Bewusstseins besteht in der Fähigkeit, Kondensierungen durchzuführen oder nicht durchzuführen, Identitäten zu bilden oder nicht zu bilden. Identitäten werden durch Erinnern, durch Wiedererkennen aufgebaut. Werden Vorstellungen nicht wiederholt, werden sie vergessen.

Beobachtende Gedanken können nun Gedanken beobachten, die sich auf sich selbst oder auf die Welt beziehen. Weitere Beobachtungen können also selbstreferenzielle oder fremdreferenzielle Vorstellungen wiederholen, selbstreferenziell oder fremdreferenziell kondensieren und so durch Erinnern und Vergessen eine Geschichte des Selbst und eine Geschichte der Welt aufbauen. Selbst und Welt bleiben eine interne Konstruktion des Bewusstseins. Erinnern und Vergessen bilden die qualifizierende Struktur des Bewusstseins.

In sozialen Systemen sind Ereignisse Einzelkommunikationen, die vom Kommunikationspartner verstanden worden sind. Soll an eine Kommunikation eine weitere Kommunikation angeschlossen werden, so kommen nicht mehr alle möglichen, sondern nur anschlussfähige Kommunkationen in Betracht, andernfalls zerfällt das System. Das soziale System muss solche Strukturen bilden, die die Kommunikationen als anschlussfähige qualifizieren. Dies geschieht durch Erwartungen.

7.2 Leitfaden für die Analyse der Evolution

Im Zentrum der Aufmerksamkeit einer Analyse der Evolution im Sinne einer Theorie der Veränderung steht die Beantwortung der Frage, wie es überhaupt möglich ist, dass Veränderung stattfindet. Wie ist es möglich, dass komplexe Strukturen entstehen und erhalten bleiben? Luhmann (vgl. 1997, 413 ff.) beschreibt Evolution als Paradoxie der Wahrscheinlichkeit des Unwahrscheinlichen. Die Auflösung dieser Paradoxie soll Ausgangspunkt einer Evolutionstheorie sein. Sie soll dann aufzeigen können, wie geringe Entstehungswahrscheinlichkeit in hohe Erhaltungswahrscheinlichkeit transformiert wird (vgl. Maruyama 1963). Weiterhin ist es wichtig zu beachten, dass die Evolutionstheorie Zeit berücksichtigt. Daher muss sie aufzeigen, wie Veränderung stattfindet, und nicht nur, wie die Resultate der Veränderung aussehen. Eine Theorie der Veränderung sollte deshalb nicht nur Unterschiede im zeitlichen Vergleich darstellen, sondern sollte die Morphogenese von Komplexität erfassen. Luhmann geht davon aus, dass Evolution von einer Mengenzunahme (mehr biologische Zellen, mehr Kommunikationen) gekennzeichnet ist, die durch Differenzierung ermöglicht wurde.

Im kommunikativen Bereich zeichnet sich die Mengenzunahme nicht nur rein quantitativ durch eine Zunahme der sprachlichen

Kommunikationen aus, sondern die Menge expandiert zusätzlich durch die Möglichkeit der Ablehnung eines Sinngehaltes, durch die Negation.

Weiterhin scheint Evolution die Fähigkeit zu haben, vorübergehende Bedingungen und sogenannte Zufälle durch bestands- und/oder reproduktionsfähige Systeme zu nutzen. Zufälle können nur genutzt werden, wenn es Systeme gibt, die über eine gewisse Zeitspanne existieren und Zufälle aufgreifen können.

Das Verfahren, die Paradoxie der Wahrscheinlichkeit des Unwahrscheinlichen zu analysieren, besteht in der Darlegung des Zusammenhangs und der Unterscheidung der Variation der Elemente, in der Art ihrer Selektion und in der Beschreibung der Restabilisierung des Systems nach stattgehabter Selektion.

7.3 Variation

Elemente, Ereignisse, Gedanken, Kommunikationen werden in den einzelnen autopoietischen Systemen als anschlussfähige Einheiten konstituiert. Im Bewusstseinssystem ist ein neuer Gedanke dadurch erkennbar, dass es ein anderer Gedanke ist als der vorgehende. Im sozialen System gilt eine Kommunikation, die aus verbalen und nonverbalen Anteilen besteht, erst dann als Ereignis, wenn die Kommunikation verstanden worden ist. In der Regel produzieren die Teilnehmer nur solche Kommunikationen, von denen sie meinen, dass die anderen Teilnehmer sie verstehen werden. Sie erzeugen anschlussfähige Kommunikationen. Die Kommunikation kann aber auch Überraschungsmomente enthalten und unerwartet anders ausfallen. Der Teilnehmer kann dieses oder jenes sagen, meinen, darstellen. Er kann die Kommunikation verändern. Diese Variation der Kommunikation muss ebenfalls anschlussfähig sein. Die anderen Teilnehmer müssen sie verstehen. Wenn sie sie verstanden haben, gilt es wieder, den Sinn zu akzeptieren oder abzulehnen. Sie wählen aus, selektieren. Die Selektion findet aus Anlass der Variation statt. Die Variation erzeugt einen Unterschied zum bisher Üblichen. Die Variation erzwingt eine Entscheidung zur Annahme oder zur Ablehnung der neuen Kommunikation. Entschließen sich die Teilnehmer zur Akzeptanz des neuen Sinns, so passen sie sich an und müssen sich gegenüber anderen Sinninhalten abgrenzen. Lehnen sie den neuen Sinn ab und optieren für die zuvor gemeinte noch nicht variierte

Kommunikation, bestätigen sie die konservative Kommunikation. Es bleibt jedoch ein Moment der Verunsicherung, da sie wissen, dass es auch anders sein kann.

Die Antwort auf eine Frage ist eine neue Kommunikation. Die Antwort kann eine erwartete oder unerwartete Kommunikation sein. Auch wenn immer dieselben Antworten kommen, kann doch eine weitere Antwort eine Variante der vorherigen Antworten darstellen. Auch eine Ablehnung eines Sinngehaltes, ein Nein, ist eine Variation der Kommunikation.

Kurz: Variationen finden auf der Ebene der Ereignisse statt und treten kontinuierlich auf.

Eine Variation ist nicht schon eine Veränderung, denn dann müsste man von Evolution sprechen. Variation ist lediglich eine Variante für eine mögliche Selektion.

7.4 Selektion

Selektion durch Unterscheiden und Bezeichnen

Grundbedingung der Evolution ist die Trennung der Einrichtungen für Variation und Selektion. Ereignisse kommen und gehen. Welche Ereignisse wiederholt angeschlossen werden, liegt nicht im Ermessen der Ereignisse, sondern an den Strukturen. Strukturen verketten anschlussfähige Ereignisse. Kybernetisch formuliert verbinden sich die Operationen mit dem System in Form des Feedbacks. Die Operationen des Unterscheidens und Bezeichnens wendet das System durch Unterscheiden und Bezeichnen auf sich selbst an. Dabei entdeckt es, dass es zwei Möglichkeiten hat. Die Operationen des Systems können dasselbe erneut unterscheiden oder sie können etwas anderes unterscheiden. Unterscheiden sie dasselbe erneut, dann wiederholen sie ein Ereignis. Genauer formuliert, die Systemoperationen unterscheiden und bezeichnen eine Einheit als dieselbe Einheit, sie formen eine Identität, einen Eigenwert. Sie lassen es zu, dass das gleiche Ereignis erneut unterschieden und bezeichnet wird. Erneutes Bezeichnen des gleichen Ereignisses führt zu einem positiven Feedback. Das Bezeichnen eines anderen Ereignisses führt nicht zu einer Wiederholung. Es liegt dann ein negatives Feedback vor. Ein positives Feedback führt zur Abweichungsverstärkung, zu einer Zunahme von Komplexität mit anderen Folgeproblemen. Das negative Feedback führt zur Einhaltung einer Schwankungsbreite der Systemzustände.

Sich wiederholende Ereignisse werden gelegentlich durch Prozesse zirkulärer Abweichungsverstärkung genutzt und bilden neue Strukturen. Man muss sich aber von der Vorstellung verabschieden, dass geeignete Ursachen zwangsläufig Effekte produzieren. Magoroh Maruyama (1976) bezeichnet diesen Vorgang als zweite Kybernetik des positiven Feedbacks. Theorien linearer Kausalgesetzlichkeit führen hier nicht weiter.

Während die darwinistische Theorie die Variation im System lokalisierte und Selektion durch die Umwelt stattfand, vertritt die Theorie selbstreferenzieller Systeme den Ansatz, dass Strukturen nur mithilfe eigener Operationen im System geändert werden können. Strukturen als bewährte oder kondensierte Operationen des Unterscheidens und Bezeichnens selektieren das nicht variierte Ereignis oder das variierte Ereignis, die Variation. Die Variation führt zu neuen Strukturen, die Nichtvariation festigt die alten Strukturen.

Selektionen erneuern oder konservieren Strukturen

Strukturen ermöglichen es, Ereignisse zu wiederholen. Autopoietische Systeme können nur Strukturen zulassen, die Ereignisse auswählen, die anschlussfähig sind. Ereignisse auswählen, heißt Selektionen durchzuführen. Verläuft die Selektion positiv, so entsteht eine neue Struktur, verläuft die Selektion negativ, so bleibt die alte Struktur erhalten.

Lehnt die Selektion eine Variation ab, so kann das ein Fehler hinsichtlich der weiteren Entwicklung des Systems sein. Nimmt die Selektion die Variation auf, kann es auch ein Fehler bezüglich der weiteren Entwicklung des Systems sein. Das System muss mit der Ablehnung der Variante, die es hätte nutzen können, leben. Die Selektion garantiert keine guten Ergebnisse.

Eine Selektion tritt nur aus Anlass einer Variation auf, die im System vorkommt. Die Selektion hat eine Schlüsselstellung in der Evolution. Nur die Selektion kann Anfang und Ende einer Evolutionsepisode bezeichnen.

- Evolutionsepisode: V – S – R – V – S – R
- Kurz: Selektionen finden auf der Ebene der Strukturen statt.
- Variation Selektion positiv neue Struktur.
- Variation Selektion negativ alte Struktur.

Die Psychotherapie muss sich daher fragen lassen, wie sie es schafft, eine Variation im Bewusstseinssystem des Patienten oder im sozialen System zu erzeugen, sodass eine Selektion durchgeführt werden kann.

Hierin besteht oft das Dilemma der Therapie. Warum soll der Patient eine Therapie durchführen? Was kommt wirklich für ihn dabei heraus? Welche Therapie führt sicher zum gewünschten Erfolg? Die Beantwortung dieser Frage wird zunehmend in eigenen sozialen Systemen der Forschung (»evidence based medicine«) und Kontrolle wie Aufsichtsbehörden, Qualitätszirkeln u. a. ausdifferenziert.

Selektionen in Bewusstseinsystemen

Die selbstreferenzielle Theorie des Bewusstseins geht davon aus, dass sich Bewusstseinsstrukturen durch Selbstreferenz und Fremdreferenz entwickeln. Zufälle oder unerwartete Gelegenheiten, die das Bewusstsein durch seine fremdreferenzielle Orientierung in Form von Wahrnehmungen gewinnt, müssen sich im Bewusstsein erst noch bewähren. Es setzt diese Zufälle der evolutionären Selektion aus. Die zufälligen Wahrnehmungen werden erinnert, werden erneut selbstreferenziell vergegenwärtigt oder erneut fremdreferenziell erlebt. Das Bewusstseinssystem kann die eigene Komplexität enorm steigern, weil es an den eigenen Strukturen der Selbstreferenz und der Fremdreferenz im Nacheinander aufbauen kann. Es kann die Referenz beliebig wechseln und so Komplexität selbst erzeugen. Außerdem kann es an Zufällen sowohl der inneren Referenz als auch der äußeren Referenz ansetzen. Es kann selbst kondensieren und so einen Prozess der Abweichungsverstärkung, des positiven Feedbacks selbst einleiten. Kleine Anfangsursachen können große, auch irreversible Auswirkungen haben. Lernen ist eine Änderung der strukturellen Spezifikation.

Selektionen in sozialen Systemen

Als Strukturen sozialer Systeme können kommunikationssteuernde Erwartungen angesehen werden. Kommunikationen sind Sinnkonstitutionen. Erwartungen steuern somit Sinnbezüge der Kommunikationen. Das Kommunikationssystem nimmt im Allgemeinen eher solche Variationen an, deren variierte Kommunikationen Sinnbezüge darstellen, die für das soziale System Strukturaufbauwert besitzen. Dies ist z. B. der Fall,

- wenn neue Erwartungshaltungen die Existenz des sozialen Systems möglicherweise besser sichern,
- wenn die Variationen wiederholt verwandt werden können,
- wenn sie ihrerseits erwartungsbildend wirken oder
- wenn sie die Erwartungshaltung der Teilnehmer auf eine neue kurze Formel bringen.

Variationen werden eher nicht aufgegriffen,

- wenn die Abweichung der Kommunikation vom bisher Üblichen der Situation zugerechnet wird,
- wenn sie von den Teilnehmern vergessen werden oder
- wenn sie abgelehnt werden.

Selektion unter der Bedingung sprachlicher Negation

Die Sprache als Form von Sinn bezeichnet zunächst nur die »wirkliche« Welt. Die Bezeichnung durch Sprache hebt etwas aus dem »unmarked state« heraus. Hier werden nur positive Kommunikationen verwandt. Die Sprache ermöglicht aber auch eine Negativversion der Welt. Sie kann beschreiben, was nicht ist. Im Kommunikationssystem kann der Sinn vom Kommunikationspartner abgelehnt werden. Um eine Kommunikation ablehnen zu können, muss aber schon ein evoluiertes System bestehen, das diese Möglichkeit hat. Die Ablehnung einer Kommunikation wird schon vor Formulierung einer Kommunikation in Rechnung gestellt. Es wird schon so kommuniziert, dass der Kommunikationspartner den gemeinten Sinn möglichst nicht ablehnt. Für sprachliche Negationen gibt es in der Umwelt kein Korrelat. Negationen können daher nur in der Kommunikation gebraucht werden. Der Sprachcode ist daher schon ein evolutionäres Ergebnis mit der Bifurkation von Annahme und Ablehnung einer Kommunikation, sprachlich ausgedrückt als »Ja« und »Nein« (binäre Kodierung). Je mehr Möglichkeiten des Ausdrucks und Verstehens, desto mehr Möglichkeiten für Ablehnung. Die Kodierung schafft einen Überschuss von Ablehnung. Die Ablehnung wird im System selbst produziert, löst eine positive oder negative Selektion aus, die dann zu neuen Strukturen führt oder die alten belässt. Der Selbstwiderspruch des Systems findet also nicht auf der Ebene der Strukturen, sondern auf der Ebene der Ereignisse statt. Der gemeinte Sinn einer Kommunikation wird verstanden und dann abgelehnt. Die Ablehnung wird auch verstanden. Dadurch kann nicht unmittelbar eine weitere Kommunikation angeschlossen werden. Für einen Moment stellt sich eine Leere ein, da nun nur noch Kommunikationen angeschlossen werden können, die die Ablehnung berücksichtigen. Werden diese Ablehnungen überhaupt nicht berücksichtigt, zerfällt das Kommunikationssystem. Werden diese Ablehnungen nur zum Teil in den Folgekommunikationen berücksichtigt, entsteht eine immanente Neigung des Systems zu Konflikten (vgl. Luhmann 1997, S. 461). Findet die Variation durch eine Ablehnung statt, durchläuft die Variation eine erste Bewährungsprobe durch die Selektion. Greift die Selektion das Nein auf oder nicht? Ein auf diese Weise zart begonnener Konflikt testet die Ablehnungspotenziale. Konflikte haben eine Neigung, die Beteiligten in besonderer Weise zu integrieren, weil es oft zu einer laufenden Beobachtung der Beobachtung und zu einem intensiven Informationsaustausch kommt. Konflikte lassen aber auch neue Systeme zur Konfliktregulierung evoluieren. Konfliktregulierende Systeme sind z. B. Rechtssysteme oder Beratungssysteme.

Sind strukturelle Auslöser von Konflikten nicht zu beseitigen, so lassen sich Konflikte begrenzen, indem Konfliktgründe und Konfliktthemen getrennt werden. Nicht mehr die Gründe werden angegangen, sondern nur noch die Themen, an denen sich der Konflikt festmacht.

Beratungs- und Therapiesysteme müssen deshalb gut abwägen, wie sie ihren Beitrag zur Konfliktregulierung handhaben wollen. Ist es therapeutisch sinnvoller, über Themen und deren Regulation zu sprechen, oder ist das Bearbeiten der Konfliktgründe und deren Änderung ein adäquater Beitrag zur Veränderung des Systems? Medizinische Systeme müssen entscheiden, ob sie auf der biologischen Systemebene Veränderungsangebote unterbreiten wollen, wie Medikamentengabe, Operation, physikalische Therapie, Akupunktur oder anderes, oder ob sie kommunikative Angebote machen wollen.

Selektionen bevorzugen Bewährtes

Variationen fallen aber nur auf, wenn schon ausdifferenzierte und etablierte, bewährte Strukturen bestehen, die Erwartetes und Unerwartetes unterscheiden können. Es müssen Gedächtnisleistungen vorhanden sein, die Abweichungen zum vorher Üblichen bemerken können. Selektionen erinnern und kondensieren zunächst Bewährungserfahrung. Um ein Problem überhaupt zu verstehen, ist ein hohes Maß an Konformität der etablierten Strukturen erforderlich. Luhmann (1997, S. 474) sieht daher auch die Einführung einer Neuerung, weil sie abweicht, eher als Ausnahmefall. Bewährungserfahrungen, die eher auf der Erfahrung der Annahme eines Sinnvorschlags beruhen als dessen Ablehnung, erhalten die Form symbolisch generalisierter Kommunikationsmedien.

Als symbolisch generalisierte Kommunikationsmedien werden in der soziologischen Systemtheorie Medien wie Geld bezeichnet. Diese Medien tragen dazu bei, dass Kommunikationen dort eher angenommen werden, wo ihre Ablehnung wahrscheinlich ist. Geld erleichtert die Annahme einer Tätigkeit, die sonst möglicherweise abgelehnt wird. Geld ist ein Medium im Wirtschaftssystem. In anderen gesellschaftlichen Teilsystemen finden sich andere symbolisch generalisierte Kommunikationsmedien, so z. B. im Wissenschaftssystem die Methode zur Produktion von Wahrheit/Unwahrheit. Im Medizinsystem ist Gesundheit das zentrale Kriterium, das zentrale Kommunikationsmedium. Immer, wenn es um Gesundheit geht, ist das Medizinsystem einbezogen. Gesundheit ist nichts Juristisches und auch für Geld nur bedingt zu kaufen. Das Medium Gesundheit hat ebenfalls einen binären Code mit einer positiven und negativen Ausprägung in »gesund« und »krank«.

Macht ist das Medium angedrohter physischer Gewalt. Luhmann (vgl. 1997, S. 316) bezeichnet symbolisch generalisierte Kommunikationsmedien als funktionales Äquivalent zur Moral. Die Moral kann als Code der Achtung/Missachtung einer Person angesehen werden. Die Entlohnung einer Person für eine Leistung wird daher nicht als Missachtung der Person eingestuft, sondern als angemessene Teilhabe am Wirtschaftssystem.

Die Ablehnung einer Variation durch negative Selektion führt das System nicht in den früheren Zustand zurück. Es ist ein anderes System, weil es eine Selektionschance verworfen hat, und es muss mit diesem Wissen weiter agieren. Die negative Selektion kann das System möglicherweise auf Dauer nicht reproduzieren.

Kommunikationen, abweichende Kommunikationen und Ablehnung von Kommunikationen kommen massenhaft in sozialen Systemen vor. Aber erst, wenn Selektionen durchgeführt werden, die die Erwartungen in sozialen Systemen ändern, kommt etwas Unwahrscheinliches zustande. Die neue Erwartung unterscheidet sich von der alten.

Therapie und Beratung selegieren Neues

An dieser Stelle setzen Therapie und Beratung an. Es wird dem Rat- oder Therapiesuchenden nahe gelegt, Varianten der Kommunikation auszuprobieren. Er kann auf Varianten achten und sie selegieren, oder er produziert eigene Varianten und bietet sie zur Selektion an. Erst wenn diese Varianten als neue Kommunikationen selegiert werden, ermöglichen sie neue Erfahrungen im sozialen System und verändern Erwartungen. Sein Selegieren zwingt das soziale System zum Anschließen neuer Kommunikationen, wenn es nicht zerfallen soll.

Formuliert man diesen Sachverhalt in Bezug auf das Bewusstseinssystem, so findet Veränderung dadurch statt, dass der beobachtende Gedanke eine Vorstellung beobachtet, die eine Variante einer bekannten Vorstellung darstellt. Der beobachtende Gedanke kann dann an der Variante der selbstreferenziellen oder der fremdreferenziellen Vorstellung ansetzen. So werden variierte Vorstellungen wiederholt und konserviert. Sie führen durch positives Feedback eine Abweichungsverstärkung herbei, die sich an die variierte Vorstellung erinnert und die nichtvariierte vergisst.

Bezieht man diesen Sachverhalt auf therapeutische Systeme, so hat der Therapeut zwei Möglichkeiten. Er kann den Patienten einladen, seine Unterscheidung zu ändern, um die Variation zu bezeichnen, oder er bemüht sich, die Aufmerksamkeit des Patienten direkt auf die Variante im »unmarked space« zu lenken. Die zweite Möglichkeit führt im zweiten Schritt ebenfalls zu einer Veränderung der Unterscheidung, wenn der Patient mitmacht. Während die erste therapeutische Strategie sich auf die Unterscheidung bezieht, also reflexiv ist, ist die zweite Strategie indikativ. Beide Vorgehensweisen können sehr effektiv sein. Die erste setzt mehr an den Glaubenssystemen der Patienten an, die zweite mehr an der Handlungsorientierung.

Benutzt man den ersten Ansatz, wird der Patient gefragt, wie er z. B. auf die Idee gekommen ist, sich minderwertig zu fühlen. Geht man indikativ vor, bittet man den Patienten, mehr auf die Dinge zu achten, die er gut kann, und weniger auf die Dinge zu achten, von denen er meint, sie falsch zu machen.

Im Bereich der Psychosomatik z. B. des Schmerzes wird dann der Patient gebeten, besonders auf die Zeit zu achten, in der der Schmerz nur gering oder gar nicht vorhanden ist. Er möge sich dann merken, welche Tätigkeiten er ausführt oder welche Personen anwesend sind. Er möge auch darauf achten, was er gerade denkt und wie er sich fühlt, ob er optimistisch ist und etwas für die Zukunft geplant hat, ob er entspannt gewesen ist oder was er sonst Angenehmes gedacht hat.

Manche Patienten verändern ihr ganzes soziales System und strukturieren es für die Schmerzerkrankung neu mit Ärzten, Physiotherapeuten, Akupunkteuren, Psychologen, Pflegediensten und Angehörigen. Der Schmerz organisiert sein soziales Umfeld.

Evolution als Form

Beschreibt man die Evolution in Formbegriffen, wobei Form immer die Notwendigkeit einer anderen Seite hervorhebt, also ein differenztheoretischer Begriff ist, kann man auf der Theorieebene die Trennung von Variation und Selektion besonders deutlich machen. Variation als Form ist die Einheit der Differenz des Vorkommens/Nichtvorkommens. Eine Kommunikation kommt dann als Variante vor oder sie kommt nicht als Variante vor. Eine Variation besteht auch in der Negativformulierung eines Sinngehaltes.

Beschreibt man die Selektion in Formbegriffen, so ist die Einheit ihrer Differenz Annahme/Ablehnung oder positive Selektion/negative Selektion.

Die Evolution kann dann als Einheit der Differenz von Variation und Selektion beschrieben werden. Da der Formbegriff der Evolution auf Formbegriffen beruht, handelt es sich um eine Unterscheidung von Unterscheidungen, also um eine Form zweiter Stufe (vgl. Luhmann 1997, S. 473), also um einen sehr voraussetzungsvollen Begriff.

7.5 Restabilisierung

Wie lässt sich das Ergebnis von Selektionen in eine stabile Form bringen?

Die alteuropäische Antwort lautete, dass die Umwelt so lange Selektionen durchführt, bis das System optimal angepasst ist. Unterstellt wurde ein Gleichgewichtspunkt des Systems, der bei Abweichungen vom Ausgangszustand nicht selbst verschoben wird und der über homöostatische Mechanismen verfügt, die diesen Punkt wieder finden. Ändert sich die Umwelt nicht, ist es auch nicht erforderlich, dass nach der Strukturänderung eine Stabilisierung erfolgt. Verlagert man aber die Selektion in das System und entfällt die Garantie, dass nur solche Selektionen durchgeführt werden, die die Stabilität des

Systems gewährleisten, erhält man nicht mehr den homöostatischen Systemtypus.

Das Ergebnis einer Selektion in autopoietischen Systemen führt entweder zu einer Restabilisierung des Systems oder nicht. Kommt es zu keiner Stabilisierung, zerfällt das System. Eine Restabilität ist für neue Variationen und Selektionen der Ausgangspunkt. Es können nur in einem System, das stabil ist, dessen Autopoiese funktioniert, Ereignisse konstituiert und Variationen durchgeführt werden. Ohne System keine Ereignisse. Ebenso können nur im stabilen System Selektionen durchgeführt werden. Stabilität und Restabilität sind also Anfang und Ende der Evolution. Stabilität und Restabilität ist damit der Begriff für die Einheit der Evolution.

- Anfang und Ende der Evolution: R–V–S–R–V–S–R

Da der Begriff der Evolution Strukturveränderungen beinhaltet, ist die Stabilität evoluierender Systeme eine dynamische Stabilität. Es entsteht als Systemtypus ein dynamisches System.

Veränderungen der Umwelt kommen immer nur in das System, wenn das System eine Möglichkeit hat, dem Rauschen der Umwelt Informationen abzugewinnen. Kann es die Umwelt nicht beurteilen, so kann das System auch seinem Untergang nichts entgegenstellen. Das Gleiche gilt für strukturelle Kopplungen. Entweder das System hat die Möglichkeit, Veränderungen über strukturelle Kopplungen als Information für das System zu erfassen oder nicht zu erfassen. Erfasst es die Information, kann es sich einrichten oder auch nicht. Erfasst es die Information nicht, so existiert die Umwelt in dieser Hinsicht für das System nicht. Das System kann dann untergehen.

Mechanismen der Restabilisierung autopoietischer Systeme

Restabilisierung durch Komplexitätsreduktion

Positive und negative Selektionen erhöhen die Komplexität des autopoietischen Systems. Komplexe Systeme sind in der Lage, zahlreichere Möglichkeiten der strukturellen Kopplung vorzuhalten. Sie entwickeln differenziertere Irritierbarkeiten. Weder Veränderungen in der Umwelt noch Variationen im System garantieren eine Anpassung des Systems auf der gleichen Komplexitätsstufe. Zunehmende Komplexität ist zum Teil nicht mehr steuerbar. Ein Mechanismus zur Reduktion von Komplexität liegt in der Systembildung selbst. Das

System verschiebt seine Grenzen. Auf der Innenseite des Systems wird Komplexität reduziert und es werden nur noch solche Strukturen zugelassen, die mit dem Systemerhalt kompatibel sind. Hinsichtlich der Außenseite werden die Systeme unempfindlicher. Ein Überleben des Systems ist auch mit verminderter Komplexität denkbar.

Man muss sich als Beobachter hüten, die eigene Bewertung und die eigenen Hoffnungen in die Evolution zu verlagern. Hochkomplexe Systeme sind nicht automatisch stabiler, sie gewährleisten nicht automatisch mehr Sicherheit.

Psychodiagnostisch kann man hier nach Bewusstseinssystemen fahnden, die ebenfalls zu komplex erscheinen, zu viel wahrnehmen, zu viel assoziieren und kombinieren oder zu viele Ängste aufkommen lassen. Die Wahrnehmungen können dann nicht mehr ausreichend eingeordnet werden. Der Patient verliert die Übersicht und die Bewertung. Die psychotherapeutische Einladung zur Komplexreduktion lautet dann Verminderung der Wahrnehmungsmenge, Konzentration auf bestimmte Bereiche der Umwelt, Bearbeitung zunächst eines Themas, dann eines weiteren. Der Patient möge sich abschotten. Es werden Überlegungen angestellt, wie er Erwartungen an sich und an andere verringern kann. Wird die Reizüberflutung im sozialen System des Patienten vermutet, so hilft hier ein Ordnen der Beziehungen, z. B. durch klares Besprechen der Pflichten und Rechte der Eltern und der Kinder. Manchmal kann auch eine reizarme und konfliktärmere Umwelt durch eine Einweisung in eine schützende Einrichtung oder in ein Krankenhaus hergestellt werden. Die pharmakologische Behandlung setzt Medikamente ein, die die neuronale Reizschwelle verändern und so Umweltwahrnehmung reduzieren. Dies ist ein wichtiger Wirkmechanismus von Psychopharmaka.

Restabilisierung durch Externalisierung

Strukturen, die dem Systemerhalt nicht dienlich erscheinen, werden externalisiert. Führen soziale Systeme Externalisierungen durch, dann erwarten sie nicht mehr von sich, für bestimmte Problemlösungen zuständig zu sein. Im Bereich sozialer Systeme werden zwar dieselben Einheiten, Kommunikationen und derselbe Strukturtypus, Erwartungen, verwandt, jedoch unterscheiden sich soziale Systeme durch unterschiedliche Arten der Erwartungen. Externalisierte Erwartungen führen zu neuen Systembildungen, die ihrerseits auch externalisieren können.

Zur Erinnerung: Systemgrenzen werden durch die Operationen des Systems gebildet. Dort, wo andere Operationen, andere Unterscheidungen und Bezeichnungen durchgeführt werden, beginnen andere Systeme. Externalisierungen sind keine endgültigen Problemlösungen. Das System trifft sie nur in veränderter Form wieder an.

Beispiel
Bestimmte Krankheiten führen den Patienten zum Arzt, weil er nicht mehr erwartet, dass er selbst die Erkrankung in den Griff bekommen kann. Er überantwortet sich dem Arzt, und sein Problem kehrt nun als Befolgen von Anweisungen zurück.

Bewusstseinssysteme externalisieren z. B., indem sie ihren Aufmerksamkeitsfokus wechseln, sie bewerten das Wahrgenommene anders und erinnern oder vergessen bestimmte Sinngehalte.

Gesamtgesellschaftlich betrachtet lässt die Externalisierung neue Funktionssysteme entstehen, die hochspezialisierte Erwartungen bedienen. Wenn sie entstanden sind, kann auf sie kaum noch verzichtet werden. Beispiele sind das medizinische System oder das Rechtssystem. Für diese Funktionssysteme gibt es keine funktionalen Äquivalente mehr. Wissenschaft z. B. kann nur im Wissenschaftssystem erbracht werden. Innerhalb der Funktionssysteme gibt es jedoch verschiedene funktional äquivalente Problemlösungen. Je mehr die Restabilisierungsfunktion auf die Funktionssysteme übergeht, desto dynamischer wird die Stabilität. Die Funktionssysteme reizen zur Variationsbildung. Wissenschaftssysteme erwarten schon neue Forschungsfragen. Wenn diese These Luhmanns stimmt, heißt das für das Medizinsystem, dass es ständig neue therapeutische Regime erwartet. Das Psychotherapiesystem als Subsystem der Medizin erwartet neue psychopathologische Klassifikationen und neue Psychotherapien. Während es für das Funktionssystem als Ganzes keine Alternativen gibt, existieren dagegen funktional äquivalente Angebote innerhalb eines Funktionssystems, wie z. B. ambulantes Operieren und stationäres Operieren oder Psychotherapie verschiedener Schulen.

Eine weitere Form, funktional äquivalente Angebote zu offerieren, besteht in der Organisationsbildung.

Beispiel
Psychotherapie wird im Alltag durch Mitmenschen und Freunde durchgeführt, heißt dann aber nicht so, oder sie wird vereinzelt von

Professionellen angeboten. Überall bilden sich zusätzlich Dienstleistungsangebote heraus, die institutionell vorgehalten werden. Diese Institutionen unterliegen wieder speziellen Regeln der Unterscheidung und Bezeichnung. Soziologisch betrachtet zeichnen sich Organisationen (Bürokratien, Unternehmen, Vereine etc.) dadurch aus, dass sie Probleme nahezu ausschließlich durch Entscheiden angehen. Organisationsbildung ermöglicht Funktionssystemen, anhand von Entscheidungen ihre Entscheidungspraxis erneut zu flexibilisieren (vgl. Luhmann 1997, S. 492).

Restabilisierung durch Entwicklung reaktiver Verfahren

Einbau neuer Strukturen in vorhandene Strukturen kann zu strukturellen Widersprüchen führen, deren Ausgang ungewiss ist. Einbau neuer Strukturen kann zu Folgeproblemen führen, die dann ihrerseits in ihren Folgen beschränkt werden müssen. Innovationen erfordern so die Entwicklung reaktiver Verfahren. Innovationen in der Medizin, wie z. B. Durchführung von Organtransplantationen, führen zu einer Umstrukturierung der Erwartung hinsichtlich des Leistungsangebots. Gleichzeitig müssen Ressourcen geschaffen werden, um die Innovationen zu finanzieren. Finden sich keine Ressourcen, wird auf politischem Wege versucht, Erwartungshaltungen von Leistungsempfängern und Leistungsanbietern z. B. durch Rationierung und Rationalisierung zu ändern.

Restabilisierung durch Instabilisierung der Selektionskriterien

Eine Restabilisierung durch eine Instabilisierung der Selektionskriterien herzustellen heißt, dass ausdifferenzierte Funktionssysteme ihre Selektionen nicht mehr nach qualitativen Gesichtspunkten begründen, sondern nur noch Kriterien für die Selektion angeben. Für wirtschaftliches Handeln gilt nicht mehr der Austausch von Waren und Geld, sondern der Profit, an dem schnell die Marktlage erkannt werden kann. Das Ausrichten von Entscheidung nach dem Profitgesichtspunkt instabilisiert aber das wirtschaftliche Geschehen.

Im Bereich der Medizin geht es auch nicht nur um Heilen eines Menschen, sondern juristische Ansprüche ohne Ansehen der Person müssen ebenso berücksichtigt werden wie die Umsetzung wirtschaftlicher Vorgaben. Die Anbieter von Gesundheitsdienstleistungen müssen das Leistungsangebot kommunikativ vermitteln und operativ handhaben. Sie müssen Erwartungen so eng führen, dass eine allseits akzeptierte Behandlung vermutet wird.

Neufassung des Begriffs der Systemstabilität
Systemstabilität unter Berücksichtigung struktureller Widersprüche und dynamischer Stabilität kann nicht mehr als stabil/instabil beschrieben werden. Die zweiwertige Logik »Es ist/Es ist nicht« greift nicht mehr. Da selbstreferenzielle Systeme gleichzeitig mehrere Alternativen erzeugen, die strukturell widersprüchlich sein können, kann die Einheit dieser Systeme nur paradox beschrieben werden. Bestimmtes wird auf Kosten von etwas anderem realisiert. Die inneren Gegensätze steuern nicht auf eine Synthese auf einer höheren Ebene zu, wie in der dialektischen Logik noch angenommen wurde. Die paradoxe Konstitution der Systeme macht die Systeme empfänglich für Anregungen von außen. Die internen Grenzen der Unterscheidungen werden gekreuzt, sobald es dazu Anlässe gibt. Kommunikationen können angenommen und abgelehnt werden. Bei paradoxer fragiler Konstitution der Kommunikationen können externe Veränderungen systemintern schnell aufgegriffen werden. Auf der Innenseite ergeben sich nicht mehr zwangsläufig Systeme, die zu Stabilität neigen, sondern es entstehen neue nichtstationäre Lagen (vgl. Maruyama 1976). Die Bewusstseinssysteme der Menschen sind mit den nichtstationären Lagen sozialer Systeme noch nicht vertraut. Hier sind noch Sozialisationsleistungen zu erbringen. Wer nicht nervös werden will, muss die Fähigkeit entwickeln, Tempo auszuhalten, für Ausfälle Ersatz zu organisieren und Reserven für Unvorhergesehenes anzulegen (Luhmann 1997, S. 496 f.).

7.6 Evolution ist nicht prognostizierbar

Die Unterscheidung von Variation, Selektion und Restabilisierung erklärt, dass es Systemen möglich ist, vorübergehende und wieder entfallende Konstellationen zu nutzen (vgl. Luhmann 1997, S. 426).

Die Unterscheidung von Variation und Selektion und die Unterscheidung von Selektion und Restabilisierung hat ihren blinden Fleck an der Grenze der beiden Unterscheidungen. Die Grenze erscheint dem Beobachter als Zufall. Zufall heißt, dass jeder systematische Zusammenhang der evolutionären Funktion bestritten wird. Der Beobachter kann danach nicht beobachten und nicht wissen, ob Variationen eine negative oder positive Selektion auslösen. Er kann nicht beobachten und nicht wissen, ob eine Restabilisierung nach stattgehabter oder abgelehnter Selektion gelingt oder nicht. Luhmann sieht dies Nicht-wissen-Können, Nicht-planen-Können und Nicht-berechnen-Können als die zentrale Aussage einer Evolutionstheorie als Theorie an.

Dies gilt auch für die Therapie als geplant gedachte Evolution. Es empfiehlt sich daher, besonders kleine Schritte zu planen und rechtzeitig zu evaluieren.

Was ist Zufall?

Der Zufallsbegriff wurde früher eingesetzt, wenn man die Feinprozesse nicht kannte, also Wissen auf Nichtwissen gründete. Systeme weisen immer nur eine mehr oder weniger begrenzte Resonanzfähigkeit auf. Sie sind füreinander nur über »windows« zugänglich oder sie führen Messungen durch, um Informationen zu erzeugen, nach denen sie sich richten. Sie erlangen keine Vollkenntnis der Umwelt, sondern richten sich darauf ein, dass es in der Umwelt etwas gibt, das sie nicht kennen können oder noch nicht kennen können. Wenn es denn auftaucht, gilt es als Zufall, mit dem das System umgehen muss. Zufälle, so gesehen, sind nicht ursachelos. Das System kann nur die eine Seite erkennen, nur die Irritation auf der Innenseite, die andere Seite, die Außenseite, trägt nichts zur Bestimmung der Innenseite bei. Der Begriff des Zufalls ist daher ein differenztheoretischer Begriff. Die Bestimmung der einen Seite der Unterscheidung sagt nichts über die Bestimmung der anderen Seite. Zufall ist gleichwohl ein systemreferenzieller Begriff. Der Beobachter muss immer sagen, für welches System ein Zufall eintritt. Wird der Zufall negativ bestimmt, so entziehen sich Zufälle der Systemkontrolle, erschweren die Synchronisation. Das System versucht dann, bestimmte Kausalzusammenhänge zu erwarten, andere dem Zufall zu überlassen. Bestimmt man Zufall positiv, so sind Zufälle für das System Ereignisse, die es selbst nicht produzieren oder koordinieren kann. Es hat aber Mittel, Zufälle zu nutzen und mittels eigener Operationen strukturierende Effekte zu entwickeln (vgl. Luhmann 1997, S. 449 f.). Hieran kann man die Rekonstruktion von Biographien knüpfen. Positive und negative Zufallskonzepte von Bewusstseinssystemen bestimmen erheblich die Lebenseinstellung. Auch mit dieser Überlegung, wie Zufälle genutzt werden, lässt sich psychotherapeutisch gut arbeiten.

7.7 Evolution als Fortschritt?

Die Evolutionstheorie ist keine Theorie des Fortschritts. Die Evolution nimmt die Emergenz von Systemen genauso hin wie deren Destruktion. Evoluierte Systeme sind nicht höher wertig oder geringer, sie sind komplexer oder weniger komplex. Die verbesserte Anpassung der Systeme an die Umwelt kann nicht als Fortschritt angesehen werden, weil sich die Umwelt laufend ändert und immer neue Anpassungen erfordert. Spezialisierung kann ein Vorteil sein, muss es aber nicht. Evolutionstheorie kann daher auch keine Zukunft deuten oder Prognosen ermöglichen, sie ist auch keine Steuerungstheorie. Evolutionstheorie kann nur erklären, wie komplexere Systeme entstehen und vergehen. Es geht um die Erklärung von Strukturänderungen – im Bereich der Zelle z. B. um die Erklärung der genetischen Veränderung; in Bewusstseinssystemen um die Erklärung von Erinnern und Vergessen; im sozialen System um die Erklärung der Änderung der Erwartungshaltung. Die Evolutionstheorie berücksichtigt dabei ungeplante Veränderungen, aber auch geplante. Planung (auch Therapie ist eine Form von Planung) kommt dann als Variation vor, wird vom System aufgegriffen oder nicht. Auf keinen Fall kann die Planung bestimmen, in welchen Zustand sich das System manövriert. Aus Sicht der Evolutionstheorie sind Strukturen auch nichts Festes oder Bleibendes. Strukturen schränken nur die anschlussfähigen Operationen zur Aufrechterhaltung der Autopoiesis des Systems ein. Strukturen sozialer Systeme kondensieren und konfirmieren Sinn. Ergeben sich andere Möglichkeiten, Sinn zu kanalisieren, vergehen Strukturen sehr schnell, auch wenn sie zuvor als sehr fest erschienen (vgl. Luhmann 1997, S. 429 f.).

7.8 Der Anfang evoluierender Systeme

Die Einsichten über Evolution führen dazu, dass die Evolutionstheorie sich selbst als Resultat von Evolution zu begreifen hat. Auch die Evolution verdankt sich der Evolution. Der letzte Grund, die letzte Ursache ist nicht rekonstruierbar. Die Theorie selbstreferenzieller Evolution verzichtet daher auf eine Theorie des Beginns. Sie argumentiert vielmehr differenztheoretisch: Sie versucht, das Auseinandertreten der evolutionären Funktionen anhand besonderer Bedingungen evoluierender Systeme zu erfassen. So ermöglicht die Evolutionstheorie ein fast endloses Forschungsprogramm für historische Untersuchungen (vgl. Luhmann 1997, S. 500).

7.9 Die Entwicklung evoluierender Systeme

Der Evolutionstheorie liegt kein lineares Zeitverständnis zugrunde, sondern Zeit ist wichtig als historisch einmalige Gegenwart, in der sowohl Beschränkungen als auch Gelegenheiten kombiniert wurden. Evolution ist also nur empirisch beschreibbar und erklärbar, obwohl ihr Resultat sich nicht kausal erklären lässt. Evoluierende Systeme entwickeln durch die Differenzierung der evolutionären Funktionen immer mehr Möglichkeiten, auf Außeneinflüsse einzugehen und reagieren daher im Innenverhältnis schneller. Die Wahrscheinlichkeit, dass sie mit unwahrscheinlichen Zufällen umgehen können, wird immer größer. Sie haben dann mehr Möglichkeiten abzuweichen und mit Abweichungen umzugehen. Es entwickeln sich dann schneller evoluierende Systeme. Genauer gesagt: die Evolutionsgeschwindigkeiten der Systeme entwickeln sich unterschiedlich.

Hoch entwickelte Systeme können dann interne Repräsentationen für extern induzierte Zufälle einrichten, die als Irritation im System erscheinen. Hohes Tempo führt nicht zwangsläufig zur Entdifferenzierung an den Systemgrenzen, sondern zu operativer Geschlossenheit und Selbstorganisation bei steigender Irritierbarkeit und in der Folge höherer Informationsverarbeitung.

7.10 Evolutionäre Errungenschaften

Das Ergebnis von Evolution besteht in der Ermöglichung höherer Komplexität. In Bezug auf Systeme entstehen komplexere Systeme. Will man aber einen Begriff haben, der das strukturelle Arrangement beschreibt, so bevorzugt Luhmann (1997, S. 506 ff.) den Begriff der evolutionären Errungenschaften.

Evolutionäre Errungenschaften (z. B. im Bereich der Biologie das Auge; im Bereich der sozialen Systeme das Geld; im Bereich der Technik die Elektrizität und Telekommunikation; in der Medizin die Röntgendiagnostik, die Ultraschalldiagnostik, die Antibiotika, die Neuroleptika etc.) müssen sich für die Problemlösung eignen und sie müssen eine evolutionäre Vorteilhaftigkeit aufweisen. Sie müssen nicht die besten Lösungen sein, sondern nur unter gegebenen Voraussetzungen funktionieren. Sie schaffen wiederum eigene Probleme. Sind evolutionäre Errungenschaften eingeführt, sind sie, ohne katastrophale Folgen auszulösen, nicht mehr eliminierbar. Evolutionäre Errungenschaften haben eine Tendenz, die Evolution festzuhalten. Neuerungen werden dann nur als funktionale Äquivalente eingeführt, ersetzen aber nicht mehr die ursprüngliche Errungenschaft, sondern ergänzen sie, spezialisieren sie: Elektrizität, Telekommunikation, Telefon, Fax, Internet. Medizinsystem, Innere Medizin, Herzrhythmusstörungen, medikamentöse Therapie, Herzschrittmacher, Defibrillator, Leitungsbündelablation. Psychopathologie, medikamentöse Therapie, Psychotherapie, Einzeltherapie, Familientherapie, Gruppentherapie usw.

7.11 Koevolution

Bei der Koevolution muss man autopoietische Systeme desselben und eines davon unterschiedenen Typus unterscheiden. Derselbe Typus liegt vor, wenn die grundlegenden Operationen dieselben sind. Kommunikative Systeme unterscheiden und bezeichnen Kommunikationen. Psychische Systeme unterscheiden und bezeichnen Gedanken und Vorstellungen. Biologische Systeme unterscheiden und erkennen physikalische Einheiten. Eine Kopplung zwischen unterschiedlichen Systemtypen gibt es nur als strukturelle Kopplung. Innerhalb eines Systemtypus werden dagegen dieselben Operationen verwandt, sie unterscheiden und bezeichnen nur andere Einheiten desselben Typs. Jedes kommunikative System bezeichnet andere Kommunikationen aufgrund anderer Unterscheidungen. Andere Erwartungen selektieren andere kommunikative Einheiten und bilden dadurch eigene Systeme und eigene Systemgrenzen.

»Wie ist es möglich, dass sich in einem autopoietisch geschlossenen sozialen System ein anderes autopoietisch geschlossenes System bildet?«, fragt Luhmann (1997, S. 562 ff.). Dies ist nur möglich, wenn in den Teilsystemen so viel Eigenkomplexität vorhanden ist, dass die Differenzierung von Variation, Selektion und Restabilisierung genügend Halt findet. Dazu ist vermutlich die Beobachtung ablehnender Kommunikationen erforderlich, die zur binären Kodierung in den verschiedenen Funktionssystemen geführt hat. Sprachlicher Ausdruck findet sich in der Ja-/Nein-Fassung aller Kommunikationen. Im Wissenschaftssystem wurde die Möglichkeit einer Annahme und Ablehnung von Kommunikationen in eine Kodierung von Wahr-/Unwahr-Unterscheidungen transformiert, im Wirtschaftssystem in Eigentum haben/nicht haben, im Gesundheitssystem in krank/nicht krank und im Rechtssystem in Recht/Unrecht. Diese Sondercodes ermöglichen die Ausdifferenzierung und erleichtern das codespezifische Wechseln der Seite. Wird jemand als krank diagnostiziert, zieht dies Behandlung und Leistung nach sich. Wird jemand als gesund diagnostiziert, entfallen Leistungen und das Gesundheitssystem ist auch nicht mehr zuständig. Die binäre Struktur steht quer zur Unterscheidung von Selbstreferenz und Fremdreferenz. Jemand kann krank sein und im Gesundheitssystem durch Arztkonsultation eingebunden sein. Gleichzeitig ist er als Empfänger von Geldleistungen in das Wirtschaftssystem eingebunden. Binäre Strukturen bieten die schnellste Möglichkeit, Komplexität aufzubauen. Sie sind gleichzeitig die einfachste Form, um Gedächtnisleistungen zu ordnen: bekannt/nicht bekannt. Auf der Ebene der Codes, also auf der Ebene der Variationen, sind die Systeme durch Eigenwerte bestimmt, wodurch sie sich von anderen Systemen unterscheiden. Auf der Ebene der Programme sind die Systeme anpassungsfähig (vgl. Luhmann 1997, S. 564).

Beispiel
Das Medizinsystem bleibt als System geschlossen. Alles, was mit Krankheit zu tun hat, gehört zu dem System. Andererseits muss es auf gesellschaftliche Anforderungen z. B. bei Katastrophen oder bei psychischen Notlagen reagieren. Um Katastrophenhilfe oder Psychotherapie vorzuhalten, muss das Medizinsystem intern Ärzte und Pflegekräfte vorhalten, die Wissen und Erfahrung besitzen, mit besonderen Situationen umzugehen. Es müssen Blutkonserven und Medikamente vorgehalten werden. Welche Programme im Einzelfall durchgeführt werden sollen, bestimmt das Medizinsystem aber nicht autonom. Die Selektion von Programmen zur Durchführung einer Katastrophenhilfe oder zur Behandlung von psychischen Notlagen wird durch die Umwelt beeinflusst und irritiert. Die Programme berücksichtigen »Interessen«. Die Fähigkeit, Strukturänderungen durchzuführen, deutet darauf hin, dass es gelungen ist, Innovationen durchzuführen und eine Restabilisierung des Systems zu erreichen. Die Programmierung leistet das System natürlich selbst, nimmt aber Anregungen von außen bei der Ausgestaltung auf. Die Selbstkodierung und Selbstprogrammierung von Funktionssystemen ist somit Resultat und Bedingung der Evolution. Will man aber historisch den Takeoff der Evolution eines

Systems erklären, muss die besondere Situation, z. B. die besondere Anfrage der Gesellschaft, Katastrophenhilfe vorzuhalten oder Psychotherapie durchzuführen, einbezogen werden, auch oder gerade weil die historische Lage aktuell nicht mehr existiert.

8 Theorie des Gedächtnisses

8.1 Einleitung

Eine Theorie des Gedächtnisses gehört als unverzichtbarer Bestandteil zur Architektur einer Theorie selbstreferenzieller Systeme. Die Systeme greifen immer wieder auf ihnen schon Bekanntes zurück, um unterscheiden zu können, ob eine Information neu ist. In diesem Kapitel werden diese Überlegungen expliziert.

In Anlehnung an Heinz von Foerster (1948, 1993) und George Spencer-Brown (1979) entwickelt Luhmann eine allgemeine Theorie des Gedächtnisses, deren Eignung er für mathematische, neurobiologische (hier auch z. B. das Immunsystem), psychologische und soziale Fragestellungen als gegeben sieht (Luhmann 1997, S. 583). Diese Theorie entwickelt er im Zusammenhang mit einer Evolutionstheorie autopoietischer Systeme (Luhmann 1997, S. 576 ff.).

Die Gedächtnistheorie hat den Zeitbegriff zur Voraussetzung. Weiterhin verknüpft Luhmann die Gedächtnistheorie mit dem Strukturbegriff, was darauf hindeutet, dass Strukturen geronnene Zeit darstellen. In diesem Zusammenhang präzisiert er auch den Sinnbegriff und den Begriff der Kognition. Diese Bereiche werden daher kurz skizziert.

8.2 Kondensierung und generalisierende Konfirmierung

Normalerweise wird Beobachtetes sofort wieder vergessen. Das, was aufgezeichnet wird, muss man als wiederholbar konstruieren. Um Objektpermanenzen zu erzeugen, muss ein System in der Lage sein, seine Beobachtungen zu wiederholen. Nur die Operation ist aufgrund der rekursiven Vernetzung wiederholbar, nicht der Gegenstand.

Die Wiederholung kann zu verschiedenen Zeiten und unter verschiedenen Umständen stattfinden. Dies erzeugt einen Doppeleffekt, den Luhmann George Spencer-Brown folgend als Kondensierung und generalisierende Konfirmierung bezeichnet.

Kondensierung kennzeichnet etwas Bestimmtes, das aus der Fülle des gleichzeitig Aktuellen hervorgehoben wird und wiedererkannt und wiederbezeichnet werden kann, z. B. bestimmte Moleküle für bestimmte Zellen oder Worte einer Sprache. Wörter wie »Baum« oder »Tisch« funktionieren mit einer hohen begrifflichen Sicherheit in der sprachlichen Kommunikation. Will man diese begriffliche Sicherheit dennoch in anderen Kontexten verwenden, so müssen zusätzliche Sinnbezüge in den Begriff eingebaut werden. Das Wort »Baum« unterscheidet einen »Baum« von einem »Busch« oder einen »Strauch«, es ermöglicht aber auch die Verwendung in anderen Zusammenhängen wie »Stammbaum« und »Ahornbaum«. Die Wiederholung des kondensierten Begriffs in unterschiedlichen Kontexten führt zu einer generalisierenden Anwendung und festigt den Begriff auf neue und erweiterte Weise. Die mehrmalige Anwendung des Begriffs in verschiedenen Kontexten und Sinnbezügen reichert den Begriff an und wird als generaliserende Konfirmierung bezeichnet.

8.3 Generativer und phänomenologischer Sinnbegriff

An dieser Stelle führt Luhmann (1990, S. 109 f. und Anm. 56 als Antwort auf die Kritik von Jürgen Habermas) den Sinnbegriff ein.

Durch den doppelseitigen Prozess von Kondensieren und generalisierendem Konfirmieren entstehe eine Vertrautheit mit der Welt, die sich nicht genau spezifizieren, sich jedoch deutlich von unvertrautem Sinn unterscheiden lasse. Das semantische Material werde unscharf, verweise auf anderes und zwinge alle weiteren Operationen zur Selektivität, aber garantiere so das Weiterverwenden. Dies gelte für bewusste Vorstellungen des Bewusstseinssystems wie für Beiträge zum Kommunikationsprozess. Dies beziehe sich auch auf wissenschaftliche Kommunikation. Luhmann sieht hier die generative Bedingung der Konstitution von Sinn und ergänzt seine ursprünglich rein phänomenologische Beschreibung (vgl. Luhmann 1984) des Sinns. Sinn wurde phänomenologisch als aktueller Sinn im Verweisungshorizont auf andere Möglichkeiten beschrieben. Sinn sei dann das Medium, an dem Beobachten seine Form gewinne. Die Zwei-Seiten-Form von Kondensierung und Konfirmierung zeige Sinn auf der einen Seite als jeweils aktuellen Ausschnitt der Simultaneität der Welt und auf der anderen Seite den immensen Horizont aller weiteren Möglichkeiten, die nur wieder selektiv aktualisiert werden können.

8.4 Die Theorie des Gedächtnisses

Biologische, psychische und soziale Systeme machen ständig neue Erfahrungen, die verarbeitet werden müssen. Von daher ist es erforderlich eine Theorie zu haben, die Änderung und Entwicklung erklären kann. Für Systeme, die in der Zeit operieren, kommen zeitbezogene Unterscheidungen, wie neu und alt, vorher und nachher infrage, aber weshalb bestimmte Unterscheidungen gegenüber anderen bevorzugt werden, ist noch nicht geklärt. Die Neuerungen setzen sich auch nicht explizit gegen vorhandene Strukturen durch, gleichwohl gibt es Beobachter, die dies feststellen können.

Fest steht im Rahmen einer Theorie selbstreferenzieller Systeme, dass Systeme sich selbst unterscheiden können, dass die Komplexität erlaubt, Unterscheidungen, in denen das Unterschiedene als Reentry wieder eintritt, durchzuführen, und dass das System dadurch selbst intransparent wird. Systeme, die in der Zeit operieren, temporalisieren die Komplexität zunehmend. Komplexität wird dann auf- und abgebaut. Das führt dazu, dass kein System seine Evolution kontrollieren kann. »Stattdessen«, betont Luhmann (1997, S. 578, seine Hervorhebung) und bezieht sich auf Spencer-Brown, »benutzt das System in seinen jeweils aktuellen (jeweils gegenwärtigen) Operationen eine Zusatzeinrichtung, die wir ... Gedächtnis nennen können.« Ein System, das vergangene Ursachen für seinen jetzigen Zustand feststellen und sich von früheren Zuständen unterscheiden will, braucht ein Gedächtnis.

Gedächtnis ist nicht definiert im Sinne einer Rückkehr in die Vergangenheit, auch bezeichnet der Begriff keinen Datenspeicher, auf den zurückgegriffen werden kann. Gedächtnis bezeichnet eine immer nur gegenwärtig benutzte Funktion, die alle Operationen des Systems hinsichtlich ihrer Vereinbarkeit mit der vom System konstruierten Realität prüft. Der Operationsmodus ist dann bekannt/unbekannt. Das Gedächtnis ermöglicht diesen Vergleich und macht so Informationsverarbeitungskapazitäten wieder frei. Dadurch hat das System Kapazitäten für neue Irritationen frei. Hauptfunktion des Gedächtnisses ist also das Vergessen. Hierauf weist insbesondere Heinz von Foerster hin (1948).

Luhmann bezeichnet als positive Funktion des Vergessens die irreversible und kumulative Wirkung der Zeit. Das, was in der Zeit geschieht, muss sowohl bewahrt als auch unterbrochen werden. Das

Gedächtnis hat daher die Doppelfunktion von Erinnern und Vergessen. Durch Wiederholung baut sich eine Art Vertrautheit auf, gleichzeitig verliert das, was vorher war, Konturen, es wird unschärfer und schließlich vergessen. »Die Wiederholung selbst erzeugt Erinnern und Vergessen« (Luhmann 1997, S. 580, seine Hervorhebung). Es wird nicht in der Zeit hin- und hergesprungen, sondern nur aktuell operiert.

Der gegenwärtige Zustand eines Systems ist geronnene Vergangenheit. Das System kann weiter operieren, es muss seine Vergangenheit nicht kennen. Vergessen reduziert Komplexität und ermöglicht Komplexitätsbewältigung. Andererseits gibt es zahlreiche Systeme, die auf die Kenntnis ihrer Geschichte angewiesen sind. Im Kommunikationssystem ist es hilfreich zu wissen, worüber gesprochen wurde, um besser mitmachen zu können. Für das Bewusstseinssystem ist es z. B. wichtig, sich zu erinnern, welche Personen es kennt.

Systeme operieren nur in der Gegenwart. Was vergangen ist, repräsentiert sich nur in gegenwärtigen Systemzuständen. Will ein System die Vergangenheit mit der Zukunft verknüpfen, braucht es dazu Identitäten, die sich zum wiederholten Gebrauch eignen. Identitäten werden durch rekursives Operieren des Systems hergestellt. Sie sind für das System »Objekte« oder »systemspezifische Eigenwerte«. An ihnen erfährt das System Stabilität und Wechsel. Solche Identitäten entstehen nur ausnahmsweise. Identitäten fungieren daher als das Gedächtnis entlastende Sonderleistungen. Die Regel ist das Vergessen.

Beispiel aus der Psychopathologie
Man denke hier an belastende Ereignisse, die zu posttraumatischen Stress-Syndromen führen und sich besonders einprägen. Sie haben eine Neigung, situativ plötzlich in der Erinnerung aufzutauchen und in Form von Minitrancen (Intrusionen, Flashbacks) aufzutreten.

Gegenwart ist aber nur die Unterscheidung von Vergangenheit und Zukunft. Gegenwart ist keine Zeitetappe, sondern dauert nur so lange, wie das System Zeit benötigt, um Vergangenheit und Zukunft zu unterscheiden. Das Gedächtnis verwaltet den Unterschied. Es operiert nicht nur vergangenheitsbezogen (vgl. von Foerster 1993, S. 299 ff.). Anders formuliert: »... das Gedächtnis kontrolliert den Widerstand der Operationen des Systems gegen die Operationen des

Systems. Es hält mit seinen Konsistenzprüfungen das fest, was dem System nach Bearbeitung dieses inneren, selbstorganisierten Widerstandes als ›Realität‹ (...) erscheint. Und das heißt wiederum: Es kontrolliert, von welcher Realität aus das System in die Zukunft blickt.« Die »Transferfunktion des Gedächtnisses (bezieht) sich auf Unterscheidungen (...), auf Bezeichnungen von etwas im Unterschied zu anderem. Das Gedächtnis operiert dann mit dem, was erfolgreich bezeichnet worden ist, und tendiert dazu, die andere Seite der Unterscheidung zu vergessen. Es kann zwar auch Unterscheidungen als Formen markieren, etwa die Unterscheidung von gut und böse; aber dann tendiert es dazu zu vergessen, wovon diese Unterscheidung unterschieden worden war« (Luhmann 1997, S. 581 f.). Diese Eigenart konstatiert Luhmann besonders im Bereich sozialer Systeme. In Bezug auf das wahrnehmende Bewusstsein werden eher Dinge und Ereignisse wahrgenommen als die Umgebung, in die sie eingebettet waren. Man erinnert sich auch an Komplexarrangements, die aber keinen hohen Anschlusswert haben. Die Dinge, an die man sich bewusst erinnert, werden eher durch Identifikationen aus ihrem Kontext gelöst, sodass sie für andere Situationen genutzt werden können, weil sich konkrete Situationen nie wiederholen.

Im Bereich der Psychosomatik hat man es häufig mit dem Phänomen zu tun, dass bestimmte Problemlösungen in bestimmten Situationen überzeugten und funktionierten, wie z. B. der Schmerz. Dabei kann der Schmerz tatsächlich organisch vorhanden gewesen sein und dazu geführt haben, dass die betroffene Person sich zurückziehen konnte. Der Schmerz hat einen hohen Identitätswert und das wahrnehmende System löst ihn möglicherweise deshalb aus dem Kontext. Er verselbständigt sich und erhält die Funktion, Nähe und Distanz nonverbal zu regulieren. Der Kontext wird vergessen. Die systemische Therapie arbeitet hier kontextorientiert. Genauer: Manche systemische Therapeuten ziehen es vor, kontextorientiert zu arbeiten. Sie eruieren, wann der Schmerz zum ersten Mal aufgetreten ist oder wann der Schmerz besonders intensiv erlebt wurde. Sie fragen nach den Personen, die involviert waren und rekonstruieren das Ereignis möglichst genau. Nehmen Angehörige am Gespräch teil, werden sie ebenfalls gebeten, das Schmerzereignis aus ihrer Sicht zu rekonstruieren. Es werden somit die Erwartungen des sozialen Systems zum Ereigniszeitpunkt erhoben. Aktuelle Schmerzen können im Zusammenhang mit vergangenen Erwartungen stehen, die als

Gedächtnis wirken. Im Verlauf des therapeutischen Gesprächs werden dann die gegenwärtigen Erwartungen des sozialen Systems erarbeitet. Es wird der aktuelle Kontext des Schmerzes erhoben, wobei deutlich werden kann, dass die Erwartungen sich längst geändert haben und die Funktion des Schmerzes nicht mehr gegeben ist. Der Patient hat somit eine Chance, sich vom Schmerz oder anderen Symptomen zu distanzieren. Ein neues Komplexarrangement ist gefunden. Da aber, wie oben ausgeführt, Komplexarrangements keinen hohen Anschlusswert haben, ist es sinnvoll, nicht nur über negativ bewertete Identitäten wie Schmerzen oder Symptome zu sprechen. Gesundheitsträchtiger sind Identitätsbildungen durch positiv bewertete Ereignisse und Erwartungen. Das kann auch der gemeinsame Familienausflug sein. Der systemische Mediziner nutzt natürlich auch andere Möglichkeiten wie physikalische Therapie, Medikamente, Akupunktur und Hypnose.

In der Gegenwart unterscheidet und verknüpft das Gedächtnis Vergangenheit und Zukunft, indem es seine als Realität erkannten Bezeichnungen mit den neuen Informationen abgleicht. Im Bereich der Vergangenheit bleibt die Unterscheidung selbst unmarkiert. Im Bereich der Zukunft wird dagegen die Unterscheidung benutzt und ermöglicht ein Oszillieren, ein Kreuzen der inneren Grenze. Die innere Grenze kreuzen heißt, dieses oder jenes im unmarkierten Raum zu bezeichnen. Luhmann bezieht sich auf Spencer-Brown (1979, S. 61 f.) und bemerkt, dass er, Luhmann, dieses Kreuzen auf eine semantische Theorie des Gedächtnisses bezieht und den Begriff des Oszillierens auf jede zum Beobachten verwendete Unterscheidung ausdehnt (Luhmann 1997, S. 582 und Fußnote 297). Neue Wahrnehmungen und neue Gedanken des Bewusstseins wie auch soziale Kommunikationen trennen Erinnerung (Vergangenheit) und Oszillation (Zukunft). Der Einfluss dieses Gedächtnisses auf weitere Strukturentwicklungen bleibt weitgehend unbemerkt (vgl. Luhmann 1997, S. 589).

»Das Gedächtnis ist nicht das System, denn das System muss schon am Laufen sein, um etwas erinnern zu können; und folglich ist auch die erinnerte Vergangenheit nicht die Vergangenheit des Systems. Ein externer Beobachter kann immer eine andere Vergangenheit hinzukonstruieren oder auch die im System erinnerte Vergangenheit als Fiktion behandeln.« Beobachter können hier Ebenen unterscheiden, »da das Gedächtnis selbst durch seine Leistung des

Vergessens von der Ebene der Systemoperationen abhebt« (vgl. Luhmann 1997, S. 583).

8.5 Soziales Gedächtnis

Wie kommt ein soziales Gedächtnis zustande? Luhmann (1997, S. 583) erläutert die Frage anhand des folgenden Beispiels: Beobachtet ein soziales System in einem Haushalt nur Männer, in einer späteren Zeit aber auch Männer und Frauen, so fungiert in der Gegenwart das Gedächtnis als Erinnern der Unterscheidung Mann/unmarkierter Raum. Diese Unterscheidung muss nun ausgewechselt werden gegen die Unterscheidung Mann/Frau.

Das soziale Gedächtnis ist nur zum Teil das, was Kommunikationen als Spuren in individuellen Gedächtnissen hinterlassen haben. Dadurch, dass Kommunikation einen eigenen Sinn aktualisiert, wird ein soziales Gedächtnis reproduziert. Vorausgesetzt ist, dass jeder Satz schon einen Sinn haben muss, weil er nur dann bejaht oder verneint werden kann. Weitere Voraussetzung eines sozialen Gedächtnisses sind Bewusstseinssysteme, die denselben Sinn immer wieder aktualisieren. Bewusstseinssysteme sind ihrerseits von neurophysiologischen Gedächtnisleistungen abhängig. Das soziale Gedächtnis ist aber nicht davon abhängig, woran sich das einzelne Bewusstsein erinnert und woran nicht. Das soziale Gedächtnis kann sich auf verschiedene Bewusstseinssysteme beziehen. Es kann Aufzeichnungen zu Rate ziehen oder Kulturdenkmäler sprechen lassen. Auch historische medizinische Methoden und Werkzeuge sprechen ihre eigene medizinkulturelle Sprache. Das einzelne Bewusstsein kann sein Gedächtnis natürlich durch Kommunikation auffrischen.

Luhmann grenzt das soziale Gedächtnis vom Kollektivgedächtnis ab. Kollektivgedächtnis entsteht, wenn sich Bewusstseinssysteme mehr oder weniger an die gleichen Sachverhalte erinnern, wenn sie den gleichen Bedingungen ausgesetzt waren. Im Laufe der gesellschaftlichen Entwicklung differenziert die Gesellschaft das soziale Gedächtnis von anderen Sozialfunktionen. Das soziale Gedächtnis wird als Kultur bezeichnet. Erst als die Gesellschaft so komplex geworden ist, dass sie mehr vergessen als erinnern kann, entwickelt sie diesen Sortiermechanismus (vgl. Luhmann 1997, S. 583 ff.).

Ein soziales Gedächtnis kann sich auch in gesellschaftlichen Teilbereichen entwickeln. Im Medizinsystem besteht weiterhin – auch wenn Nichtmediziner einen anderen Eindruck haben – eine erhebliche Sensibilisierung für die nationalsozialistische Euthanasie. In Familien bildet sich häufig ebenfalls ein soziales Gedächtnis aus. Es begründet Familientraditionen, Tabus, regelhafte Schuldzuschreibungen, Geheimnisse und Vermächtnisse. Dem Familientherapeuten sind diese Traditionen schwer zugänglich. In der Psychotherapie bilden sich soziale Gedächtnisse aus, die manchmal mehr den Begründern der jeweiligen Schule gerecht werden als einem adäquaten Umgang mit psychischem Leid.

8.6 Kognition und Erkenntnis

Die Unzugänglichkeit der Umwelt ist Ausgangspunkt der Operation. Die Operation besteht im bezeichnenden Unterscheiden durch Beobachten und begründet Kognition. Kognition ist aber erst dann hinreichend definiert, wenn die Fähigkeit zu erinnern und zu vergessen entwickelt wurde. Kognition ist dann die Fähigkeit, an erinnerte Operationen neue anzuschließen. Dazu muss hinreichend viel vergessen werden, um Kapazitäten des Systems für Neuanschlüsse frei zu haben (vgl. Luhmann 1997, S. 122).

Erst wenn man Kognition als Bezeichnung aufgrund einer Unterscheidung definiert, fokussiert man auf eine Unterscheidungskapazität, für die es in der Umwelt keine Korrelate gibt. Unterscheidungskapazität fördert operativ geschlossene Systeme und bildet sehr enge strukturelle Kopplungen heraus wie Auge und Ohr.

Auf der Ebene der Beobachtung erster Ordnung konzentriert sich die Beobachtung auf das Was, nicht auf das Wie. Bewusstseinssysteme konzentrieren sich daher auf die Außenwelt, ohne zu reflektieren, nach welchen Kriterien sie wahrnehmen, und ohne zu reflektieren, dass ein Gehirn zwischen Bewusstsein und Umwelt geschaltet ist. Soziale Systeme kommunizieren nicht, dass sie sich nur auf Kommunikationen beziehen. Die Erfahrung, dass die Umwelt nicht so ist, wie es die eigenen Operationen geplant hatten, führen zu der Korrektur der Erfahrung. Die Welt bildet sich an dem Widerstand ab, den man als äußere Welt erlebt. Auf dieser Ebene operiert das System blind, weil es nur zwischen innen und außen unterscheiden kann und die Einheit der Unterscheidung nicht erfasst.

Auf der Ebene der Beobachtung zweiter Ordnung, also auf der Ebene der Beobachtung der Beobachtung, erkennt man das Wie der

Beobachtung der ersten Ebene, erkennt man die Einheit. Aber bei der Beobachtung des Wie bleibt man auf der zweiten Ebene trotzdem an das Was gebunden. Die Realität kann nur so beobachtet werden, wie es die erste Ebene vorgibt, die zweite Ebene kann nur darüber reflektieren und mehr wissen. Auf der ersten Ebene sind Realität und Illusion nicht unterscheidbar. Daher bleibt immer Intransparenz in aller Erkenntnis und Reflexion.

9 Systemische Therapie

9.1 Systemische Therapie auf dem Wege von der Beobachtung erster Ordnung zur Beobachtung zweiter Ordnung

Die folgende Darstellung wählt einzelne theoretische Stränge der systemischen Therapie aus. Einer der ersten und wesentlichen Stränge ist dadurch charakterisiert, dass das Individuum nun auch in der Psychotherapie nicht mehr atomisiert beobachtet, diagnostiziert und therapiert wurde, sondern dass es als Teil einer Gruppe, als Teil einer Familie gesehen wurde. Ins Blickfeld kamen außerdem die Freunde, die Peergroup, die Arbeitskollegen und andere mehr. Mittlerweile gibt es systemische Gruppentherapien, systemische Supervisionen und systemische Organisationsberatungen im Profit- und Nonprofitbereich. Durch Berücksichtigung des Kontextes der Patienten und Ratsuchenden wurden die Kommunikationen und Handlungen im Kontext beobachtet, d. h., sie wurden als Anschlusskommunikationen unter bestimmten Bedingungen analysiert. Die Strukturen der sozialen Systeme wurden als Erwartungen nachvollziehbar. Der Blick wird dadurch deutlich differenzierter und reicher.

Am Anfang der systemischen Therapie wurden Systeme auf der Ebene der Beobachtung erster Ordnung beschrieben. Diese Betrachtung legt nahe, ein System mit Mitgliedern, die gezählt werden können, zu beschreiben. Das System stellt sich dann als offenes System dar. Es wird außerhalb des Betrachters lokalisiert und als beeinflussbar wahrgenommen. Das ist konkret und hilfreich. Der therapeutische Betrachter ist das Subjekt, das klassifiziert und dann handelt, der Patient und/oder die Familie ist das Objekt, dessen Verhalten als von der Norm abweichend beurteilt wird und entsprechend behandelt wird. Auf dieser Ebene werden psychopathologische Klassifikationen durchgeführt. Hier werden Interventionen geplant und durchgeführt. Hier werden Erfolge und Misserfolge vermeldet. Auf dieser Ebene kann nicht anders als ontologisch erkannt werden.

Es ist wichtig, sich klarzumachen, dass auf diese Beobachtung nicht verzichtet werden kann. Man kann erst eine Beobachtung der Beobachtung, also eine Beobachtung zweiter Ordnung vollziehen, wenn die Beobachtung der ersten Ordnung durchgeführt wurde.

Die Entwicklung der systemischen Therapie verlief außerordentlich facettenreich. Diese verschiedenen Stränge zeigen sich bis heute. Keine Schule ist endgültig verlassen worden. Zahlreiche neue Stränge sind hinzugekommen und bereichern die Diagnostik und Therapie, die sich als »systemische Therapie« versteht.

Der Anfang dieser Entwicklung ist vor allem mit Gregory Bateson (1984, 1985) verbunden, der die Ideen der Kybernetik und die Ideen der frühen Familientherapeuten geschickt verbinden konnte. Um die Entwicklung der systemischen Therapie gut nachzuvollziehen, sei hier auf die folgenden Autoren verwiesen: Fuchs (1999), Hoffman (1982), Kriz (1999), Ludewig (1992, 2005), Selvini Palazzoli et al. (1977), Schlippe u. Schweitzer (1996), Stierlin (1994), Klein u. Kannicht (2007). Zur Implementierung systemischer Sicht in der Psychiatrie siehe das SYMPA-Projekt (Systemtherapeutische Methoden psychiatrischer Altenversorgung): Grebe, von Schlippe, Nicolai u. Schweitzer (2007).

9.2 Strukturelle systemische Therapie

Die strukturelle systemische Therapie gehört zu dem Theoriestrang, der Systeme auf der Ebene der Beobachtung erster Ordnung konzeptualisiert. Hier bestehen Systeme aus Mitgliedern, die interagieren. Sehr schön arbeiteten die strukturellen Therapeuten die Innendifferenzierung sozialer Systeme heraus und versuchten, Strukturen der Systeme zu erkennen. Ihren Systembegriff entwickelten sie vornehmlich in der Auseinandersetzung mit Familien. Sie fokussierten auf die familiären Strukturen. Das therapeutische Anliegen bestand darin, pathologische Strukturen wieder so zu ordnen, dass sie den Familienmitgliedern zum Nutzen gereichen konnten, sodass pathologisches Verhalten und körperliche Symptome verschwinden.

Bedeutendster Vertreter dieser Richtung ist Salvator Minuchin (Minuchin 1977; Minuchin u. Fishman 1983; Minuchin et al. 1981). Minuchin war lange Zeit Leiter der Child Guidance Clinic in Philadelphia und arbeitete viel mit Slumbewohnern. Seine familientherapeutische Ausbildung erhielt er bei Nathan Ackerman.

Familie als soziales System

Minuchin greift den Systembegriff auf und definiert die Familie als soziales System. Es besteht aus mehreren Mitgliedern, die untereinander eine Beziehung haben und sich dadurch von der Umwelt unterscheiden bzw. abgrenzen. Die Beziehungen untereinander sind durch unsichtbare Anforderungen und durch eine bestimmte Art des Umgangs gekennzeichnet, die er als Struktur bezeichnet. Durch die Erfüllung der Anforderungen wird die Familie erhalten. Der Umgang umfasst die Art, den Zeitpunkt, den Sachverhalt und die Person des Kontaktes. Der Umgang unterliegt bestimmten Regeln, die die Familienmitglieder bewusst oder unbewusst handhaben. Diese Regeln werden immer wieder reproduziert und ergeben familientypische Verhaltensmuster.

System und Subsystem

Das Familiensystem unterteilt Minuchin in zwei Subsysteme: das der Elterngeneration und das der Kindergeneration. In diesen Subsystemen haben die Mitglieder nun wieder bestimmte Aufgaben und Funktionen. Die Eltern z. B. haben das Recht und die Pflicht der Erziehung. Für die Kinder ergeben sich andere Rechte und Pflichten, wobei innerhalb jedes Subsystems auch wieder eine bestimmte Organisation beachtet werden muss. Das älteste Geschwisterkind hat andere Rechte und Pflichten als die nachkommenden, sodass auch innerhalb dieser Untergruppe Sozialisationsanforderungen und altersgerechte Verhaltensweisen und Fertigkeiten eingeübt werden können. Grundsätzlich ist aber das Subsystem nicht abhängig von der Anzahl der Mitglieder, sodass Minuchin auch Familien mit nur einem Kind als ein System mit zwei Subsystemen auffasst. Die Strukturen der Subsysteme sind für jedes Individuum wichtig, um seinen Standort zu erkennen. Durch die Struktur der Subsysteme ergibt sich auch ihre Abgrenzung zu den anderen Subsystemen. Hilft das ältere Kind dem jüngeren Kind bei bestimmten Tätigkeiten, so werden Vater oder Mutter nicht einbezogen und können anderes tun. Die Grenzen, die Eltern nach bestimmten Normen der Gesellschaft setzen sollten, beabsichtigen, die Familienmitglieder vor Eingriffen und vor Übergriffen zu schützen. Die Grenzen ermöglichen es, Regeln des Kontaktes zu den anderen Subsystemen aufzustellen und einzuhalten. Minuchin geht es um »angemessene Überschreitbarkeit« der Grenzen.

Beispiel
Schließen sich zwei Menschen zusammen, um eine Familie zu gründen, dann entsteht ein neues soziales System und das Paar zieht eine Grenze zu den Herkunftsfamilien und den Verwandten, um Anforderungen und Bedürfnisse abzuwehren oder zu kanalisieren oder die Erfüllung von Anforderungen zu verhandeln. Mit der Geburt des ersten Kindes differenziert sich dieses soziale System in ein Eltern-Subsystem und ein Kind-Subsystem. Es muss eine Grenze um das Paar gezogen werden, die dem Kind den Kontakt zu ihm als Eltern ermöglicht, es aber von den ehelichen Funktionen ausschließt. Bei weiteren Kindern erweitert sich das geschwisterliche Subsystem.

Evolutionskonzept bei Minuchin

Interessanterweise formuliert Minuchin ein Evolutionskonzept, das sowohl eine Veränderung der Systemstrukturen als auch einen Umgang mit Veränderung der Umweltbedingungen beinhaltet. Evolution beschreibt er als Wachstumsprozess, dem sich die Familie stellen muss, weil:

- soziokulturelle Veränderungen stattfinden, an denen die Familie teilhat (Umwelt, Arbeit, Schule, Zeitgeist),
- eigene Entwicklungen eintreten und die Familie Stadien erreicht, die eine Neustrukturierung erfordern (Geburt, Pubertät, Auszug, Krankheit, Tod) und
- Anpassung an Veränderung erforderlich ist, da nur so die Kontinuität und Entwicklung aller Individuen ermöglicht werden können.

Funktionale und dysfunktionale Systeme

In Bezug auf das Wachstumskonzept sieht Minuchin besondere Anforderungen an die Familienmitglieder durch Anpassung und Übergänge gestellt. Es müssen neue Umgangsweisen miteinander gefunden werden, neue Handlungsstrategien entworfen werden. Gelingt dies, so findet ein Wachstum statt, und Minuchin spricht von einem funktionalen System. Gelingt diese Anpassung nicht, so entsteht ein dysfunktionales System. Das Familiensystem reagiert auf eine veränderte Situation mit demselben Verhaltensmuster, statt mit einem neuen. Als Folge entsteht eine starre Struktur mit unangemessenen Grenzen und ein nicht aufgabengerechter Umgang miteinander.

Beispiel
Verliert der Ehemann seinen Arbeitsplatz und ist er gleichzeitig derjenige, der das Haupteinkommen in die Familie bringt, so entsteht die Frage, wer den Lebensunterhalt nun für die Familie verdient. Geht die Ehefrau nun arbeiten, hat dies Konsequenzen für die anderen Aufgaben, die von ihr bisher erledigt wurden. Werden diese Aufgaben nicht von anderen Familienmitgliedern erfüllt, bekommt die Familie bald ein Problem. Die Struktur ist starr. Die Frage ist nun, wie die Struktur, d. h. der Umgang der Familienmitglieder untereinander adäquat geändert werden kann. Was ändert sich im Subsystem der Eltern? Sorgt nun ein erwachsenes Kind für den Familienunterhalt, so muss diese Veränderung in Bezug auf die Subsysteme der Kinder und der Eltern beachtet werden.

Trennt sich das Ehepaar und ein Partner zieht aus, ist die Frage, ob das Kind weiterhin in seiner Kinderrolle bleibt, oder ob der zurückbleibende Ehepartner es in eine partnerschaftliche Rolle drückt.

Theorie der Symptome

Das »Symptom« betrachtet Minuchin als Reaktion eines Familienmitgliedes auf eine gestörte oder nicht angemessene Anpassung der Familienstruktur an neue Erfordernisse. Es ist auch hilfloser Ausdruck der anderen nicht symptomatischen Familienmitglieder, mit unterschwelligen und ungelösten Konflikten und Belastungen fertig zu werden. Die Funktion des Symptoms sieht er darin, das familiäre Beziehungsnetz zu stabilisieren.

Beispiel
Hat ein Familienmitglied ein auffälliges Verhalten wie Einnässen, Stehlen oder Drogenkonsum oder ein symptomatisches Verhalten wie Anorexie oder Schmerzsyndrome, so kann dieses Mitglied als das »Problem« der Familie hingestellt werden und als Sündenbock fungieren. Auf diesen Sündenbock bezieht sich das ganze Familiensystem, wobei häufig andere wichtige Strukturveränderungen dann vernachlässigt werden. Wichtige Innovationen für die Familiengeschichte und für die Entwicklung der einzelnen Mitglieder werden dadurch verhindert.

Verstrickte und losgelöste Familientypen

Die weiteren Forschungsarbeiten führten Minuchin zur Unterscheidung von zwei Typen dysfunktionaler, »gestörter« Familien:

Die »verstrickte Familie«. Die Mitglieder einer verstrickten Familie zeichnen sich durch einen ganz engen Mikrokosmos aus, d. h., die

Mitglieder sind im übertriebenen Ausmaß miteinander beschäftigt, die Eltern zeigen eine überprotektive Haltung. Die Eltern- und Kinder-Subsysteme sind mangelhaft differenziert, ebenso werden die Grenzen zur Herkunftsfamilie nicht hinreichend gewahrt. Die Rollen und Aufgaben der einzelnen Mitglieder sind unklar und zweideutig. Die Autonomie einzelner Individuen ist stark eingeschränkt. Eine eigenständige Entwicklung ist schwierig zu realisieren. Versucht ein Familienmitglied, sich aus diesem überengen Verband zu lösen oder gar zu trennen, wird es als ein Akt des Verrats aufgefasst. Minuchin beobachtete bei verstrickten Familien, dass, wenn zwei Personen sich zu einigen versuchten, immer eine dritte Person oder die ganze Gruppe intervenierte. So wurde jede Regelung schwammig und ungenau.

Die »losgelöste Familie«. Sie ist gekennzeichnet durch eine zu große Autonomie der Individuen voneinander und zeigt auch eine große Separation der Eltern- und Kinder-Subsysteme. Vater und Mutter machen, was sie wollen, die Kinder ebenso. Das Tun der Kinder hat kaum Einfluss auf das Verhalten der Eltern. Kommunikationen finden kaum statt. Häufig sind die Kinder den Außenbeziehungen (Onkel, Tante, Nachbarn) ausgeliefert. Die Eltern schützen sie nicht hinreichend gegenüber Übergriffen von Verwandten oder Fremden. Loyalität und Zugehörigkeitsgefühl sind bei diesen Mitgliedern schlecht ausgebildet. Die gegenseitige Abhängigkeit wird von den einzelnen Mitgliedern nicht gesehen, die Vorteile dieser Abhängigkeit werden nicht genutzt. Sie können auch nicht um Hilfe bitten, falls dies erforderlich erscheint (vgl. Minuchin 1977, S. 75).

Kurz: Eine verstrickte Familie reagiert zu intensiv bei der Abweichung von gewohnten Regeln, die losgelöste Familie zeigt häufig überhaupt keine Reaktion, auch dort nicht, wo eine Reaktion notwendig wäre.

Systemdiagnose und Therapie

Diagnose und Therapie betrachtet Minuchin als Einheit. Er entwirft keine statische Diagnose, sondern formuliert sie als Arbeitshypothese und versucht, sie im Familiengespräch zu verifizieren. Falls seine Vorschläge, Aktionen und Interventionen nicht greifen, verändert er seine Arbeitshypothesen und auch seinen Therapiestil. Er versucht, die Struktur der Familie zu erkennen und darauf seine Interventionen aufzubauen.

Die Familiendiagnose umfasst bei ihm sechs Aspekte:

1. Familienstruktur: Welche Kommunikationen und Handlungen der Familienmitglieder werden regelhaft reproduziert und ergeben welche Erwartungen?
2. Flexibilität: Wie sind die Fähigkeiten der Familie zur Neustrukturierung aufgrund bestimmter Anforderungen? Wie können sie neue Unterscheidungen und Bezeichnungen einführen?
3. Sensibilität: Wie reagieren die Subsysteme aufeinander? Hohe Sensibilität = verstrickte Familie, niedrige Sensibilität = losgelöste Familie. Minuchins Forschungen zeigten, dass Familien mit einer durchschnittlichen Sensibilität kaum auffällige Mitglieder präsentieren.
4. Lebenskontext: Wie ist die Belastung der Familie und wie sieht die Unterstützung aus?
5. Wachstum: Wie ist die Entwicklung der Familie? Erfüllen die Mitglieder und die Subsysteme ihre durch den Wachstumsprozess veränderten Aufgaben? Wie z. B. geht die Familie mit sich loslösenden älter werdenden Kindern um?
6. Funktion des Symptoms: Welche Umstände und welche Kommunikationssequenzen führen zum symptomatischen Verhalten? Wer z. B. fordert die Tochter zum Essen auf und wer interveniert? (Vgl. die sehr gute Falldarstellung »Jill« in Hoffman 1983, S. 269 ff.)

Minuchins Verdienst besteht vor allem darin, Familien systemtheoretisch zu beschreiben. Er formuliert seine Beobachtungen auf der Ebene der Beobachtung erster Ordnung. Er unterscheidet Systeme, Subsysteme, Strukturen, Aufgaben, Grenzen und Anforderungen. Er verwendet, wenn auch suchend und theoretisch inkonsistent, einen Kommunikations- und Handlungsbegriff und macht daran die Struktur sozialer Systeme fest. Strukturen begreift er als Erwartungen. Seine Begriffe entwickelt er an sozial auffälligem Verhalten, also an von der Erwartung abweichendem Verhalten. Er benutzt ein Evolutionskonzept und beschreibt die Veränderung von Kommunikationen und Handlungen, also Selektionen als erforderlich, wenn die Familie als System überleben will. Er unterscheidet System und Umwelt und sieht Ressourcen sowohl im System als auch in der Umwelt des Systems.

9.3 Strategische systemische Therapie

Ähnlich wie die strukturelle Therapie beschreibt die strategische systemische Therapie die Familie als System, deren Mitglieder im Laufe ihres Zusammenlebens bestimmte Verhaltensmuster herausgebildet haben. Sie sieht besonders die gesellschaftliche Umwelt, wie Arbeit und Wohnverhältnisse, auf die Familie und ihre Struktur wirken. Die strategische Therapie ist vor allem von Jay Haley (1977) und Cloé Madanes (1989) geprägt. Haley arbeitete u. a. mit Milton Erickson, Gregory Bateson und Salvador Minuchin zusammen.

Die strategische Therapie bekommt ihren Namen von der Art der Intervention. Strategische Therapeuten beanspruchen, die Handlungs- und Kommunikationssequenzen der Familiensysteme durch eine Interventionsstrategie verändern zu können.

Anders als die strukturelle Therapie reflektiert die strategische Therapie deutlicher das Verhalten der Therapeuten, ihre Einstellungen und Erwartungen. Sie geht insbesondere auf die Unterscheidungen und Bezeichnungen der Therapeuten ein und hält sie für den Veränderungsprozess des therapierten Systems für wesentlich. Der Therapeut reflektiert seine Kommunikationen in Bezug auf die Kommunikationen des sozialen Systems. Aus heutiger systemtheoretischer Sicht erscheint der Anspruch strategischer Therapeuten paradox. Sie beschreiben sich als intervenierende Beobachter.

Symptomatisches Verhalten

Die sich wiederholenden Handlungssequenzen bezeichnen auch die strategischen Therapeuten als Struktur. Herausragende Bedeutung haben Strukturen, die die Hierarchie festlegen. Das symptomatische Verhalten eines oder mehrerer Familienmitglieder fassen sie als Ausdruck des gegenwärtigen Beziehungsnetzes. Die Funktion der Symptome betrachten sie als kommunikative (verbale wie nonverbale) Beiträge zur Aufrechterhaltung der Struktur. Ob dieses symptomatische Verhalten aus der Vergangenheit stammt und sich nun aktuell auswirkt, sehen strategische Therapeuten für den Veränderungsprozess als wenig hilfreich an. Eine Verhaltensabweichung aktiviert den Steuerungsprozess. Erst wenn bestimmte Handlungssequenzen immer wiederholt werden, entsteht eine zunehmende Abweichungsverstärkung, die dann erst als Störung erscheint, wenn bestimmte Familienaufgaben nicht mehr gelöst werden.

Beispiel

1. Eine Mutter hat eine enge Beziehung zu ihrem Kind. Diese Beziehung hat verschiedene Facetten wie Zuneigung und Gereiztheit. Eines Tages isst das Kind nicht, es nässt ein oder ein anderes abweichendes Verhalten entsteht.
2. Das symptomatische Verhalten des Kindes verstärkt sich, ohne dass gesagt werden kann, warum dies geschieht.
3. Irgendwann ziehen die Mutter oder das Kind den Vater zur Lösung des Problems hinzu.
4. Der Vater befasst sich mit dem Kind.
5. Nun lehnt sich die Mutter gegen den Vater auf. Vielleicht sieht sie ihre Kompetenzen schwinden, vielleicht ist sie eifersüchtig. Sie wirft ihm vor, er sei der Situation nicht gewachsen. Vielleicht droht sie, allein in die Ferien fahren zu wollen oder etwas anderes.
6. Der Vater zieht sich zurück und bemüht sich nicht mehr, die enge Beziehung zwischen Mutter und Kind zu lockern.
7. Mutter und Kind behandeln einander mit einer Mischung aus Zuneigung und Gereiztheit.

Die strategische Therapie bezieht sich primär nicht auf den Patienten, sondern auf die Kommunikationen und Handlungen des Systems. Nicht die einzelnen Kommunikationen des Patienten sollen geändert werden, sondern die Kommunikationssequenzen des Systems. Erst wenn sich diese Sequenzen ändern, verlieren sich auch die symptomatischen Verhaltenssequenzen.

Mehrdeutigkeit von Interaktionssequenzen

Die strategischen Therapeuten reflektierten ihren Beobachterstatus sehr genau. Die Unterscheidungen des beobachtenden Therapeuten bestimmen seine Wahrnehmungen der Interaktionssequenzen. Deshalb halten sie es für wichtig, die Wertungen des Therapeuten zu analysieren. Je nach bezeichnender Unterscheidung anhand einer Werteskala können Kommunikationssequenzen unterschiedlich beobachtet werden. So stellen sie fest, dass die Kommunikationsanschlüsse sich unmittelbar auf die Beteiligten beziehen oder aber mittelbar eine Metapher sein können, d. h. für andere Sequenzen stehen und sich auf andere Personen beziehen.

Beispiel

1. Der Vater kommt nach Hause, ist aufgebracht, weil die Kündigung droht.
2. Die Ehefrau beruhigt und tröstet ihn.

3. Das Kind bekommt einen Asthmaanfall.
4. Der Vater tröstet das Kind.

Die vier Beobachtungen reichen nicht aus, um die Struktur, d. h. die Erwartungen der Beteiligten, zu zeigen. Hier besteht ein breiter Interpretationsspielraum. Der Beobachter kann dieses aber auch jenes beobachten. Die strategischen Therapeuten hatten dafür die Begriffe der direkten Beziehungen unter Beteiligten und der Metapherbeziehung gewählt. Das obige Beispiel kann so interpretiert werden, dass an die Stelle der Interaktion Vater/Kind die Interaktion Mann/Frau tritt. Dies kann als Metapherinteraktion betrachtet werden, wenn man folgende Überlegungen anstellt: Plante das Kind, dem Vater zu helfen, sich zusammenzureißen? Entwickelte das Kind das Symptom, um die Mutter von ihrer Verpflichtung zu befreien, dem Vater zu helfen? Führt die Hilfsbereitschaft des Kindes zu dem Asthmaanfall und verschlimmert somit die familiären Probleme? Übt das Kind mit dem Asthmaanfall eine Macht in der Familie aus, die seiner Position in der Familienhierarchie nicht entspricht, indem es den Vater aus seiner hilflosen Situation herausholte und ihn kompetent in Bezug auf das Kind machte?

Der strategische Therapeut analysiert die Verhaltenssequenzen und die möglicherweise dahinterliegenden Sequenzen, die Erwartungen. Wofür steht das präsentierte Verhalten? Welche Interaktion ist nicht möglich, wenn die präsentierte Interaktion stattfindet. Kinder haben vielleicht nicht diese Intelligenz, vielleicht doch. Sie wissen häufig, wie Erwachsene auf sie reagieren.

Pathologische Triaden

Haley untersuchte Hunderte von Familien und stellte fest, dass in den Familien, in denen sich ein oder mehrere Mitglieder mit auffälligem symptomatischem Verhalten befinden, dauerhafte Koalitionen bestehen, die auch die Generationsgrenze zwischen Eltern- und Kinder-Subsystem überschreiten können. Dadurch kann die Hierarchie der Subsysteme gestört werden. Dieses Phänomen beobachtete er auch in hierarchischen Organisationen. Es entstehen dann sogenannte pathologische Dreiecke, die häufig zu psychischem Elend, zu symptomatischem Verhalten, zu Gewalt oder zur Auflösung des Systems führen. In Firmen führt dies häufig zu erhöhten Krankenständen, Motivationsverlust, Desinteresse und innerer oder faktischer Kündigung, zu Burnout-Syndromen, Mobbing etc.

Zur Entstehung und Aufrechterhaltung pathologischer Triaden führen folgende Kommunikationssequenzen:

1. Bestimmte Systemmitglieder verbinden sich nicht nur vorübergehend zu einfachen Allianzen, um bestimmte Aktivitäten zu verfolgen, sondern die Verbindungen bestehen länger und die Handlungssequenzen werden regelmäßig wiederholt.
2a. Die Koalition befindet sich auf einer Hierarchieebene (Vater und Mutter, betriebliche Leitung) und richtet sich gegen einen Dritten.
2b. Die Koalition überschreitet die Hierarchieebene und richtet sich gegen einen Dritten.
2c. Drei-Generationen-Konflikt: Der Ranghöchste verbündet sich mit dem Rangniedrigsten gegen einen in der Mitte Stehenden.
3. Diese Koalitionen werden geheim gehalten und verleugnet. Auch Therapeuten erfahren kaum etwas darüber.

Koalitionen in Familien finden sich häufig bei Familien mit einem hohen Grad von Familienverbundenheit (verstrickter Familientyp). In Krisenzeiten erscheinen oftmals unerwartet weit entfernte Verwandte und mischen sich ein.

Beispiele

- Die Mutter lobt ihr Kind, gleichzeitig wird der Vater in ein schlechtes Licht gestellt. Wenn das einmal geschieht, ist es unwesentlich. Struktur gewinnt es, wenn die Mutter den Vater immer wieder schlecht darstellt.
- Die Eltern streiten sich und geben den Kindern die Schuld.
- Einzelne Familienmitglieder können durch den Streit der beiden Parteien in die Lage geraten, Partei für eine Seite zu ergreifen. Sie laufen dann Gefahr, von der anderen Seite bestraft zu werden. Auch wenn sie keine Partei ergreifen, können sie bestraft werden. Die betroffene Person wird dann möglichst alle Kommunikationen, die ein Verständnis für die eine oder andere Partei aufbringen und sein Handeln erklären, verleugnen oder doppeldeutig formulieren. Sie wird sich möglicherweise doppeldeutig verhalten. Grundprinzip: Ich meine etwas anderes, als was ich tue. Oder: Ich bin nicht der, der ich bin.
- Solche Strukturen finden sich in anderen sozialen Kontexten ebenso. Haley betont, dass die Sozialstruktur entscheidend sei, darauf auf-

bauend würde eine entsprechende Kommunikationsebene etabliert. Er formuliert hier deutlich, dass die Erwartung die Kommunikationssequenzen steuert.

- In Organisationen, Instutionen oder Firmen bilden normalerweise die Angestellten einer Hierarchieebene ein Subsystem. Geht nun ein Angestellter dieser Gruppe mit einem Vorgesetzten eine Koalition ein und ergreift der Vorgesetzte Stellung gegen die nachgeordneten Mitarbeiter, kann für den mit dem Vorgesetzten verbundenen Mitarbeiter ein Konflikt entstehen. Der Vorgesetzte macht sich gleichzeitig abhängig von dem nachgeordneten Mitarbeiter. Konfliktsysteme und -karrieren sind so gebahnt.

Strategische Interventionen

Haley, Madanes et al. fanden die traditionellen diagnostischen Kriterien für den therapeutischen Prozess wenig hilfreich. Sie analysieren Handlungssequenzen, Hierarchieebenen und Koalitionen. Sie achten besonders darauf, wer das Problem aufrechterhält und wer zur Lösung des Problems beiträgt. Strategische Therapeuten führen, methodisch betrachtet, eine funktionale Analyse durch. Die Therapie besteht dann darin, Vorschläge zu unterbreiten, um pathologische Kommunikationen und Handlungen mit funktional äquivalenten nicht pathologischen Kommunikationen und Handlungen auszutauschen. Sie versuchen, das System zum Aufgreifen variierter Kommunikationen zu bewegen.

Strategische Therapeuten betonen die besondere Bedeutung der Art, wie ein Therapeut über ein Problem denkt und wie es ihn berührt, sodass er Interesse und Sympathie für die Betroffenen entwickelt. Bevor der strategische Therapeut seine Intervention plant, sollte er sich klar machen, wie sehr seine Entscheidungen in der Therapie durch seine Kommunikationen und Handlungen auf Grund seiner Erwartungen die Anschlusskommunikationen ermöglichen, eng führen, erweitern oder abbrechen.

Hier definiert der strategische Therapeut sich als Teil des Systems. Er sieht sich als jemand, der Selbstbeobachtung des sozialen Systems durchführt. Welche Kommunikationen greift er auf anhand welcher Unterscheidungen? Interessanterweise siedelt die strategische Therapie die kommunikativen Beiträge der Therapeuten nicht auf der Ebene der Rollenerwartungen oder Programmdurchführungen an, sondern auf der Ebene der Werte und Haltungen. Madanes formuliert z. B. folgende Dimensionen:

Freiwilliges oder unfreiwilliges Verhalten. Der Therapeut muss sich entscheiden, ob er ein Verhalten als freiwillig oder als unfreiwillig einstuft. Ist das Symptom unfreiwillig, dann kommt es einfach. Die Depression macht sich bemerkbar. Der Kopfschmerz tritt auf, obwohl – so Haley – manche Ehemänner behaupten, ihre Frauen bekämen Kopfschmerzen mit Absicht. Ein Jugendlicher klaut ein Auto. Klaut er es mit Absicht oder, weil ein Hirnschaden vorliegt?

Therapeutische Strategie: Der strategische Therapeut hält grundsätzlich jedes Verhalten für beabsichtigt und als vom Patienten beeinflussbar. Ausnahme bilden organische Krankheiten. In Bezug auf organische Erkrankungen sieht er das Ausmaß der Beeinträchtigung von der Frage des freiwilligen und unfreiwilligen Verhaltens abhängig.

Interpretiert aber die Familie ein Verhalten als freiwillig, so interpretiert der Therapeut das Verhalten als unfreiwillig und umgekehrt. Ausnahme: Die Einnahme von Drogen wird immer als freiwilliges Verhalten definiert.

Hilflosigkeit und Macht. Unfreiwilliges Verhalten kann Ausdruck von Hilflosigkeit sein. In anderen Bezugsrahmen kann es aber auch als eine Machtquelle eingesetzt werden. Dies trifft zu, wenn zur Hilfestellung verpflichtete oder sich verpflichtet glaubende Personen in ihrem Leben durch unvernünftige Forderungen, Ängste und Bedürfnisse, die durch das Symptom entstehen, eingeschränkt werden. Die anderen Familienmitglieder erscheinen als solche, die ihr Verhalten kontrollieren können und werden in eine Machtposition geschoben, wenngleich sie hilflos in Bezug auf die Ansprüche der symptomatischen Person sind.

Therapeutisches Vorgehen: Macht und Hilflosigkeit anders definieren, als es die Familie bisher tat.

Hierarchie und Gleichheit. Hier muss sich der Therapeut die Frage stellen, ob er alle Familienmitglieder als gleich ansieht oder ob er meint, dass eine Hierarchie notwendig ist. Stehen Mutter und Tochter hierarchisch zueinander oder als Zimmergenossinnen? Stehen die Ehepartner hierarchisch gleich oder ordnet sich einer dem anderen unter? Ändert sich etwas, wenn man den Status der Herkunftsfamilie oder die hierarchische Position der Arbeitssituation einbezieht?

Therapeutische Strategie: Die Analyse der Familienstrukturen sollte nicht nur die Hierarchieposition einzelner, sondern aller berücksichtigen. Dazu gehören dann auch Status, Macht und Einkommensanalysen. Achtet man jedoch auf Gleichheit, so konzentriert sich die Aufmerksamkeit auf die Kommunikation der Partner untereinander.

Macht und Hierarchiefragen sind sehr sensible Bereiche sowohl einer funktionalen Familien- als auch Betriebsanalyse, weil sie die Moral im Sinne der Kodierung von Achtung/Missachtung einer Person betreffen.

Krank oder schlecht. Die Bezeichnung »krank« in Bezug auf das Symptom organisiert eine besorgte Gruppe, die in der Regel den Symptomträger unterstützen wird. Die Bezeichnung »schlecht« organisiert in der Regel eine besorgte Gruppe, die gegen das problematische Mitglied agiert. Meist liegen beide Definitionen vor, von denen jedoch eine dominiert.

Therapeutische Strategie: Der Therapeut muss sich fragen, ob er Stellung bezieht oder ob er es besser lässt.

Vorhandener oder nicht vorhandener Veränderungswille. Auch hier muss sich der Therapeut überlegen, was er dem System unterstellt. Geht er davon aus, dass es einen Veränderungswillen besitzt, wird er andere Strategien einschlagen, als wenn er davon ausgeht, dass ein Veränderungswille eher nicht vorliegt.

9.4 Systemische biopsychosoziale Medizin

Dieser Strang der systemischen Therapie weitet den Beobachtungshorizont deutlich aus. Ins Blickfeld gelangen Institutionen der medizinischen und psychosozialen Versorgung, die in der Regel unabhängig voneinander arbeiten, deren Zusammenwirken jedoch genutzt werden kann. Die Entwicklung, die die Sozialpsychiatrie schon vor Jahren genommen hat, findet nun auch im Bereich der systemischen Psychosomatik und Medizin mehr Berücksichtigung. Diese Entwicklung wird nicht unerheblich durch die wirtschaftlichen Restriktionen im Medizinbereich beschleunigt. In dem Maße wie die somatischen Aspekte psychischer Auffälligkeit und umgekehrt mehr und mehr berücksichtigt werden, werden auch integrierende Sichtweisen körperlicher, psychischer und sozialer Aspekte von Krankheit ernster genommen. Der biopsychosoziale Ansatz von Susan H. McDaniel, Jeri

Hepworth und William J. Doherty (1992) und ihrer Arbeitsgruppe wird im Folgenden vorgestellt. Dieser Ansatz wurde maßgeblich von George Engel und Lyman Wynne beeinflusst. Lyman Wynne, Arzt, Psychiater, Familientherapeut und Psychoanalytiker studierte u. a. Soziologie bei Parsons.

Drei Dimensionen des systemischen biopsychosozialen Medizinmodells

1. Es erfasst die körperliche Erkrankung, die psychische Verarbeitung und die soziale Dimension der Vernetzung des Individuums in seiner Familie oder Primärgruppe, es ist also psychosomatisch, systemorientiert.
2. Es berücksichtigt die Vernetzung der Gesundheitsanbieter und stellt auf speziell systemisch ausgebildete Therapeuten ab, die die verschiedenen Gesundheitsanbieter, den Patienten und seine Familie vermittelnd in Kontakt bringen (vgl. Rolland 1994; Seaburn et al. 1996).
3. Es greift bewährte Methoden der systemischen Familientherapie auf und wendet sie auf organische Erkrankungen an. Die Arbeitsgruppe hat z. B. die Familien-Krankheitsanamnese entwickelt, mit der sie sehr fein die Bedeutung von Krankheit in der Familie, die Wirkung auf die einzelnen Familienmitglieder und die Ressourcen und Erfahrungsbezüge der Familie im Umgang mit Krankheit herausarbeiten und auf diese Weise Fähigkeiten aktivieren.

Diagnostik und Theorie der Familienstruktur

McDaniel, Hepworth und Doherty achten auf folgende Strukturmerkmale von Familien:

Inklusion. Darunter verstehen sie die Interaktionen der Familienmitglieder, die dazu dienen, die Bindungen aufrechtzuerhalten und gemeinsame Meinungen zu entwickeln. Während des Familien-Interviews achten sie auf die emotionale Verbundenheit der Familienmitglieder. Wie stellt die Familie eine Meinung über sich her und welche Aufgabenverteilung und Verbindlichkeiten kristallisieren sich heraus? Wie sehen die Interaktionssequenzen, die Handlungs- und Kommunikationsstrukturen, die Systeme und Subsysteme der Familie aus. Hier lehnen sie sich an Minuchins Strukturmerkmale an.

Kontrolle. Hier rekurrieren sie insbesondere auf Haley und Madanes und analysieren die Interaktionen, die dazu dienen, Macht und Einfluss sowohl bei offenen wie bei verborgenen Konflikten und Unstimmigkeiten auszuüben. Wer kontrolliert z. B. den Kontrollverlust eines Familienmitglieds beim Essen, Rauchen oder Drogenkonsum?

Intimität. Hier werden Beziehungen innerhalb der Subsysteme analysiert. Wie sieht ein nichtöffentlicher, personaler Austausch aus? Wie sehen offene und empfindliche Kommunikationsformen aus? Ziel ist es, die Intensität der einzelnen Bindungen zu beurteilen. Auch sie kategorisieren dann nach Überdeterminiertheit der Bindung und unterscheiden wie Minuchin »verstrickte« und »losgelöste« Familiensysteme.

McDaniel, Hepworth und Doherty sind der Meinung, dass die Diagnostik zunächst die Inklusion und die Aufgabenverteilung klären sollte, bevor Fragen der Macht angesprochen werden. Außerdem sei die Familie eher bereit, über die Aufgabenverteilung zu sprechen als über Machtstrukturen, die der Aufgabenverteilung häufig zugrunde liegen. Ebenso sollten erst die Machtfragen geklärt werden, weil sich ohne eine Veränderung der Macht im Intimitätsbereich kaum etwas ändern würde.

Biopsychosoziale Integration

McDaniel, Hepworth und Doherty (1992, S. 8 ff.) entwickelten ein Modell der biopsychosozialen Integration. Zwei wichtige Aspekte stellen sie heraus: einen hilfreichen Umgang (»agency«) der Betroffenen mit der Krankheit und einen neuen kommunikativen Austausch (»communion«) der Familienmitglieder und der Anbieter von Gesundheitsdienstleistungen.

Ein hilfreicher Umgang mit der Erkrankung kann dann erreicht werden, wenn folgende Überlegungen geklärt sind:

- Wie kann der Patient mit Angst, Krankheit und Tod umgehen?
- Fragen, die auf die Selbstverantwortlichkeit abzielen, müssen geklärt werden, d. h., wofür ist der Arzt zuständig, wofür ist der Patient verantwortlich.
- Was denken die Patienten über ihr Problem?
- Was soll behandelt werden?

- Gibt es Erfahrungen in der Familie mit Erkrankungen und gibt es familientypische Umgangsweisen mit Komplikationen bei Erkrankungen?
- Was bedeutet Heilung für den Patienten und für die Familie?
- Was bedeutet körperlicher oder psychischer Kontrollverlust?

Fragen, die sich auf das Glaubenssystem des Patienten beziehen, das nach Meinung von McDaniel Einfluss auf Genesungsprozesse hat:

- Was glauben die Patienten, warum sie diese Krankheit bekommen haben?
- Sieht sich der Patient als jemand, der es wert ist, zu leben?
- Was verbindet den Patienten mit dem Leben, mit der Familie, mit der Krankheit, mit dem Unfall?
- Welche Schuld, welche Anklagegeschichten gibt es in der Familie?

Einen neuen kommunikativen Umgang sollte die Therapie nach Klärung dieser Fragen induzieren, d. h., die Familientherapie sollte

- neue Beziehungen zwischen den Mitgliedern knüpfen,
- Sprachlosigkeit in Bezug auf die Krankheit überwinden,
- Kompetenzen der einzelnen Mitglieder herausarbeiten, um dem Patienten eine maximal durchführbare Autonomie im Umgang mit seiner Erkrankung zu ermöglichen.

9.5 Lösungs- und ressourcenorientierte systemische Therapie

Steve de Shazer, seine Frau Insoo Kim Berg und viele andere Teammitglieder des Brief Family Therapy Center (gegründet 1978) in Milwaukee entwickelten in Anlehnung an die systemische Therapie und die Hypnotherapie nach Milton Erickson eine radikal andere Therapiemethode (vgl. de Shazer 1989; Berg 1992; Walter u. Peller 1994). Die lösungsorientierte Therapie arbeitet mit der grundsätzlichen Werthaltung, dass der Patient die Fähigkeiten, die er zur Lösung des Problems brauche, schon zur Therapie mitbringe. Er sei mit seinen Kommunikationen und Handlungen in die »Entweder-oder-Sackgasse« geraten, sodass er keine weiterführenden Handlungen anschließen könne. Die Lösung des Problems liegt darin, den Patienten zu motivieren, »Sowohl-als-auch-Entscheidungen« in seinem Handeln zuzulassen. Systemtheoretisch handelt es sich um eine Ambiguisierung des Erwartens. Die Therapie bezieht sich deutlich auf das soziale System des Patienten. (Sehr interessant zur Motivation in Zwangskontexten: Conen 2007; weitere Methoden bei Isebaert 2005, S. 40 ff. und Lauterbach 2007.)

Konstruktion von Lösungen

De Shazer provozierte mit der These, dass die Lösung des Problems mit dem Problem nichts zu tun habe. Therapeuten, die mit seiner Methode noch nicht vertraut waren, blieben skeptisch. Das größte Hindernis, seine These zu verstehen, ist das alteuropäische Denken. Therapeuten und Patienten glauben, dass die Problemgeschichte für die Therapie wichtig ist. Sie hat nach dem lösungsorientierten Ansatz de Shazers aber nur Bedeutung für diejenigen, die glauben, dass sie eine Bedeutung hat.

Als Schlüssel zu Veränderungen sieht das Milwaukee-Team interessanterweise das, was Luhmann als Oszillieren, als »crossing« der inneren Grenze bezeichnet: Die Gegenwart des Patienten wird in Beziehung zur Zukunft gesetzt. Der Therapeut fragt z. B., was von dem, was momentan gut beim Patienten läuft, er auch zukünftig beibehalten möchte. Die Vergangenheit berücksichtigt der Therapeut hinsichtlich ihrer angenehmen Erfolge und bittet den Patienten, sich an diese zu erinnern und sie zu schildern. Er fragt z. B., wie der Patient früher bestimmte Probleme gelöst habe.

Problematisches Verhalten sieht der lösungsorientierte Systemtherapeut als Handlungssequenzen mit positivem Feedbackcharakter, also als Sequenzen, in denen mehr desselben problemorientierten Verhaltens angeschlossen wird. Lösungen werden dann durch die Aufforderung, etwas anderes zu tun, initiiert. Die Variation der Kommunikation muss sich aber durch Selektion stabilisieren. Die Erwartung muss sich ändern, um eine neue Handlung anschließen zu können. Die Milwaukee-Gruppe geht davon aus, dass das alte Denken erwartet, dass alles passieren könne, während das neue Denken erwartet, dass Neues passieren werde.

Lösungen werden dann so konstruiert, dass die Patienten konsequent gebeten und in ihrer Haltung unterstützt werden, dass sie von dem, was für sie gut läuft, mehr tun. Sie sollen also Handlungssequenzen der Abweichungsverstärkung einschlagen und das, was nicht gut für sie läuft, unterlassen und stattdessen etwas anderes ausprobieren.

Einfacher und konsequenter kann man kaum eine Veränderung sozialer Systeme beschreiben.

Ressourcenorientierte systemische Therapie

Ressourcen sind Fähigkeiten, Fertigkeiten, Erfahrungen oder Modelle, die Personen, Familien oder Institutionen im Laufe ihre Existenz gesammelt haben. Es gilt, diese Ressourcen im therapeutischen oder beratenden Prozess zu aktivieren. Falls keine Ressourcen erinnerlich sind, geht es darum, sie zu erfinden (vgl. Berg 1992; Bökmann 1992 u. 1999a; Dilts 1993; Madelung 1996; O'Hanlon 1990; Rossi 1995; Rossi u. Cheek 1988; Zeig 1986).

Das Ressourcenkonzept ist durch die psycho- und hypnotherapeutische Arbeit Milton Ericksons (1981; Rossi 1995; Zeig 1985) bekannt geworden und ebenfalls durch Steve de Shazer, Insoo Kim Berg und ihre Arbeitsgruppe in die Familien-, Paar- und Einzeltherapie aufgenommen worden. Der Fokus der Ressource ist deutlich auf die Lösung eines Problems angelegt. Die Problemgeschichte, die eher in eine Problemtrance führt, wird dabei konsequent verlassen und in eine Lösungsgeschichte überführt (vgl. Schmidt 2008).

Erickson benutzte häufig Geschichten, die allgemeine Fähigkeiten betrafen, um die Patienten auf ihre Ressourcen aufmerksam zu machen. Er erzählte Geschichten, wie Kinder laufen lernen, Fahrrad fahren lernen oder Schreiben lernen. Er betonte die anfänglichen Hindernisse und führte dann aus, wie diese Fähigkeiten unbewusst erlernt wurden. Erickson arbeitete besonders die in den Problemen liegenden Fähigkeiten heraus.

Wie findet der systemische Therapeut Ressourcen?

- Indem er direkt fragt, wer welche Ressource in der Familie, im Freundeskreis oder bei den Arbeitskollegen hat. Welche Ressource der Patient oder Ratsuchende hat, wenn er allein ist.
- Indem er die Frage stellt, was sich im Leben nicht ändern soll: Was soll im Leben so bleiben, wie es ist?
- Indem er nach einem Wunder fragt, das geschehen müsste, um in der Lösungssituation zu leben. Oder er eruiert Zeiten, in denen das Problem nicht bestand. Weiterhin kann er fragen, unter welchen Umständen das Problem nicht bestünde. Der syste-

mische Therapeut fokussiert also auf problemfreie Zeiten, auf Ausnahmen.

- Man kann nach Fähigkeiten fragen, die der Patient an anderen Personen schätzt und die er selbst gern hätte. Damit das Ziel, die Fähigkeiten bei sich zu entwickeln, erreichbar bleibt, fragt man dann gleich nach, welche Teile dieser Fähigkeiten der Patient selbst schon bei sich zu entwickeln angefangen hat.
- Der systemische Therapeut nutzt die Möglichkeiten des zirkulären Fragens: Was schätzen andere (Partner, Familie, Freunde, Kollegen) an einem? Warum? In welchen Situationen?
- Er fordert die Patienten auf, so zu tun, als ob sie eine bestimmte gewünschte Ressource hätten!
- Er eruiert präzise den möglicherweise ressourcenspendenden Charakter des Symptoms. Worin bestehen die Vorteile des Symptoms?

Der Zeitrahmen der Ressourcen

Um Ressourcen möglichst konkret und für den Patienten nachvollziehbar und erlebbar herauszuarbeiten, empfiehlt es sich, den Zeitrahmen zu eruieren. Es finden sich dann Ressourcen der

- langfristigen Vergangenheit: Dieser Zeitraum erstreckt sich von der erinnerlichen Kindheit bis zum heutigen Zeitpunkt;
- mittelfristigen Vergangenheit: Zeitraum vom jungen Erwachsenenleben bis zum heutigen Zeitpunkt;
- kurzfristigen Vergangenheit: Zeitraum vom Bestehen des Problems bis zum Therapiebeginn;
- zukünftigen Vergangenheit: Zeitraum von heute, dem Therapiebeginn, bis zur Lösung des Problems; man geht in die Zukunft und schaut aufs Heute zurück, um zu überlegen, welche Ressourcen einem am besten geholfen haben werden, das Problem zu überwinden (vgl. Dreesen u. Eberling 1998).

Die Aktivierung der Ressourcen

- Der systemische Therapeut muss die Sprache des Patienten sprechen! Er hört genau zu, wie der Patient die Ressource nennt und benutzt dann genau diesen Namen.
- Die Ressource muss dann genau beschrieben werden. Wann tritt sie auf? Wie lange? Wer ist dabei? In welcher Situation steht die Ressource zur Verfügung?

- Worin besteht der eigene Beitrag, diese Ressource zuzulassen, zu benutzen, zu aktivieren?
- Sehr effektiv ist es, wenn der Therapeut sich die Ressource genau beschreiben lässt und den Patienten bittet, sie einmal körperlich (gestisch oder mimisch) zu erleben. Die Ressource kann sich der Patient gut merken, wenn er typische Handbewegungen, Kopfbewegungen oder Körperhaltungen der Ressource in der Therapie zeigt. Wichtig ist auch die Frage, was die Patienten während der körperlichen Darstellung der Ressource denken und fühlen. Wie machen sich die Patienten Mut? Sprechen sie zu sich selbst? Was sagen sie zu sich selbst? Wie ist die Sprache, die Intonation?
- Woran merkt der Patient, dass er die Ressource hat?
- In der Familientherapie werden alle Mitglieder nach ihren Ressourcen gefragt. Die Antworten können dann zur Diskussion gestellt werden. Die Sicht auf die eigene Familie verändert sich dadurch erheblich.

Ressourcentransfer

Die Fähigkeiten sind häufig kontextfixiert. Viele Patienten können eine Ressource im Betrieb nicht nutzen, die ihnen zu Hause (Arbeit, Hobby, Sport, Musizieren) wie selbstverständlich zur Verfügung steht. Hier ist es hilfreich, ihnen diese Möglichkeit zu eröffnen, indem man sie z. B. einlädt, eine bestimmte Fähigkeit einzusetzen oder sie auffordert, sich zu erlauben, einmal eine Fertigkeit in einer neuen Situation auszuprobieren.

Der Ressourcentransfer verläuft so, dass die Fähigkeit in einer bestimmten Situation präzise herausgearbeitet wird und auf eine andere Situation übertragen wird. Die neue Situation wird dann minutiös unter Einsatz dieser Fähigkeit durchdacht. Wer würde den Patienten oder das Familienmitglied unterstützen? Wer würde wie reagieren? Wäre das Ergebnis ein gewünschtes? Wer würde eine Veränderung verhindern? Wie müsste der Patient oder das Familienmitglied mit denen umgehen, die diese Aktivitäten verhindern wollen? Was würde er dann an seinem Plan ändern müssen? Wie würde er sich dann fühlen? Was müsste der Patient selbst einbringen?

Familiäre Ressourcen

Das Herausarbeiten der Familienstärken ist wichtig, um Gefühle der Hilflosigkeit zu reduzieren. Hilflosigkeit wird reduziert, indem die Beziehungen zum Patienten ausgebaut oder neu aufgebaut werden. Hoffnungslosigkeit dagegen vergrößert sich, wenn die Beziehungen zum Patienten reduziert werden (vgl. McDaniel et al. 1992, 1997).

- Es sollte zunächst nach Erfahrungen der Familie im Umgang mit Krankheiten gefragt werden.
- Weiterhin sollte der Patient erforschen, ob jemand eine ähnliche Krankheit oder dieselbe Krankheit schon durchgemacht hat. Welche Erfahrung gibt es mit dem Genesungsprozess?
- Wo liegen die größten Hindernisse, mit der Krankheit umzugehen oder gesund zu werden?

Der Therapeut könnte folgende Fragen an die Familienmitglieder stellen:

- Was glaubt jeder Einzelne, welche Veränderungen der familiären Verantwortlichkeiten sich durch die Krankheit ergeben?
- Welches Familienmitglied würde für bestimmte Notwendigkeiten oder spezielle Hilfen zuverlässig sorgen?
- Falls ein chronischer Verlauf der Krankheit vorliegt oder sich abzeichnet, muss die Frage der Unterstützung auf lange Sicht hin angesprochen werden.
- Der Therapeut sollte die Identität der Familie und des Patienten auch außerhalb des Bezugssystems Krankheit verstärken. Dazu sind Fragen nützlich, die z. B. die täglichen Rituale der Familie eruieren oder die auf Rituale im Urlaub fokussieren.
- Frau McDaniel findet Spiritualität für ihre Arbeit am wichtigsten, weil dort Tiefe und Sinnstiftung erlebt werde.
- Hier können auch Fragen nach den weiteren Lebenszielen gestellt werden.

Das Ressourcenkonzept fokussiert schon im Erstgespräch auf die Stärken der Patienten. Der Patient, ob er allein kommt oder mit seinen Angehörigen, fühlt sich sofort verstanden und wertgeschätzt. Sein Selbstvertrauen wird angesprochen. Seine Kompetenz ist gefragt. Manchmal scheint es, als ob die Patienten oder die Ratsuchenden keine Ressourcen haben. Der systemische Therapeut fokussiert dann gleich auf gewünschte Kompetenzen und lässt die Situation so beschreiben, als hätte der Patient schon diese Kompetenzen.

9.6 Systemische Therapie aus der Sicht der selbstreferenziellen Systemtheorie

Mit der Entwicklung der Theorie der geschlossenen Systeme und der Theorie der Autopoiesis wurde die systemische Therapie erneut verändert. Die Beobachtung der Beobachtung erfordert ein anderes Denken, da es sich von der vertrauten Ontologie verabschiedet. Man gewinnt eine weitere Differenzierung der Beobachtung, eine zusätzliche Reflexion, die zu neuen Ansätzen der systemischen Therapie führen oder bekannte Ansätze neu gewichten.

Das therapeutische/beratende System

Werden Systeme nicht ontologisch, sondern differenztheoretisch beschrieben, sind Systeme Begriffe zur Unterscheidung von System und Umwelt. Das System nimmt sich aus der Umwelt heraus, weil es einen eigenen Operationsmodus realisiert. Es unterscheidet und bezeichnet Kommunikationseinheiten. Kommunikationseinheiten sind Kommunikationen und Handlungen, die aus den Komponenten der Information, der Mitteilung und des Verstehens bestehen. Sie werden durch Folgekommunikationen angenommen oder abgelehnt. Annahme und Ablehnung erfolgt im sozialen System. Folgt man der selbstreferenziellen systemischen Theorie, so gehören der Therapeut als Individuum wie die Ratsuchenden bzw. die Patienten zur Umwelt des Systems. Das therapeutische System wird als soziales System gebildet, weil die Teilnehmer das Problem der doppelten Kontingenz lösen, indem sie durch ihre Kommunikationen und Handlungen einen eigenen Operationsmodus vollziehen. Erwartungen als Strukturen des sozialen Systems, die ihrerseits geronnene, vergangene Kommunikationen und Handlungen zur Voraussetzung haben, steuern die Anschlusskommunikationen. Und genau hier macht der Therapeut mit. Systemtheoretisch formuliert: Seine Kommunikationen und Handlungen und die der Patienten bilden das therapeutische System, lösen das Problem der doppelten Kontingenz. Ihre Handlungen leisten einen Beitrag in Form von systemspezifischen Operationen. Jeder erwartet und kommuniziert, ohne zu wissen, welche

Kommunikation und Handlung angeschlossen werden. Alle Kontingenzlöser produzieren Anschlusskommunikationen, die ein positives oder negatives Feedback anschließen und die wiederum positives oder negatives Feedback auslösen.

Therapeutisches System und Systeme der Umwelt

Vom therapeutischen System müssen alle anderen Systeme unterschieden werden. Dazu gehören die Patientensysteme, die Bewusstseinssysteme, die Körpersysteme. Das, was die Patienten in Bezug auf sich selbst oder mit anderen abhandeln, hat nichts mit dem Therapiesystem zu tun. Es kann nur als Thema im Therapiesystem vorkommen. Das, was die Patienten oder Therapeuten denken, findet in deren Bewusstseinssystem statt, also außerhalb des therapeutischen Systems. Nur das, was sie in die therapeutische Kommunikation einbringen, gehört zum Therapiesystem. Das Denken selbst kann nur durch Kommunikation als Thema im Therapiesystem erscheinen. Körperliche Beschwerden nimmt das psychische System wahr und thematisiert sie im Therapiesystem.

Therapiesysteme können unterschiedliche Themen kommunizieren wie z. B. Funktionseinschränkungen, Schmerzen, das innere Erleben eines Patienten, Emotionen, Belastungen, Krankheiten der Familie, Depressionen, Psychosen, Neurosen, Übergriffe, Hierarchie oder anderes, aber auch Lösungen, Phantasien und Ressourcen. Aber all das ist nur im sozialen System kommunizierbar.

Selbstreferenz und Fremdreferenz

Therapeutische Systeme wie alle geschlossenen Systeme unterscheiden einen selbstreferenziellen und einen fremdreferenziellen Pol. Sie haben die Möglichkeit, an beiden anzuschließen, wodurch die eigentümliche Bistabilität oder dynamische Stabilität entsteht.

Am fremdreferenziellen Pol erfährt das therapeutische System das Rauschen der Umwelt, das es in Informationen umsetzen kann oder nicht. Kann es keine Informationen aus dem Rauschen gewinnen, so bleibt die Umwelt unmarkierter Raum. Berichtet der Patient über Beschwerden und der Arzt versteht sie nicht oder er kann sie nicht diagnostizieren, so kommt kein therapeutisches System zustande. Können sich Patient und Arzt verständigen und Kommunikationen anschließen, existiert das System. Der Arzt muss die Beschwerdeberichte des Patienten ernst nehmen, er muss das biologische System untersuchen und seine Schlüsse daraus ziehen und sie dem Patienten verdeutlichen. Der Patient muss an diesen Äußerungen ansetzen und bestimmte Therapiemaßnahmen durchführen. Unterlässt er es, kann es daran liegen, dass er den Arzt nicht verstanden hat oder er dem Arzt nicht glaubt. Vielleicht hat der Arzt das Problem des Patienten nicht verstanden, weil er sonst wüsste, warum der Patient Ratschläge nicht befolgt, die sein Leiden verändern sollen. Scheitert das therapeutische System, so muss sich der Arzt fragen, ob er einen Genesungswillen unterstellt hat, der vom Patienten so nicht geteilt wird.

Am selbstreferenziellen Pol des therapeutischen Systems sind Arzt und Patient, Psychologe und Klient Selbstbeobachter. Ihre Unterscheidungen und Bezeichnungen schließen an den Kommunikationen des jeweils anderen an. Sie variieren ihre Kommunikationen und selegieren anhand ihrer Erwartungen. Ihre Kommunikationen reproduzieren die Autopoiesis des Therapiesystems. Ihre Erwartungen spezifizieren das Therapiesystem. Am selbstreferenziellen Pol entscheiden sie, wie sie ihr System gestalten. Sie entscheiden durch Annahme und Ablehnung von Kommunikationsbeiträgen, welches Thema zugelassen wird. Sie arbeiten gemeinsam an Lösungen.

Entscheiden sie sich für das Thema »Behandlung eines Asthma bronchiale«, so gilt es, die verschiedenen Dimensionen des Asthmas zu berücksichtigen. Die biologische Dimension des Asthma bronchiale wird diagnostiziert und ein Therapievorschlag unterbreitet. Auch die Handhabung der Medikation kann erörtert oder eingeübt werden. Als Nächstes kann auf mögliche psychogene Auslöser des Asthma bronchiale eingegangen werden und nicht zuletzt kann thematisiert werden, in welchen sozialen Situationen das Asthma eine Neigung zur Exazerbation zeigt.

Werden im therapeutischen System mögliche psychosoziale Auslöser thematisiert, so wird über andere Systeme kommuniziert. Nicht nur das biologische System ist ein anderes System, sondern auch das soziale System, das Bewusstseinssystem, das via ZNS und Immunsystem möglicherweise zur Exazerbation des Asthmas beiträgt.

Daher hat alles, was das therapeutische System bespricht, keinen Einfluss auf das soziale System oder auf das Bewusstseinssystem, weil es ein anderes ist als das Therapiesystem. Sie sind geschlossen und nicht von außen instruierbar. Das soziale System ist durch Sinn strukturell an das therapeutische System gekoppelt. Es führt zwar eigene Operationen durch, aber immer im Hinblick auf Sinn. Das therapeutische System bespricht nun, was getan werden muss, um die Anlässe für einen Asthmaanfall zu minimieren. Es stellt also Überlegungen zur Verfügung, die bisherigen Unterscheidungen und Bezeichnungen zu überdenken, und lädt ein, andere Unterscheidungen auszuprobieren. Diese Vorschläge, Kommunikationen neu zu selegieren, kann das soziale System aufnehmen oder verwerfen. Nimmt es sie auf, besteht eine Möglichkeit der Veränderung. Lehnt es sie ab, waren diese Selektionvorschläge nicht zieldienlich.

Therapie kann nicht direkt verändern, selbst das verordnete Medikament muss der Patient selbst nehmen. Therapie kann nur Unterscheidungen und Bezeichnungen zur Übernahme vorschlagen. Professionalität besteht dann darin, nicht beliebige, sondern in anderen Systemen bewährte Unterscheidungen vorzuschlagen.

Systemische Therapie als Beobachtung der Beobachtung

Systemische Therapie ermöglicht unterscheidendes Bezeichnen auf der Ebene der Beobachtung erster und zweiter Ordnung. Sie fragt nicht nur nach dem Was, nach der Diagnose oder der Klassifikation einer Störung. Sie orientiert sich nicht nur ontologisch am Sein und Nichtsein, am Vorhandenen oder Defizitären, sondern sie fragt nach dem Wie der Unterscheidung. Der systemische Therapeut fragt, wie jemand zu bestimmten Operationen des Unterscheidens und Bezeichnens gekommen ist. Er fragt, wie jemand an bestimmte Unterscheidungen und Bezeichnungen anschließt, wie jemand mit negativen oder positiven Konsequenzen seiner Anschlusskommunikationen und Anschlusshandlungen umgeht. Er etabliert so eine zusätzliche Dimension der Reflexion in der Therapie.

Er fragt nach den Erwartungen, die erfüllt wurden und werden, nach den Erwartungen, die enttäuscht wurden, nach Erwartungen, die noch erhofft werden, nach den Glaubensgrundsätzen, Werthaltungen und Visionen der Patienten und Ratsuchenden. Er fragt all dies in Bezug auf das soziale System des Patienten oder der Patienten und in Bezug auf das Bewusstseinssystem.

Therapie als Evolution

Der systemische Therapeut fragt nach Kommunikationen und Handlungen und fokussiert auf deren Variationen. Er fragt, wie Variationen von Kommunikationen und Vorstellungen aussehen. Er fragt, wie erkannt wird, dass eine Variation vorliegt und welche Erwartung eine Variation selektieren kann, sodass sich neue Erwartungsstrukturen herausbilden und z. B. symptomatisches Verhalten sich verliert.

In Bezug auf das Bewusstseinssystem fragt er nach Variationen der Vorstellungen. Er fragt nach, wie sich jemand fühlt, wenn er sich etwas anderes als bisher vorstellt. Er fragt nach den Befürchtungen, die auftreten, etwas Ungewohntes zu denken, nach den Begleitaffekten, die ein neues Denken mit sich bringen kann. Er lädt den Patienten ein, kommunikativ sein Bewusstseinssystem zu erkunden und ihm zu berichten, ob er Erinnerungen an Stärken, Handlungskompetenz oder andere hilfreiche Ressourcen wachrufen kann.

Beteiligt sich der Patient an der Frage nach dem Wie, entwerfen Therapeut und Patient im sozialen System der Kommunikationen und Handlungen einen Plan, eine Vision, eine Imagination des Morgen im Heute. Der Plan kann anhand der Handlungen im kommunikativen System überprüft werden. Aufgrund der strukturellen Kopplung des sozialen Systems mit dem Bewusstseinssystem ist es möglich, dass der Patient einen Plan, eine Vision seiner Zukunft ebenfalls in seinem Bewusstseinssystem entwirft, um dessen Umsetzung er sich für sich selbst und in anderen sozialen Systemen bemüht. Der Therapeut kann ebenfalls einen Plan in seinem Bewusstseinssystem entwerfen, der z. B. die weiteren Kommunikationen und Handlungen beinhaltet, die er in das soziale Behandlungssystem einbringen will.

Das Überschreiten der inneren Grenze, die Markierung des unmarkierten Raums

Der systemische Therapeut thematisiert im Behandlungssystem das Überschreiten der Grenze, das »crossing«, indem er Nichtbezeichnetes bezeichnet und so kommuniziert, dass der Patient Nichtbezeichnetes bezeichnend anschließen kann. Beide leuchten den unmarkierten Raum aus, sodass das Patientensystem und das Bewusstseinssystem des Patienten eingeladen werden, sich zu erlauben, dieses Neuland zu betreten. Der Kommunikationsbeitrag des Therapeuten ist ein Beitrag der Oszillation, das Abgleichen von Potenzialität und

Aktualität, die Markierung des Zukunftshorizonts in der Gegenwart. Der Beitrag sollte das Überschreiten der inneren Grenze ermöglichen. Der systemische Therapeut ist – so gesehen – ein Reiseleiter auf der Reise in die Zukunft (vgl. Bökmann 1999b). Das therapeutische System löst die Situation der doppelten Kontingenz durch gemeinsames Ausleuchten des Neulands. (Zur Wirksamkeit systemischer Therapie siehe von Sydow et al. 2007.)

10 Systemische Hypnose

10.1 Einleitung

In einem Buch über die Theorie der Psychosomatik ist ein Hypnosekapitel außergewöhnlich. Hypnose führt in der akademischen Medizin eher ein Außenseiterdasein. Wer aber die neue sogenannte indirekte Hypnosetherapie nach Milton H. Erickson (vgl. Erickson u. Rossi 1981) kennt, sieht die zahlreichen Verbindungen, die sie traditionell zur Familientherapie und systemischen Therapie hat. Das Denken Milton H. Ericksons ist wie kaum ein anderes von systemischen Ideen geprägt. Erickson selbst formulierte die Denkvoraussetzungen und Therapieprinzipien nicht systemtheoretisch, sondern verpackte systemisches Denken in Anleitungen zur Hypnose, in Therapiegeschichten, in Lebensweisheiten und Fallinterpretationen. Er sieht Patienten immer im Systemzusammenhang. Er achtet auf den Erwartungskontext sowohl des sozialen Systems als auch des Bewusstseinssystems. Er berücksichtigt den Kontext von Symptomen und die Funktion von Symptomen wie kaum ein anderer Therapeut. Seine besondere Wertschätzung der Patienten führte dazu, dass er die jeweiligen Symptome der Patienten nicht als Defizite betrachtete, sondern als Ausdruck ihrer momentanen Fähigkeiten wertete. Im Mittelpunkt seiner Therapiephilosophie stand der Glaube, dass jeder Patient Fähigkeiten und Ressourcen besitzt, die es ihm ermöglichen, ein angenehmes Leben zu führen. Hypnose setzte er ein, um diese Fähigkeiten wieder zu finden und um Visionen, wie ein angenehmes Leben aussehen könnte, zu entwickeln. Dies wurde als lösungsorientiertes Denken bekannt.

Seine Psychotherapie gestaltete er als Einzel-, Paar- oder Familientherapie. Er setzte Hypnose ein oder auch nicht.

Im Folgenden wird daher der Versuch unternommen, Hypnose systemisch zu beschreiben.

Die Theorie der systemischen Hypnose unterscheidet sich von anderen Theorien der Hypnose, weil hier die Theorie selbstreferenzieller biologischer, psychischer und sozialer Systeme zur Erklärung der Hypnose herangezogen wird. Hypnose ist kein Vorgang, der sich nur im Bewusstsein des Hypnotisierten abspielt, sondern es sind mehrere Systeme gleichzeitig beteiligt. In Hypnose verändert sich das Bewusstseinssystem. Diese Veränderung geht nachweislich mit Veränderungen verschiedener Körpersysteme einher. Die Atmung wird langsamer und tiefer, der Herzschlag verlangsamt sich, der Blutdruck sinkt, der Hautwiderstand verändert sich. Schmerzen können verschwinden. Körperanästhesien können nachweislich durchgeführt werden. Führt der Patient keine Selbsthypnose durch, sondern lässt sie von einem Hypnotherapeuten durchführen, kommen noch die Aspekte der Hypnose als soziales System hinzu. Das, was wir über Hypnose wissen, verdanken wir dem kommunikativen Austausch, also dem sozialen System, dem Sprechen über Hypnose, der wissenschaftlichen Messung und der Wahrnehmung der Veränderung der physiologischen Körperparameter sowie der Selbsterfahrung.

10.2 Die Methode der Hypnose

Direktes und indirektes Vorgehen

In der Hypnosetherapie werden im Wesentlichen zwei Verfahren unterschieden. Die eine Methode zeichnet sich durch ein direktes Vorgehen des Hypnotiseurs aus, die andere Methode arbeitet eher mit indirekten Anweisungen, die Einladungen an den Patienten gleichkommen, sich zu erlauben, in Trance zu gehen. Trifft ein Therapeut, der die indirekte Hypnosetherapie verwendet, z. B. auf eine bettlägerige Patientin, die unter anderem deshalb keine Motivation hat, das Bett zu verlassen, weil sie kein Gefühl mehr für das Aufstehen hat, beginnt er ganz schlicht ein Gespräch über das Gefühl, das der Fußboden an den Fußsohlen auslöst. Er fragt die Patientin dann nach den Geschehnissen außerhalb des Zimmers, um sie für das Leben hinter der Tür wieder zu interessieren (vgl. Bökmann 1992).

Lösungsorientierung

Eine weitere Stärke der Hypnosetherapie nach Milton Erickson liegt in der Lösungsorientierung. Das Vorstellungsvermögen unseres Bewusstseins wird in der Hypnotherapie so genutzt, dass man zukünftige Ereignisse oder gewünschte Zustände imaginieren lässt. Es geht dabei nicht um das Imaginieren von Traumzielen, sondern um das Erkennen eigener Glaubensgrundsätze, eigener Zukunftsvisionen. Da sowohl positive Erwartungen als auch negative Befürchtungen unser Verhalten steuern, ist es hilfreich, eigene Ziele und Wünsche in kleine Schritte aufzuteilen, die in naher Zukunft erreicht werden können. Durch die Imagination werden einzelne Handlungen und Überlegungen so klar und wirklichkeitsnah, dass die Patienten beim späteren Umsetzen das Gefühl haben, das neue Handeln schon zu kennen.

Sprache der Hypnose

Hypnotherapeuten wissen nicht genau, wie der einzelne Patient in Trance geht und was er während der Trance gerade erlebt, dennoch gelingt es ihnen, mit ihm in Kontakt zu bleiben, Rapport herzustellen und zu halten. Wie schaffen sie das? Zum einen haben sie eine gute therapeutische Beziehung, auf kommunikativer Ebene haben sie verbal und nonverbal ausgedrückt, dass sie für die Dauer der Hypnose ein soziales System bilden, dass bestimmte Probleme lösen möchte, und sei es nur, die Erfahrung einer Trance zu machen. Zum anderen verwenden Hypnotherapeuten eine spezielle Sprache. Die spezielle Sprache beinhaltet Begriffe, Redewendungen, Fragen und Formulierungen von kunstvoller Vagheit. Es ist eine unspezifische, sehr allgemein gehaltene Sprache, die Imaginationen verwendet, die von jedem Einzelnen auf seine eigene Art und Weise ausgemalt werden können. Die Sprache bietet eine Projektionsfläche für eigenes Suchen und Wachsen. Sobald der Zuhörer den Sinn der Worte mit eigenen Vorstellungen, Erleben und Erfahrungen anreichert, erlebt er eine Trance.

Während der Trance dominieren Bilder, Empfindungen, Klänge. Das Bewusstsein kann zwar jederzeit auf seine wachen Anteile umschalten, während einer Entspannung bleibt es aber lieber träge. Interessanterweise werden während der Trance negative Formulierungen nicht oder nur schlecht verstanden. Auch das wache Bewusstsein braucht mehr Zeit, um negative Aussagen zu verstehen.

Das Bewusstsein während der Hypnose arbeitet nicht nach den uns bekannten logischen Gesichtspunkten. Es differenziert z. B. den Sinngehalt der Wörter nicht präzise und versteht häufig doppelsinnig und auf mehreren Ebenen gleichzeitig. So versteht es das Wort »tief« sehr gut. Das Fremdwort »aktiv« versteht es zum einen als »aktiv«, zum anderen als »tief«. Das Wort »Meer« als »Meer« und »mehr« (vgl. Bökmann 1999a).

Die Hypnosetherapie nutzt gezielt die Doppelsinnigkeit der Sprache.

Metaphertechniken
Trancen, die eine körperliche und psychische Veränderung anregen sollen, lassen sich sehr gut mithilfe von Sinnbildern oder Metaphern für Lösungen körperlicher, psychischer oder sozialer Probleme durchführen.

Ein leichtes Schweben z. B. im Rahmen einer Geschichte über Ballonfahrten kann eine Metapher für Loslassen von Problemen sein, ein Sinnbild für das Leichtnehmen schwerer Lebenslasten. Die Sprache selbst operiert mit Sinnbildern wie Lebenslast. Diese Sinnbilder werden hier genutzt und ausgearbeitet, sodass eine Veränderung des Erlebens durch die Trance und gleichzeitig eine Veränderung der Sichtweise stattfindet. Probleme in einem anderen Licht sehen ist ein wesentliches Wirkprinzip von Psychotherapie und Veränderung. Diese veränderte Perspektive wird mental geübt und körperlich erlebt.

10.3 Theorie der systemischen Hypnose

Die hier vorgeschlagene Theorie der systemischen Hypnose geht davon aus, dass zunächst ein soziales System entstanden ist, dessen Kommunikationen und Handlungen so angeschlossen werden, dass die Beobachter ihre Rollen als Hypnosetherapeut und als Proband definieren. Bevor eine Hypnose induziert wird, sind die Strukturen des sozialen Systems, die Erwartungen der Teilnehmer schon festgelegt. Konformes Verhalten führt zu einem Zustand beim Probanden, der die Kennzeichen einer Hypnose trägt, abweichendes Verhalten nicht.

Das Bewusstsein ist nicht nur an das ZNS strukturell gekoppelt, sondern auch das Kommunikationssystem. Das soziale System zur Durchführung einer Hypnose besteht auch während der Hypnose fort, sodass der Hypnotherapeut weitere Kommunitionen anschließen kann und der Proband diese Kommunikationen verstehen kann. Kommunikationen sind letztlich Sinngehalte, die im Bewusstseinssystem wiederum als Sinngehalte in Form von »Vorstellungen von etwas«, Bildern, Imaginationen und zu neuen Sinngehalten verändert werden können.

Thema des sozialen Systems Hypnose sind die Vorstellungen und körperlichen Erfahrungen des Probanden und ihre Veränderung, ihre Evolution. Der Proband hört zu und lässt sich durch die Worte des Hypnotherapeuten leiten, indem er seinen Worten folgt und Vorstellungen entwickelt. Er kann aber auch seine Vorstellungen dem Hypnosetherapeuten mitteilen, der daran anschließt und weitere Vorstellungen in Form von Sinnbildern kommuniziert.

Im Bewusstseinssystem des Probanden bilden sich anhand der gehörten Worte Gedanken und Vorstellungen. Der neu aufkommende Gedanke beobachtet den vorhergehenden Gedanken und macht ihn zur Vorstellung. Der beobachtende Gedanke fixiert den beobachteten Gedanken und erhält so Abstand zu ihm. Der beobachtete Gedanke wird dann zur »Vorstellung von etwas« (Luhmann 1995, S. 62, seine Hervorhebung).

Beobachtet nun der beobachtende Gedanke die Vorstellung von etwas mit der Unterscheidung von Selbstreferenz und Fremdreferenz, so kann der Gedanke an der Selbstreferenz oder an der Fremdreferenz ansetzen. Setzt er an der Selbstreferenz an, so beschäftigt sich das Bewusstsein mit sich selbst, setzt er an der Fremdreferenz an, beschäftigt sich das Bewusstsein mit der Welt. Der beobachtende Gedanke führt so zur Bistabilität des Bewusstseins. Der beobachtende Gedanke kann den Fokus wechseln. Er kann zwischen Selbstreferenz und Fremdreferenz wechseln, er kann aber auch innerhalb der Selbstreferenz unterschiedliche Vorstellungen beobachten und so mehr und mehr von sich beobachten. Die Wahlmöglichkeit des beobachtenden Gedankens begründet eine offene Aufmerksamkeit, Attention, der dann die Intention, die gerichtete Zuwendung zur Selbstreferenz oder Fremdreferenz folgt. Der Gedanke, der die Wahl trifft, wendet nicht die Unterscheidung auf sich selbst an. In dem Moment wäre er selbst schon wieder Vorstellung eines anderen Gedanken. Dieser wählende Gedanke erhält einen eigenen, dritten Wert, den Luhmann in Anlehnung an Varela (1975) »self-indication« nennt und dadurch Autonomie begründet sieht. In der systemischen Hypnose mit ihrem kommunikativen Austausch lässt sich dieser beobachtende Gedanke zum Teil durch die Worte des Therapeuten leiten. Er wechselt von Attention zur Intention.

Wird die »Vorstellung von etwas« wiederholt, so wird sie kondensiert. Die Wiederholung relationiert die anschließenden Vorstellungen und führt so zur Strukturbildung. Werden die Vorstellungen auf der selbstreferenziellen Seite wiederholt, entsteht eine Geschichte des Selbst, des Ichs, werden sie auf der fremdreferenziellen Seite wiederholt, entsteht eine Seite der Welt. Ich und Welt bleiben jedoch eine interne Konstruktion (vgl. Luhmann 1995, S. 76 ff.).

Da in der Hypnose die Außenwahrnehmung des Probanden eingeschränkt ist und er vornehmlich nur seinen eigenen Körper spürt und die Worte des Hypnotiseurs hört, verweilt das Bewusstsein des Probanden eher am selbstreferenziellen Pol der »Vorstellungen von etwas« und bildet hier durch Wiederholung Identitäten. Er kann neue Identitäten bilden, indem er die Anregungen und Vorschläge des Therapeuten aufgreift, also seine Attention fremdreferenziell koevolutiv intendieren lässt oder indem er eigene Identitäten zu neuen Identitäten durch Selegieren bildet, also seine Attention selbstreferenziell intendiert. Selegieren heißt, Erinnern und Vergessen neu zu kombinieren. Den Vorgang nennt Luhmann generalisierende Konfirmierung. Diese Identitäten bezeichnen Vorstellungen, Imaginationen, Worte, Sinngehalte, Gerüche oder andere komplexe Wahrnehmungen. Dass diese Identitäten im System des ZNS in mehreren Hirnbereichen gleichzeitig neurophysiologisch prozessiert werden und in anderen biologischen Systemen z. B. einen hormonellen oder anderen Ausdruck haben, ist für die Identitätsbildung des Bewusstseins unerheblich, weil das ZNS zur Umwelt des Systems gehört und eigene Einheiten konstituiert und Operationmodi realisiert.

In der Hypnoseliteratur werden die Identitäten auch als Assoziationen bezeichnet (vgl. Revenstorf 1990, S. 86). Revenstorf weist darauf hin, dass dort, wo assoziiert wird, also neue Identitäten gebildet oder bekannte Identitäten erinnert werden, auch dissoziiert werden kann, um so das hypnotische Phänomen der Abspaltung von Körperwahrnehmungen erklären zu können. Der systemtheoretische Vorschlag zur Erklärung der Abspaltung fällt jedoch anders aus. Sie ergibt sich aus der Struktur des Bewusstseins. Es kann erinnern und vergessen. Die Abspaltung wird nicht aktualisiert, gerade nicht erinnert. Das Bewusstsein operiert auf der selbstreferenziellen Seite und beobachtet »Vorstellungen von etwas«. Es beobachtet z. B. eine dramatische Situation mit Gewaltanwendung sehr intensiv. Es beobachtet aber gerade nicht die Zugehörigkeit des Arms zum Körper, er wird nicht wahrgenommen. Das Bewusstsein beobachtet auch fremdreferenzielles Rauschen, wie die Wanduhr im Zimmer des Therapeuten, nicht oder nur eingeschränkt. Das Bewusstsein fokussiert seine Aufmerksamkeit vielmehr auf die in der Vergangenheit erlebte Situation der Gewalterfahrung und konzentriert sich darauf, wie es diese Identitäten neu assoziieren kann, um die Gewalterfahrung anders zu bewerten, um sie emotional neu zu kontextualisieren, um sie imaginativ zu entschärfen. Das Bewusstsein beobachtet nicht, wie das ZNS diese Imaginationen in Nervenimpulsänderungen und Veränderung der Transmitterausschüttung und -wiederaufnahme umsetzt. Das Bewusstsein beobachtet auch nicht, ob es wiederholt dasselbe beobachtet, um eine Erinnerung an die Beobachtung zu haben. Es beobachtet die dramatische Situation so, als sei sie real, da das Bewusstsein zwischen innen und außen nur durch den internen Code der Doppelreferenz unterscheiden kann und die Außenreferenz in Trance vernachlässigt. Die Beobachtung bestimmter Identitäten auf der Innenseite des Bewusstseins fokussiert die Aufmerksamkeit des Bewusstseins auf das innere Erleben.

Die Wiederholung neuer »Vorstellungen von etwas« kann kondensiert und generalisiert konfirmiert werden, ohne dass ein äußeres Erleben und Handeln erfolgt sein muss. Es entstehen imaginierte Identitäten. Auf diese Weise können im Bewusstseinssystem Visionen erzeugt werden, die dem Bewusstsein als neue wirkliche Erfahrung erscheinen. Es kann so auch neue Motive bilden. Dies ist das Prinzip des mentalen Trainings.

Richtet sich die »Vorstellung von etwas« auf die Vergangenheit der selbstreferenziellen Seite des Systems, so sind die Identitäten, die in der Vergangenheit gebildet wurden, in der Gegenwart präsent. Diese Identitäten in Form von Imaginationen, Bildern, Gerüchen etc. können durch neue Sinngehalte, die das Bewusstsein selbst bei sich beobachten kann, verändert werden, indem die »Vorstellungen von etwas« durch »neue Vorstellungen von etwas« die bekannten Identitäten modifizieren. Die neue Vorstellung wird durch Wiederholung konfirmiert und schließlich generell kondensiert, sodass die Identität ihren bekannten Charakter verändert. Dieses sind Prozesse der Abweichungsverstärkung, des Lernens. Hypnose ist, so betrachtet, eine intensive Art des Lernens und des Verlernens.

Unbewusstes findet sich im Bewusstsein auf der Ebene der Selbstreferenz der Gedanken. Der beobachtende Gedanke beobachtet sich nicht selbst. Er unterscheidet, kann seine Unterscheidung aber nicht beobachten. Erst die nachfolgenden Gedanken können den beobachtenden Gedanken beobachten, aber dann ist er schon kein beobachtender Gedanke mehr, sondern ein beobachteter, eine Vorstellung. Das Unbewusste schiebt sich so vor dem Bewussten her. Die neuronale Aktivität im Operationsmodus des ZNS erscheint im Bewusstsein als beobachtender Gedanke. Die Struktur des Bewusstseins in Form von Erinnern und Vergessen in Bezug auf selbstreferenzielle und fremdreferenzielle Unterscheidungen ist im ZNS abgelagert und nur über strukturelle Kopplung zu erreichen. Das Bewusstsein operiert nur in der Gegenwart und greift auf Vergangenes nur über die strukturelle Kopplung zu, was die Eigentümlichkeit des Erinnerns erklärt, was aber auch erklärt, wie mittels Imagination Erfahrung umstrukturiert werden kann. Das Bewusstsein operiert in der Gegenwart. Es liefert beobachtende Gedanken, die als Aufmerksamkeit bezeichnet werden. Wenn das Unbewusste die in die Gegenwart wirkende Struktur ist, die in der Vergangenheit entstanden ist, dann erleichtert Hypnose den Zugang und ermöglicht Lernen und Verlernen.

Verbindet man die Theorie der systemischen Hypnose mit der Evolutionstheorie, so stellt sich die Frage, wie geringe Entstehungswahrscheinlichkeit in hohe Erhaltungswahrscheinlichkeit transformiert wird. Die Theorie selbstreferenzieller Systeme kann hier die Antwort einfach machen. Sie zeigt, wie die Veränderung im Bewusstseinssystem und im sozialen System vonstatten geht. Sie zeigt wie Komplexität entsteht und vergeht, wie neue Strukturen aufgebaut werden und alte Strukturen an Bedeutung verlieren und schließlich aufgelöst werden. Das Bewusstseinssystem nutzt vorübergehende Bedingungen des sozialen Systems. Es nutzt die Möglichkeiten des sozialen Systems im hellwachen und im hypnotischen Zustand. Beide Bewusstseinslagen bieten dem Bewusstsein Möglichkeiten der Koevolution. Das Bewusstsein nutzt auch die vorübergehenden und konstanten Möglichkeiten des biologischen Systems und koevoluiert. Es stellt auch einen Teil seiner Möglichkeiten dem Körper via struktureller Kopplung zur Verfügung, sodass das biologische System ebenfalls vorübergehende Bedingungen für sich nutzen und koevoluieren kann.

Diese Möglichkeiten zu kennen heißt auch, sie sorgfältig zu nutzen.

11 Schluss?

Am Ende des Buches darf ich Ihnen, sehr geehrter Leser, gratulieren. Sie haben durchgehalten, sich in eine völlig neue Sichtweise der Welt einzuarbeiten. Vielleicht geht es Ihnen, wie es meinen damaligen Kommilitonen und mir ging, als wir die Vorlesungen bei Luhmann hörten, anschließend den Hörsaal verließen und die drei riesigen aneinanderschließenden Hallen der Bielefelder Universität betraten. Wir waren jedes Mal irritiert und befürchteten, uns zu verlaufen. Unsere Augen richteten sich aufs Café Westend am Ende der letzten Halle. Dort suchten wir im gemeinsamen Gespräch Halt. Alle Themen, die Luhmann angesprochen hatte, waren uns bekannt, aber er hatte immer wieder eine andere Sicht, die uns unvertraut war. Man konnte seine Theorie auch nicht in bekannte Ansätze auszugsweise integrieren. Luhmann griff immer wieder auf Theorien zurück, die in anderen Wissenschaften wie Biologie, Mathematik, Kybernetik, Linguistik, Wirtschaftswissenschaften entwickelt worden waren.

Damals ging das Gerücht um, Luhmann plane den ganz großen Theorieentwurf, der sich mit Hegel, Kant oder Marx messen lasse. Grundsätzlich trauten wir Luhmann so etwas zu, da ihm auch nachgesagt wurde, dass er jedes Buch der soziologischen Fakultätsbibliothek gelesen habe. Erste Entwürfe dazu stellte er in Vorlesungen ungefähr ab 1979 vor. 1984 veröffentlichte er dann das Buch *Soziale Systeme*, in dem er Systeme als selbstreferenzielle und autopoietische Systeme beschrieb. Die anfängliche Sterilität der Systemtheorie verlor sich, weil der Beobachter nun einen aktiven Standpunkt einnahm. Er traf Unterscheidungen und bezeichnete. Die Systemtheorie wurde animiert. Gleichzeitig ließ Luhmann verlauten, dass seine bis dato 17 veröffentlichten Bücher eine Nullserie seien.

Als Niklas Luhmann 1993 zu einem Vortrag in das Institut für Systemische Studien, e.V., nach Hamburg kam, sprachen wir über seine Arbeit und erfuhren, dass das Buch *Soziale Systeme* nur ein Vorwort für ein umfangreicheres Werk sei. Dies liegt mittlerweile in Form einzelner Bücher vor. Es werden verschiedene Funktionssysteme der Gesellschaft beschrieben. Den Abschluss bildet das zweibändige Werk *Die Gesellschaft der Gesellschaft*. Leider hat Luhmann kein Buch mehr zur Medizin der Gesellschaft veröffentlicht.

Die Faszination, die die systemische Theorie auf mich ausübt, hat zwei Wurzeln:

Die Abwendung von Kausalität, die Hinwendung zu zirkulärem Erkennen, die Schwierigkeit, Anfang und Ende von Kommunikationssequenzen zu bestimmen und vieles andere mehr führten zu einer erneuten Aufarbeitung der erkenntnistheoretischen Grundlagen, wie ich sie in der Soziologie der Siebzigerjahre gelernt hatte. Weiterhin faszinierten mich die Familientherapien, die ich damals kennengelernt hatte. Als ich die systemische und familientherapeutische Literatur gesichtet hatte, erschien von Luhmann das lang angekündigte Werk *Soziale Systeme. Grundriss einer allgemeinen Theorie.* Diese neue selbstreferenziell gebaute Theorie ermöglichte es, die systemische Therapie auf ein gutes theoretisches Fundament zu stellen.

Der zweite Grund meiner Faszination liegt in dem integrativen interdisziplinären Charakter der systemischen Theorie, die Luhmann als universalistische Theorie konzipierte.

Als sozialwissenschaftlich ausgebildeter junger Mann studierte ich Medizin und wurde mit naturwissenschaftlichen Grundlagen wie Biologie, Chemie, Physiologie, Biochemie, Pathologie und Pathogenese vertraut. Als ich mir diese Grundlagen einigermaßen angeeignet hatte, absolvierte ich nicht nur Praktika in der Inneren Medizin, Chirurgie usw., sondern auch Praktika in der Psychiatrie und Psychosomatik. Die Lektüre dieser Disziplinen offenbarte wiederum eigene Ansätze des Erkennens. Die Verwunderung nahm zu, als ich merkte, dass sie weder an naturwissenschaftlichen, noch an sozialwissenschaftlichen Grundlagen anschlossen. Sie stellten ein Gemenge aus Alltagswissen, Glaube, Philosophie, Kausalhypothesen und psychopathologischen Verhaltensbeschreibungen dar. Es wurde deutlich, dass Sozialwissenschaft, Naturwissenschaft, Medizin und Psychotherapie eigene Theorien entwickelt hatten, die nicht kompatibel sind.

Hier ordnete die systemische Theorie.

Die primär in der Biologie, Biochemie und Neurophysiologie entwickelten kybernetischen Modelle wurden hinsichtlich allgemeiner Funktionsprinzipien analysiert. Diese Prinzipien wurden zu einer Theorie selbstreferenzieller Systeme verdichtetet und in einem weiteren Schritt für verschiedene Wissenschaftsbereiche respezifiziert. So konnte Erkennen auf eine gemeinsame Grundlage gestellt werden. Grundsätzlich kann natürlich jede Wissenschaft ihre eigenen Theorien bilden. Sie müssen auch nicht kompatibel mit anderen Wissensgebieten sein. Aber überall dort, wo es Überschneidungen der Wissenschaften gibt, ist es natürlich hilfreich, mit einem einheitlichen Modell zu arbeiten, das Verständigung überhaupt ermöglicht. Medizin ist ein solches Integrationsgebiet der Wissenschaften. Hier arbeiten verschiedene naturwissenschaftliche Grundlagenfächer zusammen, hier treffen sich Theorie und Handwerk, hier sind biologische, psychische und soziale Faktoren für das Krankheits- und Genesungsgeschehen bedeutsam. In den letzten Jahren wird auch der strukturenbestimmende koevolutive Zusammenhang von gesellschaftlichem Wirtschaften und Medizin immer deutlicher.

Am Schluss dieses Buches stellt sich die Frage, ob es wirklich abgeschlossen ist. Diese Frage ist schwierig zu beantworten. Es ist insofern abgeschlossen, als die wesentlichen Bausteine der selbstreferenziellen Theoriebauarchitektur dargelegt wurden. Es ist nicht abgeschlossen, weil viele Theoriebausteine nicht für die empirische Anwendung ausgearbeitet wurden. Es wurden viele grundsätzliche Überlegungen vorgestellt, mit denen die medizinische Praxis aufgearbeitet werden kann. In den Kapiteln wurde der Versuch unternommen, eine integrative systemische Sicht darzustellen. Dem Leser werden aber keine endgültigen Antworten gegeben. Ich habe mir erlaubt, Einladungen auszuteilen, systemische Unterscheidungen und Bezeichnungen zu benutzen, um die Vorteile der differenzierenden und integrierenden Sicht zu genießen.

Literatur

Ackerman, K., D. Bellinger, S. Felten a. D. Felten (1991): Ontogeny and Senescence of Noradrenegic Innervation of the Rodent Thymus and Speen. In: R. Ader (ed.): Psychoneuroimmunology. San Diego (Academic Press), 2nd ed., p. 71–125.

Adams, R. (1975): Energy and Structure: A Theory of Social Power. Austin (University of Texas), p. 281.

Ader, R. (ed.) (1991): Psychoneuroimmunology. San Diego (Academic Press), 2nd ed.

Ader, R. a. N. Cohen (1975): Behaviorally Conditioned Immunosuppression. *Psychosomatic Medicine* 37 (4): 333–340.

Ader, R. a. N. Cohen (1991): The Influence of Conditioning on Immune Responses. In: R. Ader (ed.): Psychoneuroimmunology. San Diego (Academic Press), 2nd ed., p. 611–646.

Ader, R., L. Grota, J. Moyinhan a. N. Cohen (1991): Behavioral Adaptions in Autoimmune Disease-Susceptible Mice. In: R. Ader (ed.): Psychoneuroimmunology. San Diego (Academic Press), 2nd ed., p. 683–708.

Arbeitskreis OPD (Hrsg.) (1998): Operationalisierte Psychodynamische Diagnostik: Grundlagen und Manual. Bern/Göttingen/Toronto/Seattle (Huber), 2. Aufl.

Bartrop, R., L. Lazarus, E. Luckhorst, L. Kiloh a. R. Penny (1977): Depressed Lymphocyte Function after Bereavement. *The Lancet* 16: 834–836.

Bartrop, R. a. D. Porrit (1988): The biological sequelae of adverse experiences. In: S. Henderson a. N. Burows (eds.): Handbook of social psychiatry. Amsterdam (Elsevier), p. 149–155.

Bateson, G. (1984): Geist und Natur. Eine notwendige Einheit. Frankfurt/M. (Suhrkamp).

Bateson, G. (1985): Ökologie des Geistes. Anthropologische psychologische, biologische und epistemologische Perspektiven. Frankfurt/M. (Suhrkamp).

Bauch, J. (1996): Gesundheit als sozialer Code. Von der Vergesellschaftung des Gesundheitswesens zur Medikalisierung der Gesellschaft. München (Juventa).

Berg, I. K. (1992): Familien-Zusammenhalt(en). Ein kurz-therapeutisches und lösungsorientiertes Arbeitsbuch. Dortmund (modernes lernen).

Besedovsky, H. a. A. del Rey (1991): Physiological Implications of the Immune-Neuro-Endocrine Network. In: R. Ader (ed.): Psychoneuroimmunology. San Diego (Academic Press), 2nd ed., p. 589–608.

Besedovsky, H. a. E. Sorkin (1977): Network of Immune-Neuroendocrine Interactions. *Clinical and Experimental Immunology* 27: 1–12.

Beutel, M. (1991): Auswirkungen von Verlust und Depression auf Immunmechanismen und Onkogenese. *Onkologie* 14 (suppl 1): 30–31.

Bieri, P. (Hrsg.) (1981): Analytische Philosophie des Geistes. Königstein (Hain).

Bökmann, M. (1987): Stationäre Behandlung und Familienstruktur. Hamburg. Dissertation zur Erlangung des Grades eines Doktors der Medizin.

Bökmann, M. (1992): Hypnose und systemische Therapie in der Inneren Medizin. In: B. Peter u. G. Schmidt (Hrsg.): Erickson in Europa. Europäische Ansätze der Ericksonschen Hypnose und Psychotherapie. Heidelberg (Carl-Auer), S. 97–103.

Bökmann, M. (1999): Mit den Augen eines Tigers. Heidelberg (Carl-Auer), 3. Aufl. 2005.

Bunge, M. (1984): Das Leib-Seele-Problem. Ein psychobiologischer Versuch. Tübingen (Mohr).

Carr, D. a. E. Blalock (1991): Neuropeptide Hormones and Receptors Common to the Immune and Neuroendocrine System: Bidirectional Pathway of Intersystem-Communication. In: R. Ader (ed.): Psychoneuroimmunology. San Diego (Academic Press), 2nd ed., p. 573–588.

Churchland, P. (1994): Betty Crocker's Theory of the Mind: A Review of the Discovery of the Mind by John Searle. London (Review Books), p. 13–4.

Churchland, P. (1996): Die Neurobiologie des Bewußtseins. Was können wir von ihr lernen? In: T. Metzinger (Hrsg.): Bewußtsein. Beiträge aus der Gegenwartsphilosophie. Paderborn/München (Schöningh), 2. Aufl.

Ciompi, L. (1998): Die affektiven Grundlagen des Denkens – Kommunikation und Psychotherapie aus der Sicht der fraktalen Affektlogik. In: R. Welter-Enderlin u. B. Hildenbrandt (Hrsg.): Gefühle und Systeme. Heidelberg (Carl-Auer), S. 77–100.

Conen, M.-L. (2007): Wie kann ich Ihnen helfen, mich wieder loszuwerden? In: M.-L. Conen u. G. Cecchin: Wie kann ich Ihnen helfen, mich wieder loszuwerden? Therapie in Zwangskontexten. Heidelberg (Carl-Auer).

Dell, P. (1982): Beyond Homeostasis: Towards a Concept of Coherence. *Family Process* 21: 21–41 [dt. (1986): Über Homöostase hinaus: auf dem Weg zu einem Konzept der Kohärenz. In: P. Dell (Hrsg.): Klinische Erkenntnis. Zu den Grundlagen systemischer Therapie. Ausgewählte Schriften. Dortmund (Modernes Lernen), S. 46–77].

Deneke, F.-W. (1999): Psychische Struktur und Gehirn. Die Gestaltung subjektiver Wirklichkeiten. Stuttgart/New York (Schattauer).

Derrida, J. (1972): Ousia et grammè: note sur une note de Sein und Zeit. In ders.: Marge de la philosophie. Paris (Edition de Minuit), p. 31–78.

Dilts, R. (1993): Die Veränderung von Glaubensystemen. Paderborn (Junfermann).

Dreesen, H. u. W. Eberling (1998): Spiel mit Ressourcen – vier Wegweiser zur Lösungsfindung. In: W. Eberling (Hrsg.): Kurzgefaßt – zum Stand der lösungsorientierten Praxis in Europa. Dortmund (Borgmann), S. 50–73.

Erickson, M. u. E. Rossi (1981): Hypnotherapie. Aufbau – Beispiele – Forschungen. München (Pfeiffer).

Felten, D., N. Cohen, R. Ader, S. Felten, S. Carlson a. T. Roszman (1991): Central Neural Circuits involved in Neural-Immune Interactions. In: R. Ader (ed.): Psychoneuroimmunology. San Diego (Academic Press), 2nd ed., p. 5–20.

Felten, S. a. D. Felten (1991): Innervation of Lymphoid Tissue. In: R. Ader (ed.): Psychoneuroimmunology. San Diego (Academic Press), 2nd ed., p. 217–270.

Foerster, H. von (1948): Das Gedächtnis: Eine quantenphysikalische Untersuchung. Wien (Deuticke).

Foerster, H. von (1981): Das Konstruieren einer Wirklichkeit. In: P. Watzlawick (1981): Die erfundene Wirklichkeit. München (Piper), S. 39–60.
Foerster, H. von (1985): Gegenstände: greifbare Symbole für (Eigen-)Verhalten. In: ders.: Sicht und Einsicht. Braunschweig/Wiesbaden (Vieweg).
Foerster, H. von (1985): Sicht und Einsicht. Braunschweig (Vieweg). Online-Ausgabe (2006): Heidelberg (Carl-Auer), verfügbar unter: http://www.carl-auer.de/programm/978-3-89670-567-9.
Foerster, H. von (1993): Was ist Gedächtnis, daß es Rückschau *und* Vorschau ermöglicht? In: ders.: Wissen und Gewissen. Versuch einer Brücke. Frankfurt/M. (Suhrkamp), S. 299–336.
Foerster, H. von (1993): Wissen und Gewissen. Frankfurt/M. (Suhrkamp).
Foerster, H. von (1997a): Abbau und Aufbau. In: F. B. Simon (Hrsg.): Lebende Systeme. Frankfurt/M. (Suhrkamp), S. 32–51.
Foerster, H. von (1997b): Der Anfang von Himmel und Erde hat keinen Namen: Eine Selbsterschaffung in 7 Tagen. Wien (Döcker).
Friedrichs, J. (1968): Werte und soziales Handeln. Tübingen (Mohr).
Fuchs, P. (1998): Das Unbewusste in Psychoanalyse und Systemtheorie. Frankfurt/M. (Suhrkamp).
Fuchs, P. (1999): Intervention und Erfahrung. Frankfurt/M. (Suhrkamp)
Ghali, W. M., S. Abdal-Rahman, M. Nagib a. Z. Y. Mahran (1980): Intrinsic Innervation and Vasculature of pre. and post-natal Human Thymus. *Acta Anatomica* 108: 115–123.
Grebe, B., A. v. Schlippe, E. Nicolai u. J. Schweitzer (2007): Systemische Familiengespräche in der Akutpsychiatrie? In: *Familiendynamik* 32 (4): 346-366.
Gripp-Hagelstange, H. (1995): Niklas Luhmannn. Eine Einführung. München (Fink).
Günther, G. (1976–1980): Grundlegung einer operationsfähigen Dialektik. 3 Bde. Hamburg (Meiner).
Günther, G. (1979): Natural Numbers in Trans-Classic-Systems. In: ders.: Beiträge zur Grundlegung einer operationsfähigen Dialektik, Bd. 2., Hamburg (Meiner), S. 241–264.
Haley, J. (1977): Direktive Familientherapie. Strategien für die Lösung von Problemen. München (Pfeiffer).
Hall, N. a. M. O'Grady (1991): Psychosocial intervention and immunity. In: R. Ader (ed.): Psychoneuroimmunology. San Diego (Academic Press), 2nd ed., p. 1067–1080.
Hickey, W. (1991): T-Lymphozyte Entry and Antigens Recognition in the Central Nervous System. In: R. Ader (ed.): Psychoneuroimmunology. San Diego (Academic Press), 2nd ed., p. 149–175.
Hoffman, L. (1982): Grundlagen der Familientherapie, Hamburg (isko-press).
Hüther, G. (1997): Biologie der Angst. Wie aus Streß Gefühle entstehen. Göttingen/Zürich (Vandenhoeck und Ruprecht).
Irrgang, B. (1993): Lehrbuch der Evolutionären Erkenntnistheorie. München/Basel (Reinhardt).
Isebaert, L., G. Van Coillie, K. Kersting u. H.-C- Schimansky (2005): Kurzzeittherapie – ein praktisches Handbuch. Stuttgart (Thieme).

Jantsch, E. (1979): Die Selbstorganisation des Universums. Vom Urknall zum menschlichen Geist. München (Hanser).

Kappauf, H. (1991): Übersicht über derzeitige Konzepte in der Psychoneuroimmunologie. *Onkologie* 1 (14) (suppl. 1): 10–13.

Kelly, K. (1991): Groth Hormone in Immunobiology. In: R. Ader (ed.): Psychoneuroimmunology. San Diego (Academic Press), 2nd ed., p. 377–402.

Kiecolt-Glaser, J., L. Fisher, P. Ogrocki, J. Stout, C. Speicher a. R. Glaser (1987): Marital quality, marital disruption, and immune function. *Psychosomatic Medicine* 49 (1): 13–34.

Kiecolt-Glaser, J. a. R. Glaser (1991): Stress and Immune Function in Humans. In: R. Ader (ed.): Psychoneuroimmunology. San Diego (Academic Press), 2nd ed., p. 849–867.

Kiecolt-Glaser, J., R. Glaser, E. Shuttleworth, C. Dyer, P. Ogrocki a. C. Speicher (1987): Chronic stress and immunity in family caregivers of Alzheimer's disease victims. *Psychosomatic Medicine* 49: 523–535.

Kiecolt-Glaser, J., R. Glaser, D. Willinger, J. Stout, G. Messick, S. Sheppard, D. Ricker, S. Romischer, W. Briner, G. Bonnell a. R. Donnerberg (1985): Psychosocial enhencement of immunocompetence in a geriatric population. *Health Psychology* 4: 25–41.

Kiecolt-Glaser, J., S. Kennedy, S. Malkoff, L. Fisher, C. Speicher a. R. Glaser (1988): Marital discord and immunity in males. *Psychosomatic Medicine* 50: 213–229.

Kiecolt-Glaser, J., R. Stephens, P. Lipitz et al. (1985): Distress and DNA repair in human lymphocytes. *Journal of Behavioral Medicine* 8: 311–320.

Klein, R. u. A. Kannicht (2007): Einführung in die Praxis der systemischen Therapie und Beratung. Heidelberg (Carl-Auer).

Klosterhalfen, W. u. S. Klosterhalfen (1989): Psychologische Faktoren, Immunität und Krankheit. In: H. Speidel u. B. Strauß (Hrsg.): Zukunftsaufgaben der psychosomatischen Medizin. Berlin/Heidelberg (Springer), S. 135–156.

Krohn, W. u. G. Küppers (Hrsg.) (1992): Emergenz: die Entstehung von Ordnung, Organisation und Bedeutung. Frankfurt/M. (Suhrkamp).

Lauterbach, M. (2007): Wie Salz in der Suppe. Aktionsmethoden für Gruppen und Einzelarbeit. Heidelberg (Carl-Auer).

Linn, B., M. Linn a. N. Klimas (1988): Effects of Psychophysical Stress on Surgical Outcome. *Psychosomatic Medicine* 50: 230–244.

Ludewig, K. (1992): Systemische Therapie. Grundlagen klinischer Theorie und Praxis. Stuttgart (Klett).

Ludewig, K. (2005): Einführung in die theoretischen Grundlagen der systemischen Therapie. Heidelberg (Carl-Auer).

Luhmann, N. (1980a): Gesellschaftliche Struktur und semantische Tradition. In: ders.: Gesellschaftsstruktur und Semantik. Studien zur Wissenssoziologie der modernen Gesellschaft, Bd. 1. Frankfurt/M. (Suhrkamp), S. 9–71.

Luhmann, N. (1980b): Temporalisierung von Komplexität: Zur Semantik neuzeitlicher Zeitbegriffe. In: ders.: Gesellschaftsstruktur und Semantik. Studien zur Wissenssoziologie der modernen Gesellschaft. Bd. 1., Frankfurt/M. (Suhrkamp), S. 235–300

Luhmann, N. (1981a): Selbstreferenz und Teleologie in gesellschaftstheoretischer Perspektive. In: ders. Gesellschaftsstruktur und Semantik. Studien zur Wis-

senssoziologie der modernen Gesellschaft, Bd. 2., Frankfurt/M. (Suhrkamp), S. 9–44.
Luhmann, N. (1981b): Vorbemerkung zu einer Theorie sozialer Systeme. In: ders.: Soziologische Aufklärung 3. Soziales System, Gesellschaft, Organisation. Opladen (Westdeutscher Verlag), S. 11–24.
Luhmann, N. (1984): Soziale Systeme. Grundriß einer allgemeinen Theorie. Frankfurt/M. (Suhrkamp).
Luhmann, N. (1990): Die Wissenschaft der Gesellschaft. Frankfurt/M. (Suhrkamp).
Luhmann, N. (1995): Die Autopoiesis des Bewußtseins. In: ders.: Soziologische Aufklärung 6. Die Soziologie und der Mensch. Opladen (Westdeutscher Verlag), S. 55–112.
Luhmann, N. (1995): Soziologische Aufklärung 6. Die Soziologie und der Mensch. Opladen (Westdeutscher Verlag).
Luhmann, N. (1995a): Die operative Geschlossenheit psychischer und sozialer Systeme. In: ders.: Soziologische Aufklärung 6. Die Soziologie und der Mensch. Opladen (Westdeutscher Verlag), S. 25–36.
Luhmann, N. (1995b): Wie ist Bewußtsein an Kommunikation beteiligt? In: ders.: Soziologische Aufklärung 6. Die Soziologie und der Mensch. Opladen (Westdeutscher Verlag), S. 37–54.
Luhmann, N. (1995c): Intersubjektivität oder Kommunikation: Unterschiedliche Ausgangspunkte soziologischer Theoriebildung. In: ders.: Soziologische Aufklärung 6. Die Soziologie und der Mensch. Opladen (Westdeutscher Verlag), S. 169–188.
Luhmann, N. (1997): Die Gesellschaft der Gesellschaft. Frankfurt/M. (Suhrkamp).
Luhmann, N. (2000): Organisation und Entscheidung. Opladen (Westdeutscher Verlag).
Madanes, C. (1989): Hinter dem Einwegspiegel. Fortschritte in der strategischen Therapie. Hamburg (isko-press).
Madelung, E. (1996): Kurztherapien. Neue Wege zur Lebensgestaltung. München (Kösel).
Maruyama, M. (1963): Postscript to the Second Cybernetics. *American Scientist* 51: 250–256.
Maruyama, M. (1963): The Second Cybernetics: Deviation-Amplifying Mutual Causal Process. *General Systems* 8: 233–241.
Maruyama, M. (1976): Toward Cultural Symbiosis. In: E. Jantsch a. C. Waddington (eds.): Evolution and Consciousness: Human Systems in Transition. Reading, MA (Addison-Wesley), p. 198–213.
Maturana, H. (1982): Biologie der Sprache. In: ders.: Erkennen. Die Organisation und Verkörperung von Wirklichkeit. Ausgewählte Arbeiten zur biologischen Epistemologie. Braunschweig (Vieweg), S. 236–271.
Maturana, H. (1982): Die Biologie der Kognition. In: ders.: Erkennen: Die Organisation und Verkörperung von Wirklichkeit Ausgewählte Arbeiten zur biologischen Epistemologie. Braunschweig (Vieweg), S. 32–80.
Maturana, H. (1982): Erkennen: Die Organisation und Verkörperung von Wirklichkeit. Ausgewählte Arbeiten zur biologischen Epistemologie. Braunschweig (Vieweg).

Maturana, H. u. F. Varela (1987): Der Baum der Erkenntnis. München/Bern/Wien (Scherz).
McCruden, A. a. W. Stimson (1991): Sex Hormons and Immune Function. In: R. Ader (ed.): Psychoneuroimmunology. San Diego (Academic Press), 2nd ed., p. 475–493.
McDaniel, S., J. Hepworth a. W. Doherty (1992): Medical family therapy: a biopsychosocial approach to families with health problems. New York (Basic Books). [dt. (1997): Familientherapie in der Medizin. Heidelberg (Carl-Auer).]
McDaniel, S., J. Hepworth a. W. Doherty (1997): The Shared Experience of Illness. Stories of Patients, Families, and Their Therapists. New York (Basic Books).
McGillis, J., M. Mitsuhashi a. D. Payan (1991): Immunologic Properties of Substance P. In: R. Ader (ed.): Psychoneuroimmunology. San Diego (Academic Press), 2nd ed., p. 209–223.
McKinnon, W. et al. (1989): Chronic stress, leukocyte subpopulations, and humeral response to latent viruses. *Health Psychology* 8: 389–402.
Mentzos, S. (1993): Psychodynamische Modelle in der Psychiatrie. Göttingen (Vandenhoeck und Ruprecht), 3. Aufl.
Miketta, G. (1991): Netzwerk Mensch. Stuttgart (Trias).
Minuchin, S. (1977): Familie und Familientherapie. Freiburg (Lambertus).
Minuchin, S., B. Rosman u. L. Baker (1981): Psychosomatische Krankheiten in der Familie. Stuttgart (Klett-Cotta).
Minuchin, S. u. H. Fishman (1983): Praxis der strukturellen Familientherapie. Freiburg (Lambertus).
Munck, A. a. P. Guyre (1991): Glucocorticoids and Immune Function. In: R. Ader (ed.): Psychoneuroimmunology. San Diego (Academic Press), 2nd ed., p. 447–474.
O'Hanlon, W. H. (1990): Eckpfeiler: grundlegende Prinzipien der Therapie und Hypnose Milton H. Ericksons. Hamburg (isko-press).
Parsons, T. a. E. Shils (1951): Toward a General Theory of Action. Cambridge, MA (Harvard University Press), p. 3–29.
Revenstorf, D. (1990): Zur Theorie der Hypnose. In: ders. (Hrsg.): Klinische Hypnose. Heidelberg/New York (Springer), S. 79–99.
Rolland, J. (1994): Families, Illness, and Disbbility. New York (Basic Books).
Rossi, E. (Hrsg.) (1995): Gesammelte Schriften von Milton H. Erickson. 6 Bände. Heidelberg (Carl-Auer).
Rossi, E. a. D. Cheek (1988): Mind-body therapy. New York/London (Norton & Company).
Roth, G. (1996): Das Gehirn und seine Wirklichkeit: kognitive Neurobiologie und ihre philosophischen Konsequenzen. Frankfurt/M. (Suhrkamp).
Satir, V. (1975): Selbstwert und Kommunikation. München (Pfeiffer).
Schlippe, A. v. u. J. Schweitzer (1996): Lehrbuch der systemischen Therapie und Beratung. Göttingen/Zürich (Vandenhoeck & Ruprecht).
Schmahl, F. u. C. F. v. Weizsäcker (2000): Moderne Physik und Grundfragen der Medizin. *Deutsches Ärzteblatt* 97 (4): B139–141.
Schmidt, G. (2008): Einführung in die hypnosystemische Therapie und Beratung. Heidelberg (Carl-Auer), 2. Aufl.

Schulz, K. (1991): Streßeffekte auf das Immunsystem. *Onkologie* 14 (Suppl. 1): 19–29.
Seaburn, D., A. Lorenz, W. Gunn, B. Gawinski a. L. Mauksch (1996): Models of Collaboration. New York (Basic Books).
Selvini Palazzoli, M., L. Boscolo, G. Cecchin u. G. Prata (1977): Paradoxon und Gegenparadoxon. Stuttgart (Klett).
Selvini Palazzoli, M., L. Boscolo, G. Cecchin u. G. Prata (1981): Hypothetisieren, Zirkularität, Neutralität: drei Richtlinien für den Leiter der Sitzung. *Familiendynamik* 6: 123–139.
Shazer, S. de (1989): Der Dreh. Überraschende Wendungen und Lösungen in der Kurzzeitherapie. Heidelberg (Carl-Auer), 10. Aufl. 2008.
Simon, F. B. (1993): Unterschiede, die Unterschiede machen. Frankfurt/M. (Suhrkamp).
Simon, F. B. (2006): Einführung in Systemtheorie und Konstruktivismus. Heidelberg (Carl-Auer), 3. Aufl. 2008.
Simon, F. B. (2007): Einführung in die systemische Organisationstheorie. Heidelberg (Carl-Auer).
Spencer-Brown, G. (1969): Laws of Form. London (Allen & Unwin) [Neuaufl. (1979): New York (Dutton); dt. (1997): Gesetze der Form. Lübeck (Bohmeier)].
Stead, R. et al. (1991): Interaction of the Mucosal Immune and Peripheral Nervous Systems. In: R. Ader (ed.): Psychoneuroimmunology. San Diego (Academic Press), 2nd ed., p. 177–207.
Stierlin, H. (1994): Ich und die anderen. Psychotherapie in einer sich wandelnden Gesellschaft. Stuttgart (Klett-Cotta).
Sydow, K. v., S. Beher, R. Retzlaff u. J. Schweitzer (2007): Die Wirksamkeit der Systemischen Therapie/Familientherapie. Göttingen (Hogrefe).
Tress, W. u. B. Junkert-Tress (1997): Erkenntnistheoretische Grundlagen und Probleme der psychotherapeutischen Medizin. In: S. Ahrens (Hrsg.): Lehrbuch der psychotherapeutischen Medizin. Stuttgart/New York (Schattauer), S. 71–76.
Varela, F. J. (1975): A Calculus for Self-Reference. *International Journal of General Systems* 2: 5–24.
Walter, J. u. J. Peller (1994): Lösungsorientierte Kurztherapie. Ein Lehr- und Lernbuch. Dortmund (Modernes Lernen).
Watzlawick, P. (1981): Die erfundene Wirklichkeit. München (Piper).
Whiteside, T. a. R. Herberman (1989): The role of natural killer cells in human disease. *Clinical Immunology and Immunopathology* 53: 1483–1503.
Zeig, J. (Hrsg.) (1986): Meine Stimme begleitet sie überallhin: ein Lehrseminar mit Milton H. Erickson. Stuttgart (Klett-Cotta).

Stichwortverzeichnis

Z

Über den Autor

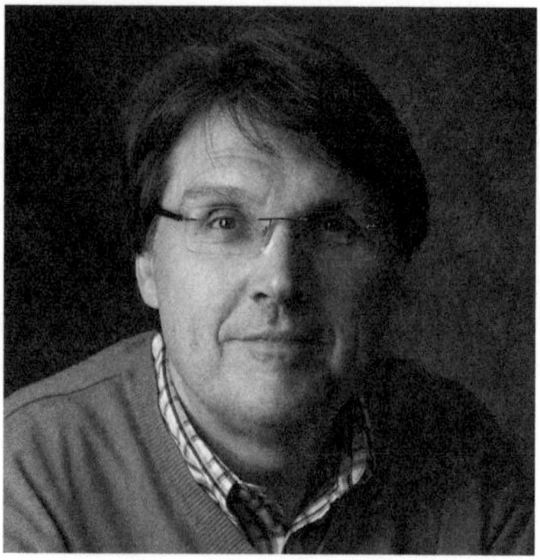

Martin B. F. Bökmann, PD Dr., studierte Soziologie u. a. bei Niklas Luhmann in Bielefeld und Medizin in Münster und Hamburg. Promotion zum Dr. med. bei Thea Schönfelder und Kurt Ludewig. Martin Bökmann ist Facharzt für Innere Medizin und Psychotherapeutische Medizin, Naturheilverfahren, Physikalische Therapie. 12 Jahre leitender Oberarzt der Abteilung für Naturheilverfahren am Klinikum Nord in Hamburg. 2004 Habilitation an der Fakultät für Soziologie in Bielefeld mit der Lehrbefähigung für Soziologie, insbesondere Medizinsoziologie. Dozent an der Fortbildungsakademie der Ärztekammer Hamburg für Familientherapie und Hypnose. Seit 2005 in eigener Praxis für Innere Medizin, Psychotherapie und Naturheilverfahren in Hamburg niedergelassen.